临床护士一本通丛书

重症医学科护士一本通

王欣然　李庆印　李春燕　主　编

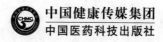

中国健康传媒集团
中国医药科技出版社

内 容 提 要

本书为临床护士一本通丛书之一。本丛书根据临床专科护理发展和专科护理岗位的需求，按照国家卫生健康委员会关于实施医院护士岗位管理的指导意见，由中华护理学会各专业委员会组织三甲医院护理部主任精心编写而成，旨在指导临床护理操作技能更加规范化。该书针对重症医学科护理操作的目的和意义、操作步骤、操作难点及重点、注意事项、操作并发症及处理等内容进行了详细的叙述，可使每一位护理人员参照操作步骤均能准确进行各项操作。本书内容翔实，字句精炼，适合各级医疗机构重症医学科护理人员和高等院校护理学专业师生参考使用。

图书在版编目（CIP）数据

重症医学科护士一本通／王欣然，李庆印，李春燕

主编. —— 北京：中国医药科技出版社，2025. 5.

（临床护士一本通丛书）. —— ISBN 978 - 7 - 5214 - 5242 - 6

Ⅰ. R459. 7

中国国家版本馆 CIP 数据核字第 2025KQ8907 号

美术编辑 陈君杞
版式设计 诚达誉高

出版　**中国健康传媒集团**｜中国医药科技出版社

地址　北京市海淀区文慧园北路甲 22 号

邮编　100082

电话　发行：010 - 62227427　邮购：010 - 62236938

网址　www. cmstp. com

规格　710×1000mm ¹⁄₁₆

印张　22¾

字数　393 千字

版次　2025 年 5 月第 1 版

印次　2025 年 5 月第 1 次印刷

印刷　河北环京美印刷有限公司

经销　全国各地新华书店

书号　ISBN 978 - 7 - 5214 - 5242 - 6

定价　**89. 00 元**

获取新书信息、投稿、为图书纠错，请扫码联系我们。

《重症医学科护士一本通》
编　委　会

主　编　王欣然　李庆印　李春燕
编　者　(以姓氏笔画为序)

万　娜 (首都医科大学附属北京朝阳医院)

马　艳 (中国医学科学院阜外医院)

王　玥 (北京大学人民医院)

王　琳 (首都医科大学附属北京天坛医院)

王　颖 (北京医院)

王文爽 (首都医科大学附属北京天坛医院)

王欣然 (首都医科大学宣武医院)

王春英 (首都医科大学附属北京友谊医院)

王宫明 (北京医院)

王艳新 (首都医科大学附属北京天坛医院)

王鹤扬 (北京大学第三医院)

井　杰 (中国医学科学院北京协和医院)

尹　颖 (首都医科大学附属北京同仁医院)

石福霞 (中国中医科学院广安门医院)

冯建辉 (首都医科大学附属北京安贞医院)

邢娅娜 (首都医科大学附属北京天坛医院)

吕玉颖 (首都医科大学附属北京朝阳医院)

朱立娟 (首都医科大学附属复兴医院)

朱明珂 (北京大学第三医院)

刘　宝 (中日友好医院)

刘　畅 (首都医科大学附属复兴医院)

刘　娜（北京医院）

刘　瑾（北京大学第一医院）

刘林田（首都医科大学附属北京安贞医院）

杜桂芳（首都医科大学附属北京安贞医院）

李　多（首都医科大学附属北京同仁医院）

李庆印（中国医学科学院阜外医院）

李宇轩（北京大学第三医院）

李佩瑶（北京大学人民医院）

李春燕（北京护理学会）

李尊柱（中国医学科学院北京协和医院）

杨　林（北京医院）

连素娜（首都医科大学附属北京康复医院）

吴　荣（中国医学科学院阜外医院）

吴　斯（北京大学第三医院）

吴晓英（北京大学人民医院）

何　茵（首都医科大学附属北京同仁医院）

沈志奇（解放军总医院第三医学中心）

张　丹（北京积水潭医院）

张　兵（中国中医科学院广安门医院）

张　洁（首都医科大学附属北京儿童医院）

张　洋（北京大学人民医院）

张　维（首都医科大学附属复兴医院）

张金娟（北京大学人民医院）

张京芬（首都医科大学附属北京同仁医院）

张春艳（首都医科大学附属北京朝阳医院）

张晓雪（首都医科大学宣武医院）

张倩倩（首都医科大学附属北京安贞医院）

张梦宇（首都医科大学附属北京安贞医院）

易晓平（首都医科大学附属北京天坛医院）

罗红波（中国医学科学院北京协和医院）

金艳鸿（首都医科大学附属北京友谊医院）

鱼　琳（解放军总医院第三医学中心）

孟　敏（首都医科大学附属北京同仁医院）

孟令楠（解放军总医院第三医学中心）

孟思璠（中国中医科学院广安门医院）

赵　琳（中国医学科学院阜外医院）

赵利利（中国中医科学院广安门医院）

赵明曦（中国医学科学院北京协和医院）

赵海颖（首都医科大学附属北京同仁医院）

柳　月（首都医科大学附属北京天坛医院）

侯云静（解放军总医院第一医学中心）

袁　媛（首都医科大学附属北京天坛医院）

袁　翠（北京大学第一医院）

高　楠（中国中医科学院广安门医院）

唐　晟（解放军总医院第一医学中心）

龚　成（中日友好医院）

盛晓伟（首都医科大学附属北京安贞医院）

鹿振辉（首都医科大学附属北京同仁医院）

樊艳美（中国中医科学院广安门医院）

薛　磊（北京大学第三医院）

前言
Foreword

　　随着医学科技的迅猛发展和人口老龄化的加剧，重症医学作为一门专门针对危重患者进行监测、诊断、治疗和护理的高度专业化的学科，其在现代医学体系中的地位日益凸显。重症医学科护士作为这一领域的中坚力量，肩负着守护患者生命、提升治疗效果的重要使命。他们不仅需要拥有高度的责任心和良好的团队协作能力，还需要具备扎实的专业知识和技能。

　　为了更好地适应重症医学发展的需要，提高重症医学科护士的专业素质和能力，北京护理学会重症监护专业委员会组织编写了这本《重症医学科护士一本通》，旨在为广大重症医学科护士提供一本实用的参考资料，帮助她们更好地适应岗位需求，提升专业素质和护理质量。

　　本书从临床和教学实际出发，严格遵循本专业的特点与临床实际需要，全面覆盖重症监护必要的护理技能，如急救复苏技术、重症监测护理技术、各器官支持护理技术、卧位管理与转运技术、辅助诊疗技术以及重症患者运动与康复护理技术；既包括西医护理技术，也介绍中医重症支持护理技术。每一项技术均从操作性定义、操作目的及意义、操作步骤、操作难点及重点、注意事项、操作并发症及处理几方面展开阐述，力求紧跟监护技术的发展并贴近临床。在编写过程中，我们遵循以下原则：一是科学性，确保书中内容的准确性和系统性；二是实用性，紧密结合临床实际，满足不同层次护士的需求；三是前瞻性，结合医学发展趋势，引入新的理论和技能。为了确保本书的质量，所有编者均为ICU专科护理专家，长期从事危重病护理、护理管理及教学工作，致力于危重病专科护理领域的建设与发展。所有的操作步骤均经历了临床的反复实践及推敲，所有的知识点均具备循证基础，从而保证了内容的质量和前沿性。因此，该书是一部简明、实用的专业书籍，便于指导临床具体工作，非常适合危重症专业护士、护理教师和学生使用。希望本书真正成为护理人员提升护理技能的工具书。

　　展望未来，随着医学科技的不断发展和医疗模式的转变，重症医学科护士的工作将面临更多的挑战和机遇。我们将继续关注重症医学领域的新动态和新进展，及时更新书中的内容，使之保持前沿性和实用性。本书在编写过程中，承蒙重症护理领域专家的大力支持，在此表示衷心感谢。由于编写时间有限，书中难免存在不当之处，恳请读者指正。

李庆印
中国医学科学院阜外医院
2025 年 1 月

目录

Contents

第一章

急救复苏技术

第一节　心肺复苏

心肺复苏（CPR）是针对呼吸、心搏停止的患者所采取的抢救措施，即用心脏按压或其他方法形成暂时的人工循环，恢复心脏自主搏动和血液循环，用人工呼吸代替自主呼吸，达到恢复苏醒和挽救生命的目的。

【操作目的及意义】

1. 通过高质量基础生命支持技术，重建患者循环、呼吸功能。

2. 保证重要脏器的血液供应，尽快促进循环、呼吸功能的恢复。

【操作步骤】

1. 判断意识状态及呼吸：双手拍打患者双肩，在头部两侧大声呼唤患者。

2. 启动急救系统：呼叫他人准备并检查用物，通知医生，记录复苏开始时间。

3. 判断患者有无颈动脉搏动，时间＜10秒。

4. 摆放复苏体位：去枕、去床档、去床头、掀被子，取仰卧位，身下垫按压板或置于硬板床，解开衣领、腰带，暴露患者胸部。

5. 胸外心脏按压

（1）站立或跪于患者右侧，两乳头连线中点为按压部位，定位后进行按压。

（2）双手掌根重叠，十指相扣，手指翘起不接触胸壁，掌根紧贴患者胸部皮肤，肘关节伸直，用身体重力垂直施加压力，使胸骨下陷＞5cm，迅速放松使胸骨自然复位，放松时手掌不能离开胸壁。

（3）胸外按压30次，按压频率100～120次/分，按压与放松时间比为1:1。

6. 清除口鼻腔内分泌物或异物，检查并取下义齿。

7. 开放气道

（1）仰头提颏法：抢救者左手小鱼际置于患者前额，用力向后压使其头部后仰，右手示指、中指置于患者下颌骨下方，将颏部向前上抬起。

（2）推举下颌法：适用于疑似颈部有损伤的患者。抢救者双肘置于患者头部两侧，双手示指、中指、无名指放置患者下颌角后方，向上或向后抬起下颌。

8. 人工呼吸：使用简易呼吸器辅助通气，连接墙壁氧源，调节氧流量>10L/min，将面罩扣紧患者的口鼻部，用 EC 手法固定，挤压球囊进行通气2次，可见胸廓起伏。

9. 按压与通气比例为30:2，进行5个循环。

10. 再次评估患者意识、呼吸、颈动脉搏动、瞳孔、四肢末梢循环。

11. 复苏成功后记录抢救时间，给予吸氧，进一步生命支持。

12. 撤掉按压板，取舒适体位，整理床单位，安慰患者，用物处理。

【操作难点及重点】

1. CPR 前期评估的顺序为：意识、循环、呼吸；5个循环后再次评估，顺序为：循环、呼吸、意识、末梢。

2. 每次按压后，放松使胸骨完全回缩，放松时双手不要离开胸壁。

3. 医务人员每2分钟交换一次按压职责，尽可能减少胸外按压的中断，或尽可能将中断控制在10秒以内。

【注意事项】

1. 实施急救措施前需注意复苏环境是否安全。

2. 为确保有效按压，抢救者肘关节要伸直，双腿自然分开与肩平齐。

3. 简易呼吸器使用时，每次给气时间不少于1秒，避免过度通气。

【操作并发症及处理】

常见并发症：肋骨、胸骨骨折。

处理：首先评估患者生命体征，若仍无自主呼吸/心跳，需在专业人员指导下继续 CPR（此时挽救生命优先）；若已恢复自主循环，立即停止按压。处理要点：①固定制动：用弹性胸带固定胸廓，减少断端移动。②疼痛管理：可服用布洛芬等镇痛药（需遵医嘱）。③呼吸监测：每日测量血氧饱和度，警惕气胸发生。④体位建议：半卧位休息，减轻胸部压力。

（万　娜　张春艳）

【参考文献】

［1］何亚荣，郑玥，周法庭，等．2020 年美国心脏协会心肺复苏和心血管急救指南解读——成人基础/高级生命支持［J］．华西医学，2020，35（11）：1311－1323．

［2］何庆，黄煜．2020AHA 心肺复苏指南解读（七）——成人基础和高级生命支持主要推荐意见总结［J］．心血管病学进展．2021.42（03）：285－289．

［3］Perman SM, Elmer J, Maciel CB, et al. American Heart Association. 2023 American Heart Association Focused Update on Adult Advanced Cardiovascular Life Support：An Update to the American Heart Association Guidelines for Cardiopulmonary Resuscitation and Emergency Cardiovascular Care［J］. Circulation. 2024, Jan 30, 149（5）：254－273.

第二节　电除颤技术

心脏电除颤（defibrillation）是指通过电能来治疗异位快速心律失常，使之转复为窦性心律的方法。最早用于消除室颤。

【操作目的及意义】

高能量脉冲电流通过心脏，使全部或大部分心肌细胞在瞬间同时除极，纠正、治疗心律失常，恢复窦性心律。

【操作步骤】

1. 判断患者意识状态及呼吸，若无反应且没有呼吸，立即启动急救系统呼叫他人准备并检查用物，通知医生，记录开始时间，开始心肺复苏。

2. 迅速携带除颤仪至患者床旁。

3. 打开电源开关，使用 PADDLES 导联判断患者心电示波为室性除颤或无脉室速，遵医嘱给予体外非同步除颤。

4. 解开患者衣服，左臂外展，充分暴露除颤部位，评估除颤部位皮肤有无汗渍、电极片、心脏起搏器。

5. 选择正确的能量，单相波 360，双相波 200J。

6. 在电极板上均匀涂抹适量导电糊，安放于患者心尖、心底位置，两电极板距离 >10cm，避开起搏器 >10cm。

7. 再次观察心电示波，确认需要除颤，充电。

8. 电极板与胸壁皮肤紧密接触，使用 10kg 力量下压，操作者和其他人员离开床旁。

9. 双手拇指同时按压放电按钮进行放电。

10. 除颤结束，立即行胸外按压，5 个循环后再次判断。观察心电示波及病情。

【操作难点及重点】

1. 心室颤动根据室颤波振幅分为粗颤型和细颤型。粗颤型波幅 > 0.5mV，表示心肌收缩功能较好，对电击除颤效果好。预后相对较好，应即刻电击除颤；细颤型波幅 < 0.5mV，表示心肌收缩功能较差，电击除颤疗效差，预后恶劣。最好先采用心脏按压、人工呼吸、肾上腺素心内注射等方法，使细颤型转变为粗颤型再给予电击除颤。

2. 1 次电击：CPR 指南提出，单次电击除颤可显著提高存活率。如果 1 次电击不能消除室颤，再次电击的优势很小，应立即恢复 CPR。有效的胸外按压比第二次除颤更有效。

【注意事项】

1. 心尖位于左腋中线第 5 肋间，电极板中线与腋中线重叠。心底位于胸骨右缘第 2～3 肋间。

2. 双相波分为双相锯齿波（BTE）和双相方波（RBW）。BTE 的能量首次为 150～200J，RBW 的能量首次为 120J；第 2、3 次能量可递增或不递增。

3. 装有起搏器患者除颤时电极位置宜采用前 - 后位或前 - 侧位，避免将电极板或电极片直接放在起搏器上。

【操作并发症及处理】

常见并发症：皮肤灼伤。处理方法如下所述。

1. 清洁消毒：用生理盐水清洁灼伤部位，避免使用酒精等刺激性液体。若皮肤完整，可涂抹碘伏消毒。

2. 药物护理

（1）轻度灼伤（红斑、轻微疼痛）：外涂红霉素软膏、莫匹罗星软膏等抗菌药膏，预防感染。

（2）水疱或破损：保持创面清洁，覆盖无菌纱布，避免摩擦。可外用湿润烧伤膏或重组人表皮生长因子凝胶促进愈合。

3. 观察与就医：若灼伤面积较大、出现化脓或持续疼痛，需及时就医，由医生评估是否需要专业清创或进一步治疗。

（万　娜　张春艳）

【参考文献】

[1] 美国心脏协会. 基础生命支持实施人员手册[M]. 杭州：浙江大

学出版社，2016：13 - 27

［2］Merchant RM, Topjian AA, Panchal AR, et al. Part1：Executive summary：2020american heart association guidelines for cardiopulmonary resuscitation and emergency cardiovascular care［J］. Circulation，2020，142（16 suppl_ 2）：337 - 357.

第三节 人工气道的建立与撤除

一、口咽通气道放置技术

口咽通气道（oropharyngeal airway）是经口腔放置的通气道，适用于咽喉反射不活跃的麻醉或昏迷患者，防止舌后坠造成的呼吸道梗阻（图 1 - 3 - 1、图 1 - 3 - 2）。

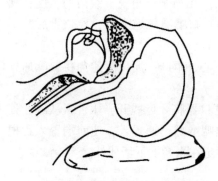

图 1 - 3 - 1 置管前舌后坠，气道阻塞　　图 1 - 3 - 2 置管后舌后坠明显改善，气道通畅

【操作目的及意义】

1. 防止舌后坠，开放气道。

2. 代替牙垫，固定气管导管。

3. 便于口腔护理，吸出口咽部分泌物。

【操作步骤】

1. 患者取仰卧位。

2. 根据患者的情况选用合适的型号。

3. 插入前应先清洁口腔内分泌物、呕吐物。

4. 具体置管方法

（1）直接放置法：将通气管的咽弯曲沿舌面顺势送至上咽部，将舌根与口咽后壁分开。

（2）反向插入法：通气管弯头向上向腭部放入口腔（可先用压舌板压

住舌协助），当其内口接近口咽后壁时（已通过悬雍垂），即将其旋转180°，借患者吸气时顺势向下推送，弯曲部分下面压住舌根，弯曲部分上面抵住口咽后壁，放置于口腔中央位置（图 1-3-3）。

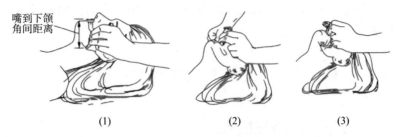

嘴到下颌角间距离

（1）　　　　　　　（2）　　　　　　　（3）

图 1-3-3　反向插入法

5. 放置成功后，用胶布将口咽通气管固定于患者双侧面颊部。

【操作难点及重点】

1. 口咽通气道的选择应注意长度大约相当于口角至下颌角的长度；咽通气道太大，导致口咽通气道堵塞气道；口咽通气道太小，导致舌后坠不能解除，舌体堵塞气道。

2. 清醒患者采用口咽气道可引起恶心、呕吐，所以应避免将口咽通气道应用于清醒患者。

3. 对意识障碍、牙关紧闭者，用开口器将牙齿撬开，压舌板从磨牙处放入抵住舌，口咽通气管凹面向下对准咽喉部迅速置入，使前端置入舌根之后，位于上咽部，口咽通气管尾端固定在患者上下切牙外。

【注意事项】

1. 保持口腔清洁。当口腔分泌物、呕吐物、血液多时，可用吸痰管由口咽通气管插入，轻轻将口咽部分泌物吸净。

2. 妥善固定，防止脱落，出汗多或胶布被分泌物污染时，应及时更换胶布，重新固定。

3. 注意导管在口腔中的位置，避免不正确的操作将其推置下咽部而引起呼吸道梗阻。

4. 牙齿松动者，插入及更换口咽通气道前后应观察有无牙齿脱落。

5. 口腔内及上下颌骨创伤、咽部气道占位性病变、咽部异物梗阻患者禁忌使用。

6. 定时检查口咽通气道是否通畅。

【操作并发症及处理】

1. 悬雍垂损伤：检查口咽通气道的位置，确保其正确放置在口腔内，避免进一步损伤。如有必要，应调整口咽通气道的位置或更换一个更适合患者的型号。

2. 门齿折断：若发生门齿折断，应立即移除口咽通气道，并评估患者的牙齿损伤情况。可能需要口腔科专家的进一步治疗。

3. 咽部出血：监测患者的生命体征，并定期检查咽部。如出血严重，可能需要进行进一步的止血治疗。

4. 应激性反应：对于出现的应激性反应，应降低患者的应激水平，如通过减少噪音、使用温和的光线并确保患者处于安静的环境中。必要时，给予镇静药物。

5. 窒息：如果发生窒息，应迅速移除口咽通气道并检查呼吸道是否通畅。必要时进行气管插管或其他紧急措施。

6. 烦躁不安：对于烦躁不安的患者，应适当镇静，可使用镇静药物，并确保患者和医护人员的安全。

二、鼻咽通气道放置技术

鼻咽通气道（nasopharyngeal airway）是经鼻腔放置的通气道，适用范围同口咽通气道，但刺激小，恶心反应轻，容易固定，气路端加粗，可防止滑入鼻腔。操作简单、实用、有效（图 1-3-4）。

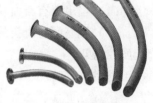

图 1-3-4 鼻咽通气道

【操作目的及意义】

1. 解除上气道梗阻，增加通气量。

2. 作为安置胃管的引导。

3. 适用于因口腔结构异常而无法经口呼吸的患者。

【操作步骤】

1. 患者取仰卧位。

2. 选择合适型号的鼻咽通气道，长度估计方法为：从鼻尖至耳垂的距离。

3. 插入前认真检查患者鼻腔，是否有鼻息肉或明显的鼻中隔偏移等。清除患者鼻腔内的分泌物和异物，以保持鼻腔通畅。

4. 插入方法：将患者头部后仰，轻轻抬起下颌，使气道伸直。将通气道的弯曲面朝向鼻中隔，沿鼻腔底部缓慢插入，直至通气道的末端到达咽部。插入过程中要注意动作轻柔，避免损伤鼻腔黏膜。

5. 确认位置：插入通气道后，通过观察通气道外口有无气流、听诊肺部呼吸音以及观察患者胸部起伏等方法，确认通气道是否位于正确位置，确保气道通畅。

6. 固定通气道：使用胶带或专用固定装置将通气道妥善固定，防止其移位或脱出（图 1 - 3 - 5）。

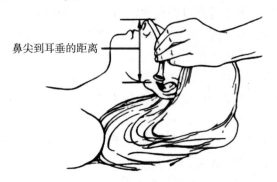

鼻尖到耳垂的距离

图 1 - 3 - 5　鼻咽通气道的选择及放置

【操作难点及重点】

1. 导管的插入深度要合适，不可过深或过浅。

2. 适应证：适用于插入口咽通气管而患者频频出现恶心反射或面颊部损伤的患者。

3. 禁忌证

（1）当患者有凝血功能异常、鼻腔感染或发育异常时禁忌使用。

（2）疑有颅底骨折的患者绝对禁用鼻咽通气管，有可能插入颅腔或引起颅腔感染。

【注意事项】

1. 密切监测：在使用鼻咽通气道期间，密切观察患者的生命体征、呼吸情况以及通气道的通畅程度，及时发现并处理可能出现的问题。

2. 口腔护理：由于鼻咽通气道可能会导致患者口腔分泌物增多，应定期进行口腔清洁，防止口腔感染。

3. 防止堵塞：注意保持通气道的清洁，防止分泌物堵塞管腔。如发现通气道有堵塞现象，应及时清理或更换通气道。

【操作并发症及处理】

1. 气道损伤：立即检查鼻咽通气道的插入是否过于深入或粗暴。如果损伤严重，可能需要移除鼻咽通气道并观察患者的症状。

2. 恶心、呕吐：可能是由鼻咽通气道对咽喉部的刺激引起的。应检查患者的头部位置和鼻咽通气道的放置是否适当。

3. 误吸：确保在拔除鼻咽通气道前彻底清理患者的口腔和鼻腔。如果在拔管过程中出现呼吸困难或血氧饱和度下降，应立即进行紧急处理，包括重新插入鼻咽通气道或进行气管插管。

4. 气道阻塞及喉痉挛：检查鼻咽通气道的位置，确保其正确放置在鼻咽部。如发生喉痉挛，应立即停止使用鼻咽通气道，并给予相应的药物治疗。

三、经口/鼻气管插管配合技术

气管插管术是指将特定的导管经口腔或鼻腔插入患者的气道内，目的主要为保持呼吸道通畅，提供通畅可靠的气道，防止反流，便于气道分泌物的吸引；同时便于通气，减少无效腔，降低气道阻力；便于给氧和人工通气（辅助或控制呼吸）。

【操作目的及意义】

1. 建立呼吸通道：通过气管插管，可以迅速建立一个人工呼吸的通道，为心搏、呼吸骤停患者提供呼吸支持。

2. 解除上呼吸道阻塞：气管插管能够直接插入气道，解除可能存在的上呼吸道阻塞，保证患者呼吸道的通畅。

3. 清除分泌物和给氧：通过气管插管，可以方便地清除患者口腔和气道内分泌物，同时也能提供高流量氧气，改善患者的氧合状况。

【操作步骤】

1. 准备并检查用物：喉镜、气管导管、管芯、牙垫、开口器、插管钳、10ml 注射器 1 支、纱布、无菌手套、固定带、胶布、小线等。其他用物如负压吸引器、吸痰管、氧气、简易呼吸器及面罩、生理盐水、呼吸机、心电监护仪、除颤仪、抢救药品等。

2. 向患者做好解释工作。

3. 开放静脉通路，保持静脉通畅，以备插管中随时给药。

4. 取下患者义齿，清除口鼻腔分泌物。如选择经鼻插管，还须检查鼻腔有无阻塞、感染、出血，有无鼻骨骨折。患者取仰卧位，头后仰，头下垫一小枕，使口轴线、咽轴线、喉轴线呈一直线，便于导管插入（图 1 - 3 - 9）。

5. 选择合适型号的气管插管（一般男性患者使用 7.5 ~ 8.5mm，女性使用 7.0 ~ 8.0mm）。检查气囊是否漏气，气管插管插入金属导管芯，调好解剖弧度备用。注意管芯不能超过导管尖端（距离尖端 2 ~ 3cm），以防损伤气道黏膜（图 1 - 3 - 10）。

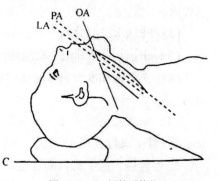

图 1 - 3 - 9　插管时体位

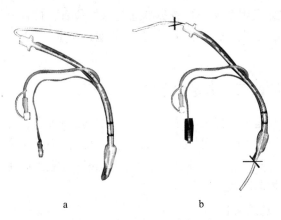

a   b

图 1 - 3 - 10 导管芯的正确放置方法

6. 遵医嘱给予镇静剂、麻醉剂或肌松剂。

7. 预充氧：在诱导产生意识消失和麻痹状态、插管之前，允许患者持续呼吸 100% 的氧气几分钟。这是最重要的麻醉诱导和插管的预备步骤，称为"预充氧"，可提高患者对缺氧的耐受能力。

8. 协助医生插入导管：在插管过程中可根据医生指示采用环状软骨加压法（用示指和拇指按压环状软骨并前推），以使声门充分暴露，并可压迫食道防止胃内容物反流误吸。

9. 导管插入后判断导管位置。

10. 若位置无误，协助医生拔出导管内芯，用注射器给气囊充气。

11. 妥善固定导管，连接呼吸机辅助通气。

【操作难点及重点】

1. 导管位置的判断：是在气道还是在食道？

（1）听诊：听诊胸部和上腹部，确定导管在气管内还是在食道内。

（2）若双侧胸部膨胀一致，气管导管内有冷凝湿化气，证明导管位于气管内。

（3）呼气末二氧化碳分压（$ETCO_2$）监测：当无 $ETCO_2$ 波形或呼出气 $CO_2 < 5mmHg$ 表明导管位于食道内。

（4）血氧饱和度（SpO_2）监测：插管后观察 SpO_2 升高者，证明在气道内。

（5）胸片：是判断导管位置的金标准，导管尖端应位于隆突之上 2 ~ 3cm，气管中央位置或主动脉弓水平。

2. 导管插入深度的判断：过浅会导致导管脱出，过深会导致单侧肺通气。导管尖端应在气管的中段，距离隆突 2 ~ 3cm，一般经口插管插入深度

为 $22 \pm 2cm$，经鼻插管为 $27 \pm 2cm$。

【注意事项】

1. 做好患者的心理护理，减轻患者的焦虑和不安，可使用手势、面板、写字板等加强与患者的交流与沟通。

2. 密切观察患者的意识、生命体征、血气指标、呼吸力学指标等变化，发现异常及时通知医生处理。

3. 妥善固定气管内导管，选择合适的牙垫，定期更换胶布或固定带。更换体位时避免气管导管过度牵拉、扭曲，每班交接导管置入长度（或外露长度），防止导管易位。

4. 做好人工气道管理，保持气道畅通，保证有效的气道温湿化，及时吸痰，注意观察痰液的颜色、量、性质及气味，可采用胸部物理治疗、体位引流、雾化吸入等方法促进痰液引流。

5. 定时检查气囊压力是否合适，使用气囊测压表检测气囊压力，保持气囊压力 $25 \sim 30cmH_2O$，每 $4 \sim 6$ 小时进行气囊上滞留物的清除，以防止口咽部分分泌物及胃内容物反流后误吸，减少呼吸机相关肺炎（VAP）的发生。

6. 如病情允许，应抬高床头 $30° \sim 45°$，特别是在鼻饲时，以减少误吸。

7. 应用氯己定进行口腔护理。

8. 做好皮肤护理：定时协助患者更换体位，保持床单位干燥、整洁，预防压力性损伤及失禁性皮炎的形成。

9. 协助患者保持肢体功能位，并进行肢体功能锻炼，防止废用性肢体功能障碍及深静脉血栓的形成。

【操作并发症及处理】

1. 插管位置不正确：如果怀疑插管位置不正确，医生可能会通过听诊、监测呼吸波形或使用其他方法来确认。如果确认插管位置错误，需要及时调整或重新插管。

2. 喉部或气管损伤：轻微的损伤可能会自行恢复。严重的损伤可能需要进一步的评估和治疗，如手术修复。

3. 误吸：立即进行吸引，以清除呼吸道内的异物。同时，调整患者的体位，保持呼吸道通畅。

4. 心血管并发症：密切监测血压和心律失常，根据具体情况进行相应的治疗，如调整药物或采取其他心血管支持措施。

5. 呼吸系统并发症：如肺炎、肺不张等。需要使用抗生素、呼吸机支持或其他呼吸治疗。

6. 感染：根据感染的类型和严重程度，使用适当的抗生素或其他抗感染治疗。

四、气管插管拔除配合技术

若患者呼吸功能改善、气道畅通，具有拔管指征，可去除人工气道。

【操作目的及意义】

1. 恢复自主呼吸功能：当患者病情好转，呼吸功能逐渐恢复正常，能够自主进行有效的气体交换时，拔除气管插管可让患者依靠自身呼吸能力维持正常的通气功能。

2. 降低感染风险：拔除插管后，可减少外界细菌、病毒等病原体直接进入下呼吸道的途径，有助于降低肺部感染等并发症的发生风险。

3. 提高患者舒适度：气管插管会给患者带来诸多不适，病情允许的情况下及时拔除，能够减轻患者的痛苦，提高其舒适度和生活质量。

4. 促进患者交流和康复：插管期间患者无法正常说话，影响与医护人员及家属的交流。拔除插管后，患者能够恢复语言功能，更好地表达自身感受和需求，有利于身心全面康复。

【操作步骤】

1. 准备：吸痰管数根；吸氧装置及鼻导管，必要时备无创呼吸机；拔管前宜禁食，留置胃管患者应吸空胃内容物。

2. 必要时在医生指导下给予糖皮质激素。

3. 患者取头低脚高位或平卧位，充分清除口腔内分泌物和气囊上的滞留物。

4. 患者取坐位或半卧位，给予吸入纯氧 3 ~ 5 分钟，彻底松开气囊，轻柔而快速地拔除气管导管。

5. 遵医嘱给予合适的氧疗。

6. 常规禁食、水 4 ~ 6 小时，至少 2 小时内不能进食，防止在会厌反射未完全恢复的情况下造成误吸。

【操作难点及重点】

1. 拔管前评估

(1) 患者的自主呼吸能力（表 1 - 3 - 1）

表1-3-1 自主呼吸试验

自主呼吸试验	
SBT 前评估	(1) 有创机械通气 > 24 小时 (2) 试验前评估 9 条标准（原发病得到控制；氧合状况良好；血流动力学稳定；较强的自主呼吸及咳嗽能力；无高热；无明显酸中毒；血色素水平不低于 8g/dl；精神状态良好；代谢状态稳定） (3) 3 分钟试验失败标准：VT < 5ml/kg，RR > 35 次/分
试验方法选择	(1) T 管试验（吸痰，清除气囊上滞留物，脱开呼吸机，T 管加温加湿） (2) 低水平 CPAP（调节呼吸机模式为 CPAP，选择 5cmH$_2$O 压力，FiO$_2$ 不变） (3) 低水平 PSV（调节呼吸机模式为 PSV，选择 5～7cmH$_2$O 压力，FiO$_2$ 不变）
试验持续时间	30 分钟～2 小时（不同疾病患者参考临床具体情况）：慢性阻塞性肺疾病（COPD）2 小时；心衰 30 分钟；急性呼吸窘迫综合征（ARDS）30 分钟；肺炎 30 分钟；年老 30 分钟 长期带机和呼吸机萎缩患者不适用
试验过程评价	记录 15 分钟 1 次，客观准确 判断标准：7 条；达到任意一条，实验终止 ①肺泡气体交换功能恶化；②血流动力学状态恶化；③呼吸形式恶化；④明显精神状态恶化；⑤明显的主观感觉不适；⑥明显发汗；⑦明显呼吸功能增加。SBT 后行血气分析

（2）上气道是否存在梗阻（表1-3-2）

表1-3-2 气囊漏气试验

气囊漏气试验	
操作过程	(1) 检查简易呼吸器，清除口鼻腔及气囊上滞留物 (2) 将模式更换为容量控制 A/C，根据患者情况设置合理的参数 (3) 将监测波形更换为容量 - 时间曲线 (4) 将气囊完全放气，待患者稳定后，连续记录 5～6 次呼出潮气量的大小，取其中最小 3 个数的平均值 (5) 计算吸 - 呼潮气量的差值或相差率，并据此判断气囊漏气试验是否阳性
结果评判	气囊漏气试验阳性标准（成人）：①吸 - 呼潮气量的差值 < 110ml；②（吸气潮气量 - 呼气潮气量）/吸气潮气量 < 15%

（3）气道保护机制（吞咽反射与咳嗽能力）是否已经恢复：评估患者的咳嗽力量、意识水平、分泌物量和吞咽功能障碍。对于咳嗽时最大呼出气流速度 >60L/min 的患者，拔管成功率较高。此外，格拉斯哥昏迷评分小于 8 分，或者吸痰频率高于 2 ~ 3 小时/次的患者应延迟拔管。

2. 拔管前的护理

（1）心理护理：脱机前要告知患者脱机步骤及脱机中可能产生的感觉（轻度气促等），使患者对脱机过程有思想准备，以取得患者的配合。

（2）加强呼吸训练，增强呼吸肌的活动耐力。

【注意事项】

1. 拔管后，密切观察生命体征，呼吸动度与形式、患者主诉、自主排痰情况。

2. 拔管后观察是否有不同程度的喉梗阻征象出现：喉部的异常喘鸣音，吸气性呼吸困难，呼吸及心率加快，患者唇周及甲床颜色变化；若出现呼吸窘迫、喘鸣、血气严重恶化等情况应及时再插管。

3. 拔管 1 小时后复查血气分析。

4. 拔管 2 ~ 4 小时后开始饮水，观察患者是否呛咳。

5. 在床旁保留有创呼吸机至少 48 小时。

【操作并发症及处理】

1. 咽喉疼痛：一般可通过让患者多休息、少说话、适当增加饮水量等方式缓解症状。必要时，可遵医嘱使用止痛药物。

2. 声音嘶哑：嘱咐患者多休息，同时可采用雾化吸入等方法，以减轻喉部炎症和水肿，促进声带恢复。

3. 喉头水肿：轻度喉头水肿可通过吸入湿化氧气、雾化吸入糖皮质激素等方式减轻水肿。若出现严重呼吸困难，应立即行气管切开术。

4. 气道痉挛：应及时给予患者吸氧，同时遵医嘱使用支气管扩张剂，如沙丁胺醇等，以缓解气道痉挛。

5. 呼吸衰竭：需立即进行无创通气或重新气管插管，以保证患者的呼吸功能，同时积极治疗导致呼吸衰竭的原发病因。

6. 误吸：及时清除口腔内的分泌物和呕吐物。若发生误吸，应立即采取头低脚高位，进行吸引，并遵医嘱给予抗生素预防肺部感染。

五、气管切开配合技术

气管切开术是抢救危重患者的急救手术，术后可改善各种原因引起的呼吸困难。危重患者由于意识障碍、神经系统受损、咳嗽发射减弱，不能有效地清理呼吸道，造成呼吸困难，血氧饱和度降低，从而引起组织缺氧，加重组织损伤。因此，对于此类患者须行气管切开术，以减少上述情况的发生，促进患者康复。

【操作目的及意义】

1. 预防和解除呼吸道梗阻，保证呼吸道的通畅。

2. 对于意识不清尤其是昏迷患者，可预防呕吐物和口鼻腔分泌物的误吸入肺。

3. 便于呼吸道分泌物的吸引，预防肺部感染。

4. 为机械通气提供一封闭的通道。

5. 咽喉部手术时为保持呼吸道通畅也常行预防性气管切开。

【操作步骤】

1. 准备并检查用物

（1）清洁用物：3M 消毒湿巾。

（2）置管用物：气管切开包，寸带 1 根，无菌手术衣 2 件，无菌手套（合适型号）4 副，无菌治疗巾 2 包，一次性帽子 2 个，无菌纱布若干，弯盘 2 个，酒精（40ml）1 瓶，氯己定（500ml）1 瓶，5ml 注射器 2 个，超声血管穿刺套件 1 个，超声机 1 台，负压，简易呼吸器。

（3）药物：250ml 生理盐水一袋，利多卡因 1 支。

2. 环境准备

（1）保证足够的操作空间，保证打开无菌包、穿无菌隔离衣、穿刺的空间不受污染；将床头桌、输液泵、输液系统、输液杆等影响操作的物品、仪器挪开，放下床档，将床往后拉，保证床头有足够操作空间。

（2）准备宽敞的无菌物品置物台/车。

3. 患者准备

（1）清洁皮肤：使用氯己定湿巾擦拭穿刺部位及周围皮肤。

（2）气道准备：充分清除口鼻腔及气囊上滞留物，清理呼吸机管路内冷凝水，避免操作过程中进行气道吸引等操作。调整呼吸机参数，呼气末正压通气（PEEP）调整为 0。

（3）体位准备：患者取平卧位，在肩下垫大单，头向后仰，充分暴露气管切开部位，协助医生用超声定位。

（4）静脉通路准备：充分镇静镇痛，保证有效的静脉通路，方便进行给药等操作，穿刺过程中禁止掀起无菌单进行操作。

（6）其他管路准备：负责固定气道的人员松开气管插管的固定带；其他各种管路妥善固定且不影响操作。

4. 手术操作配合

（1）协助操作者穿隔离衣和戴无菌手套。

（2）协助操作者消毒颈部皮肤。

（3）协助操作者打开气管切开包。

（4）协助操作者局部麻醉。

5. 术中注意做好患者生命体征监测，如患者出现氧合明显下降等现象，及时处理。

6. 术后固定好气管切开套管，以免脱出；做好记录。

【操作难点及重点】

1. 解剖变异：患者颈部解剖结构存在个体差异，如肥胖、颈部短粗、甲状腺肿大等，会增加手术难度，要求术者熟悉解剖变异并灵活调整穿刺点和操作角度。

2. 出血风险：颈部血管丰富，穿刺过程中易损伤血管导致出血，因此穿刺时需避开血管，一旦出血，要及时有效止血。

3. 气道管理：手术过程中可能出现气道痉挛、窒息等紧急情况，要求术者具备熟练的气道管理技能，如紧急气管插管等，以保障患者安全。

4. 并发症处理：术后可能出现感染、气胸、皮下气肿等并发症，需密切观察患者病情变化，及时发现并妥善处理。

【注意事项】

1. 暂停当日俯卧位及抗凝药物的使用。

2. 了解气管切开导管尖端与隆突的位置。

3. 气管切开后 1 小时复查血气分析，拍床旁胸片确定位置。

4. 注意观察气管切开伤口有无出血、皮下气肿、感染等并发症。伤口敷料应保持干燥、清洁，及时更换。

5. 气管切开 7 天形成窦道，7 天内尤其注意管路安全，妥善固定气管切开套管，防止套管脱出易位。套管固定带应松紧适宜，以能放进一指为宜。如发生气管切开套管脱出，应立即报告医生进行处理，不得擅自将套管送入。

6. 保持呼吸道通畅，适时吸痰；保证充分的温湿化。

7. 定时检测气囊压力，每 4～6 小时进行气囊上滞留物的清除。

8. 应用氯己定进行口腔护理。

9. 做好皮肤护理，定时协助患者更换体位，保持床单位干燥、整洁，预防压力性损伤及失禁性皮炎的形成。

10. 协助患者保持肢体功能位，并进行肢体功能锻炼，防止废用性肢体功能障碍及深静脉血栓的形成。

【操作并发症及处理】

1. 出血：针对早期出血，可能由术中止血不彻底引起，需局部压迫或重新结扎；如为晚期出血，可能因感染或套管摩擦导致，需警惕无名动脉破裂（立即压迫并手术）。

2. 皮下气肿：轻者自行吸收，重者需拆除过紧缝线并开放伤口。

3. 切口或肺部感染：加强无菌操作，定期消毒切口，加强气道管理，合理使用抗生素。

4. 气切导管滑脱：立即检查套管位置，清理分泌物或重新置管。

5. 瘢痕形成及狭窄：需支气管镜评估，必要时扩张或手术。

六、经皮扩张气管切开配合技术

近年来，越来越多的危重病医生选择应用经皮扩张气管切开术来代替传统的开放性气管切开术。传统的开放性气管切开术需较大的皮肤切口，分离颈前组织和切开气管前壁等操作致损伤大，术中、术后出血，皮下气肿，气胸，切口感染，心搏骤停等并发症及操作相关死亡率高；而经皮扩张气管切开术则为临床提供了一种相对操作简便、微创、安全，操作者可控制全过程，能迅速、有效地建立人工气道的气管切开方法。

【操作目的及意义】

1. 预防和解除呼吸道梗阻，保证呼吸道的通畅。

2. 对于意识不清尤其是昏迷患者，可预防呕吐物和口鼻腔分泌物的误吸入肺。

3. 便于呼吸道分泌物的吸引，预防肺部感染。

4. 为机械通气提供一封闭的通道。

5. 咽喉部手术时为保持呼吸道通畅也常行预防性气管切开。

【操作步骤】

1. 准备并检查用物

（1）清洁用物：3M 消毒湿巾。

（2）置管用物：气管切开套包，寸带 1 根，穿刺包，无菌手术衣 2 件，无菌手套（合适型号）4 副，无菌治疗巾 2 包，一次性帽子 2 个，无菌纱布若干，弯盘 2 个，酒精（40ml）1 瓶，氯己定（500ml）1 瓶，5ml 注射器 2 个，超声血管穿刺套件 1 个，超声机 1 台，电子气管镜一台，负压吸引器，简易呼吸器。

（3）药物：250ml 生理盐水一袋，利多卡因 1 支。

2. 环境准备

（1）保证足够的操作空间，保证打开无菌包、穿无菌隔离衣、穿刺的空间不受污染；将床头桌、输液泵、输液系统、输液杆等影响操作的物品、仪器挪开，放下床档，将床往后拉，保证床头有足够操作空间。

（2）准备宽敞的无菌物品置物台/车。

3. 患者准备

（1）清洁皮肤：使用氯己定湿巾擦拭穿刺部位及周围皮肤。

（2）气道准备：充分清除口鼻腔及气囊上滞留物，清理呼吸机管路内冷凝水，避免操作过程中进行气道吸引等操作。调整呼吸机参数，PEEP调整为0。

（3）体位准备：患者取平卧位，在肩下垫大单，头向后仰，充分暴露气切部位，协助医生用超声定位。

（4）静脉通路准备：充分镇静镇痛，保证有效的静脉通路，方便进行给药等操作，穿刺过程中禁止掀起无菌单进行操作。

（6）其他管路准备：负责固定气道的人员松开气管插管的固定带，包括牙垫与气管套管之间的胶布；在插管旁塞入10ml注射器以防患者咬伤舌头及损伤气管镜，用手固定气管导管以防脱出，其他各种管路妥善固定且不影响操作。

4. 操作配合

（1）配合护士需戴一次性帽子、口罩。配合气管切开的呼吸治疗师使用电子气管镜配合操作，需穿一次性无菌手术衣，戴无菌手套，戴一次性帽子和口罩。

（2）医生使用气管镜从气管插管内进入，气囊完全放气，同时退气管导管和气管镜。气管镜光源定位穿刺点，建议选用2~3软骨环为穿刺部位，将气囊充气，固定气管导管位置，退出气管镜。

（3）协助医生消毒皮肤，打开无菌治疗巾，铺巾。协助医生穿无菌手术衣，戴手套，打开穿刺包，铺巾，注射生理盐水，注射利多卡因注射液，打开气管切开包装，配合过程中严格无菌操作，不可有任何污染。

（4）医生将穿刺针穿进气道，纤支镜确认位置后置入引导导丝并退出穿刺针，扩皮后螺旋扩张器经导丝穿透气管前壁进入气管腔，退出扩张器后置入气切套管，纤支镜再次确认气切套管位置。操作中护士注意观察生命体征、呼吸机等，根据病情变化遵医嘱给药，期间根据需要开关大灯，关闭窗帘。

（5）置好气切套管后，充上气囊，连接呼吸机与气切套管辅助通气，根据患者病情调节模式及参数。

（6）拔除气管插管及牙垫，清除口鼻腔内的分泌物。

（7）固定气切套管，注意局部应清洁、无血迹，观察切口出血情况。

【操作难点及重点】

1. 解剖变异：患者颈部解剖结构存在个体差异，如肥胖、颈部短粗、甲状腺肿大等，会增加手术难度，要求术者熟悉解剖变异并灵活调整穿刺点和操作角度。

2. 出血风险：颈部血管丰富，穿刺过程中易损伤血管导致出血，因此穿刺时需避开血管，一旦出血，要及时有效止血。

3. 气道管理：手术过程中可能出现气道痉挛、窒息等紧急情况，要求术者具备熟练的气道管理技能，如紧急气管插管等，以保障患者安全。

4. 并发症处理：术后可能出现感染、气胸、皮下气肿等并发症，需密切观察患者病情变化，及时发现并妥善处理。

【注意事项】

1. 暂停当日俯卧位及抗凝药物的使用。

2. 了解气管切开导管尖端与隆突的位置。

3. 气管切开后 1 小时复查血气分析，拍床旁胸片确定位置。

4. 注意观察气管切开伤口有无出血、皮下气肿、感染等并发症。伤口敷料应保持干燥、清洁，及时更换。

5. 气管切开 7 天形成窦道，7 天内尤其注意管路安全，妥善固定气管切开套管，防止套管脱出易位。套管固定带应松紧适宜，以能放进一指为宜。如发生气管切开套管脱出，应立即报告医生进行处理，不得擅自将套管送入。

6. 保持呼吸道通畅，适时吸痰；保证充分的温湿化。

7. 定时检测气囊压力，每 4～6 小时进行气囊上滞留物的清除。

8. 应用氯己定进行口腔护理。

9. 做好皮肤护理，定时协助患者更换体位，保持床单位干燥、整洁，预防压力性损伤及失禁性皮炎的形成。

10. 协助患者保持肢体功能位，并进行肢体功能锻炼，防止废用性肢体功能障碍及深静脉血栓的形成。

【操作并发症及处理】

1. 出血：针对早期出血，可能由术中止血不彻底引起，需局部压迫或重新结扎；如为晚期出血，可能因感染或套管摩擦导致，需警惕无名动脉破裂（立即压迫并手术）。

2. 皮下气肿：轻者自行吸收，重者需拆除过紧缝线并开放伤口。

3. 切口或肺部感染：加强无菌操作，定期消毒切口，加强气道管理，合理使用抗生素。

4. 气切导管滑脱：立即检查套管位置，清理分泌物或重新置管。

5. 瘢痕形成及狭窄：需支气管镜评估，必要时扩张或手术。

七、气切套管撤除配合技术

气管切开套管的拔除是一个需要谨慎处理的过程，以确保患者的安全和康复。

【操作目的及意义】

1. 减少并发症：长期留置气切套管会增加多种并发症风险。拔除插管有助于降低此类风险，促进患者康复。

2. 提高患者舒适度：气切套管会给患者带来不适，如异物感、疼痛等，还会影响患者的语言交流，导致心理负担。适时拔除插管，可提高患者的舒适度和生活质量，增强其康复信心。

3. 促进康复训练：拔除气切套管后，患者能够更自然地进行呼吸功能锻炼和吞咽训练等康复训练，有利于身体机能的全面恢复，加快康复进程。

【操作步骤】

1. 准备：蝶形胶布一张，纱布，吸痰管数根，无菌手套，消毒液，棉球，镊子，吸氧装置，气管切开包。

2. 患者取头低脚高位或平卧位，充分清除口腔内分泌物和气囊上滞留物。

3. 患者取坐位或半卧位，清洁创口周围皮肤。

4. 吸入纯氧 5 分钟，增加体内氧储备。

5. 彻底松开气囊，解除固定带，戴手套，一手将套管于患者深吸气时抽出，另一手将无菌纱布覆盖于伤口处，用蝶形胶布对合创口。

6. 给患者吸氧，鼓励患者咳嗽排痰，另可采用拍背、雾化吸入等措施帮助患者排痰。

7. 创口通常可在数天后愈合，在此之前如有剧烈咳嗽，可用手按压以保护伤口。

8. 拔管后观察并记录。

【操作难点及重点】

气管切开拔管前评估事项如下所述。

（1）意识状态：患者的意识水平是评估拔管可行性的重要因素。通常建议患者在 GCS（格拉斯哥昏迷评分）评分大于或等于 8 分时考虑拔管。

（2）气道自净能力：这包括痰量和痰液的黏稠度，呼吸肌力量以及咳嗽能力。评估方法包括白纸试验、咳嗽峰流速测试及最大吸气压、呼吸压测定。应达到以下标准：①连续观察 24 小时，每 8 小时吸痰次数 ≤2 次。②咳嗽峰流速 >160L/min，最大呼气压（MEP）≥40cmH$_2$O。③痰液可经套管口咳出。

（3）误吸风险：通过口腔滴入少许亚甲蓝注射液，观察气管导管内是否吸痰美兰，以评估是否有误吸的风险。

（4）气道通畅性：通过支气管镜检查或影像学检查来评估气道是否狭窄或软化，确保气道通畅。患者若通过支气管镜检查发现气道狭窄程度 ≥50% 不宜拔管。

（5）吞咽功能：评估患者的吞咽功能和自主进食能力，包括使用吞咽训练和视频吞咽镜检查。吞咽功能良好可定义为染料试验阴性，自由量饮水及进食布丁状流质时未出现呛咳、呼吸困难或湿性啰音，纤维内窥镜下吞咽功能检查法（FEES）下渗漏误吸评分（PAS）分级 ≤5 级。

（6）全身运动耐力：评估患者的全身运动耐力，这对于拔管后的恢复至关重要。

（7）堵管试验：封堵气管切开套管开口并抽出气囊内气体，观察患者通过口鼻呼吸的耐受时间，常观察 24~48 小时。

【注意事项】

拔管后常规处理如下所述。

（1）经鼻或面罩吸氧，慢性呼吸系统疾病者早期进行无创正压通气。

（2）监测生命体征、指脉氧、完善动脉血气分析等。

（3）造口处应保持清洁、干燥，拔管次日进行术口换药。

（4）常规护理联合呼吸训练预防拔管后肺部感染。

（5）评估吞咽功能及言语功能予以相对应的康复训练。

【操作并发症及处理】

1. 拔管后吞咽困难：拔管后吞咽困难评估可选择吞咽造影检查或FEES，其治疗手段可选择食物性状调整、体位改变和代偿性动作等。

2. 拔管后嗓音障碍：嗓音嘶哑评估（grade, roughness, breathiness, asthenia, and strain, GRBAS）、嗓音障碍指数（voice handicap index - 10, VHI - 10）结合电子喉镜检查可作为筛查气管切开拔管后患者嗓音障碍的评估方法。

3、气管切开造口延迟愈合：感染导致的拔管后造口延迟愈合可采用聚维酮碘进行消毒；覆盖泡沫敷料可缩短造口愈合时间。无法愈合的造口可尝试采用负压伤口技术进行治疗。

4. 气道狭窄：支气管镜结合 CT 检查可诊断拔管后气道狭窄；伴随严重症状的气道狭窄需根据狭窄类型选择相应治疗。

5. 气管软化症：支气管镜检查是诊断气管软化症的金标准；持续气道正压通气可作为短期或辅助治疗方式，不推荐作为长期治疗手段或重度气管软化症的独立治疗方式；气管悬吊术可有效改善气管切开后气管软化症的临床症状，并减轻气管壁塌陷程度；3D 打印外支架植入可用于拔管后严重气管软化症的危重患儿；气管切除术对其他手术或内镜治疗失败的短节段气管软化症患者具有较好的治疗效果。

6. 气管食管瘘：应根据瘘口的部位及大小，选择内镜腔内修补手术或开放手术治疗。

（万　娜　　张春艳）

【参考文献】

［1］王辰，梁宗安，夏金根．呼吸治疗教程［M］．北京：人民卫生出版社，2023

［2］田永明，陈弟洪，刘欢．重症呼吸治疗护理技术［M］．成都：四川科学技术出版社，2022

［3］《成人气管切开拔管中国专家共识》编写组，中华医学会物理医学与康复学分会心肺康复学组，中国康复医学会重症康复专业委员会．成人气管切开拔管中国专家共识（上）［J］．中华物理医学与康复杂志，2023，45（6）：481-487.

［4］《成人气管切开拔管中国专家共识》编写组，中华医学会物理医学与康复学分会心肺康复学组，中国康复医学会重症康复专业委员会．成人气管切开拔管中国专家共识（下）［J］．中华物理医学与康复杂志，2023，45（7）：577-584.

第四节　液体复苏技术

一、中心静脉导管敷料更换技术

中心静脉导管（central venous catheter，CVC）是指经锁骨下静脉、颈内静脉、股静脉置管尖端位于上腔静脉或下腔静脉的导管，可用于测量中心静脉压、大量快速静脉输液、输注高渗或强刺激性药物、血液透析等。

中心静脉导管敷料更换技术是确保导管固定完好，减少相关并发症发生的重要护理操作。

【操作目的及意义】

1. 保持 CVC 固定完好。

2. 观察穿刺点及周围皮肤情况，及时发现并处理感染、红肿、渗液、渗血等问题。

3. 消毒皮肤，无菌敷料覆盖，减少空气暴露，预防导管感染。

【操作步骤】

1. 核对医嘱及患者。

2. 向患者解释操作目的及方法，取得合作。

3. 评估患者中心静脉导管处敷料更换时间、敷料完整性、皮肤状况、导管固定情况、导管外露刻度、穿刺点局部情况，以及导管有无移位和脱出。

4. 洗手，戴口罩。

5. 准备并检查用物：换药包、浓度＞0.5% 的葡萄糖酸氯己定乙醇溶液（年龄＜2 个月应慎用）、有效碘浓度不低于 0.5% 的聚维酮碘溶液或 2% 的碘酊溶液和 75% 乙醇溶液、无菌手套、无菌纱布、无菌透明敷料、医用胶带。推治疗车至患者床旁，再次核对患者。

6. 协助患者摆放体位，暴露穿刺部位，一手固定中心静脉导管，沿水平方向以 0°向外牵拉敷料，使之松解后，以 180°顺着穿刺方向撕除旧的敷料。

7. 手消毒，打开换药包，放入无菌物品，戴无菌手套，垫治疗巾。

8. 用无菌纱布包裹输液接头提起 CVC，取第一把止血钳夹酒精棉球消毒，避开穿刺点 1cm 以外，消毒面积大于敷料面积，由内向外擦拭，完全去除分泌物和胶布痕迹，待干。取第二把止血钳夹浓度＞0.5% 的葡萄糖酸氯己定乙醇溶液棉球消毒穿刺点、CVC 及周围皮肤，待干。

9. 更换敷料，敷料应完全覆盖导管和穿刺点，以穿刺点为中心，无张力覆盖。

10. 在半透明敷料时间记录条上注明导管名称、更换敷料日期、操作者姓名。

11. 再次核对。

12. 协作患者取舒适体位，整理床单位，收拾用物，洗手。

13. 护理记录导管敷料更换时间、外露长度、穿刺点情况。

【操作难点及重点】

1. 撕除旧敷料时需采用"0°"或"180°"手法撕除，注意观察中心静脉导管外露刻度的变化，防止导管脱出。

2. 在更换新敷料时，需要确保以穿刺点为中心，无张力覆盖，紧密贴合皮肤，避免空气进入导致感染。

3. 严格遵守无菌操作原则，及时观察与记录。

【注意事项】

1. 应每日观察穿刺点及周围皮肤的完整性。

2. 无菌纱布、胶带或聚氨酯透明敷料均可选用于 CVC 固定和保护。但当置管位置出汗、出血或渗出时，可使用无菌纱布。

3. 应根据敷料的种类确定敷料及固定装置更换的频率，无菌半透明敷料至少每 7 天更换 1 次，无菌纱布敷料至少每 2 天更换 1 次。若穿刺部位发生渗液、渗血及敷料出现卷边、松动、潮湿、污染，应及时更换。

4. 消毒面积必须大于无菌敷料的面积，消毒剂应充分自然待干。

5. 严格无菌操作。

【操作并发症及处理】

1. 导管脱出：妥善固定导管，采用贴膜等多重固定方法。若导管脱出，应立即按压穿刺点止血，并评估导管是否完整，决定是否重新置管。

2. 导管相关性感染：严格执行无菌操作原则，更换敷料时认真消毒穿刺部位皮肤。保持穿刺部位清洁干燥，按时换药。若发生感染，应立即拔除导管，并进行抗感染治疗。

（王　玥　　李佩瑶　　吴晓英）

二、中心静脉导管接头更换技术

中心静脉导管接头更换技术是指在医疗护理过程中，为确保中心静脉导管的安全使用、预防导管相关性感染以及保持导管通畅性，而进行的定期或按需更换导管接头的操作。

【操作目的及意义】

1. 预防导管相关性感染：通过定期更换接头，减少细菌在接头处的定植和繁殖，从而降低感染风险。

2. 保持导管通畅性：确保导管及接头内部无残留物或血栓，以保持液体输注的顺畅。

【操作步骤】

1. 核对医嘱及患者。

2. 向患者解释操作目的及方法，取得合作。

3. 评估患者中心静脉导管处接头情况，以及导管是否通畅。

4. 洗手，戴口罩。

5. 准备并检查用物：一次性输液接头、酒精棉片、无菌纱布。推治疗车至患者床旁，再次核对患者。

6. 协助患者取舒适体位，暴露输液接头，穿刺部位下垫小垫。

7. 打开输液接头外包装，输液接头连接生理盐水注射器排气备用，连同外包装放在小垫上。

8. 确保中心静脉导管处于夹闭状态，分离导管与输液接头。

9. 取酒精棉片多方位机械法强力擦拭消毒中心静脉导管接口的横切面及外围，擦拭时间应达 5～60 秒并待干。

10. 取出输液接头，再次排气；将输液接头与导管接口相连并旋紧。

11. 再次核对；一手固定输液接头，打开夹子，抽回血。见回血后脉冲式冲管。

12. 撤小垫。协助患者取舒适体位。

13. 手消毒，整理用物。

14. 洗手，护理记录更换接头的时间。

【操作难点及重点】

1. 更换接头时必须严格遵守无菌操作原则，避免触碰任何未经消毒的物品及皮肤表面，以防止细菌污染。

2. 更换接头时，禁止牵拉导管，以防导管脱出或损伤。

【注意事项】

1. 无针输液接头更换频率的间隔建议不少于 96 小时（具体时间参照产品说明书），若有血液残留、完整性受损或脱开后，应立即更换。

2. 注意在取下输液接头时，夹闭导管，应避免导管末端与大气直接相通，以减少空气栓塞的风险。

【操作并发症及处理】

1. 感染：严格执行无菌技术操作原则，对导管的操作应严格无菌，怀疑感染时，及时拔出导管。

2. 空气栓塞：在断开导管与接头连接时，应夹闭导管确保密封性，避免空气进入血管。

（王　玥　李佩瑶　吴晓英）

三、中心静脉导管冲管技术

中心静脉导管冲管技术是使用等渗盐水将导管内残留的药液冲入血管的过程，不仅有助于保持导管的通畅性，还是延长导管使用时间、减少并发症的关键技术。

【操作目的及意义】

1. 输液（输血）前，应回抽并冲洗导管，以评估导管功能。输液（输血）治疗结束后，将附着在管腔内的药液、血液冲入体内，降低堵管风险。

2. 输注黏稠、高渗、中药制剂、抗生素等对血管刺激较大的液体后；连续输注不相容药物时，应及时冲管，以免产生沉淀堵塞导管。

【操作步骤】

1. 核对医嘱及患者。

2. 向患者解释操作目的及方法，取得合作。

3. 评估患者病情、输注药物特性、中心静脉导管固定情况、导管外露刻度、穿刺点局部情况，以及导管预充容积。

4. 洗手，戴口罩。

5. 准备并检查用物：10ml 及以上容量注射器、一次性预充式导管冲洗器或生理盐水、一次性输液接头、无菌纱布、酒精棉片，推治疗车至患者床旁，再次核对患者。

6. 手消毒。取酒精棉片多方位机械法强力擦拭消毒无针输液接头的横切面及外围，擦拭时间应达 5~60 秒，并待干。

7. 连接注射器，观察是否有回血，但血液不要回到注射器中，以确认导管通畅。

8. 使用一次性预充式导管冲洗器或生理盐水进行 CVC 冲管，冲管时冲管液量应为导管及附加装置内腔容积总和 2 倍以上，采用脉冲式冲管，剩余少许液体时，分离注射器与输液接头。

9. 冲管完毕，协助患者取舒适体位。

10. 手消毒，再次核对。

11. 观察患者冲管后反应，若有异常及时报告医师并予以处理。

12. 手消毒，整理用物，洗手。

【操作难点及重点】

1. 脉冲式冲管，采用"推–停–推"的方式，以在导管内形成小漩涡，有助于将附着在导管和血管壁的残留药液冲洗干净。

2. 严格无菌操作，以降低感染风险。

3. 选择合适的注射器，应使用 10ml 及以上容量的注射器进行脉冲式冲管，以避免因压力过大导致导管破裂。

【注意事项】

1. 在冲管前，需要准确判断导管是否通畅、有无回血等。

2. 至少每隔 8 小时对 CVC 进行一次冲管；对血液高凝状态患者，可缩短冲管间隔、增加冲管频率。

3. 首选生理盐水进行冲管；若患者输注的药物与生理盐水存在配伍禁忌，则应首先使用 5% 葡萄糖注射液冲管，随后再使用生理盐水封管。

4. 确保导管通畅，如发现导管堵塞或回血不畅，有阻力不能冲管，应立即采取相应措施进行处理。

【操作并发症及处理】

1. 导管断裂：若是导管体外断裂，视具体情况给予处理。若是导管体内断裂，立即通知医生，确定导管在体内的具体位置后采取相应措施。

2. 导管相关感染：严格执行无菌技术操作原则，怀疑感染时，及时拔出导管。

（王　玥　　张　洋　　吴晓英）

四、中心静脉导管封管技术

中心静脉导管封管技术是在中心静脉导管使用完毕后，通过特定的操作手法和溶液，将导管内残留的血液、药物等冲洗干净，并注入一定量的封管液技术。

【操作目的及意义】

保持导管通畅：采用正压封管方式进行封管，减少血液反流入管腔，降低堵管风险。

【操作步骤】

1. 核对医嘱及患者。

2. 向患者解释操作目的及方法，取得合作。

3. 评估患者病情、输注药物特性、中心静脉导管固定情况、导管外露刻度、穿刺点局部情况，以及导管预充容积。

4. 洗手，戴口罩。

5. 准备并检查用物：10ml 及以上容量注射器、一次性输液接头、封管液、酒精棉片、无菌纱布。推治疗车至患者床旁，再次核对患者。

6. 手消毒。取酒精棉片多方位机械法强力擦拭消毒无针输液接头的横切面及外围，擦拭时间应达 5~60 秒，并待干。

7. 封管时，封管液量应为导管及附加装置内腔容积总和 1.2 倍以上，一手固定输液接头，另一手持注射液连接输液接头，缓慢持续推注液体，剩余 0.5～1ml 液体时：负压/平衡压输液接头先轻推夹子夹闭导管，再分离注射器和输液接头。正压输液接头先分离注射器与输液接头，再轻推夹子夹闭导管。

8. 封管完毕，协助患者取舒适体位。

9. 手消毒，再次核对，护理记录封管液种类、封管时间。

10. 推车回处置室，整理用物，洗手。

【操作难点及重点】

1. CVC 封管操作时，必须严格遵循无菌原则，以减少导管相关性血流感染（CRBSI）的风险。

2. 封管液的容积至少是导管容积及附加装置内腔容积总和的 1.2 倍。

【注意事项】

1. 负压/平衡压输液接头封管时应在推注封管液体的同时轻推夹子夹闭导管，再分离注射器和输液接头。

2. 正压输液接头封管时先分离注射器与输液接头，再轻推夹子夹闭导管。发生 CVC 相关性血栓时，可采用含尿激酶封管液进行封管。

3. 封管液应一人一用一管。

【操作并发症及处理】

1. 导管相关感染：严格执行无菌技术操作原则，怀疑感染时，及时拔出导管。

2. 血栓：一旦发现血栓形成，应立即拔除导管，密切关注患者的凝血情况和病情变化。

3. 血栓性堵管：可遵医嘱采用三通法使用尿激酶或阿替普酶进行导管内溶栓治疗。

（王　玥　　张　洋　　吴晓英）

五、输液泵使用技术

输液泵（infusion pump）使用技术是应用机械或电子输液控制装置，通过作用于输液导管达到控制输液速度，为患者准确并安全地输入药物的技术。

【操作目的及意义】

1. 为准确控制输液滴数或输液流速，保证药物速度均匀、药量准确且安全地进入患者体内。

2. 严格控制输液量和药量，避免输液速度、输液量不稳定对患者的影响。

【操作步骤】

1. 核对医嘱及患者。

2. 向患者解释操作目的及方法，取得合作。

3. 评估患者的年龄、病情、静脉通路及输液接头情况、皮肤穿刺点情况、药物性质及过敏史。

4. 洗手，戴口罩。

5. 准备并检查用物：输液泵、输液架、输注药品、一次性输液器、酒精棉片、治疗盘。

6. 配制药液并标注。

7. 正确安装输液泵专用或可兼容的输液器，并排气。

8. 开机，输液泵自检，关机。

9. 推治疗车至患者床旁，再次核对患者。

10. 固定输液泵，连接电源线。

11. 安装输液管路。

12. 开机，遵医嘱设定输液速度（ml/h）、输液总量和（或）输液时间，请另一名护士核对。

13. 应用酒精棉片多方位机械法强力擦拭消毒无针输液接头的横切面及外围，擦拭时间应达5~60秒并待干。按"开始"键再次排气后，连接静脉输液管路，打开输液接头开关，观察输液泵运行正常。

14. 再次核对。

15. 告知患者操作已完毕，避免自行调节输液泵，如输液泵发出报警声音或自觉不适、穿刺点出现红肿热痛及时通知护士。

16. 整理床单位，收拾用物。

17. 洗手，记录，观察输液泵报警及皮肤穿刺点情况，出现异常及时处理。

【操作难点及重点】

1. 使用输液泵过程中，如需打开输液泵门，应先夹闭输液器。

2. 根据医嘱设定输液速度（ml/h）、输液总量和（或）输液时间，调节输液速度时请另一名护士核对。

3. 输液过程中注意观察患者的穿刺部位，如有液体渗漏应及时处理。

【注意事项】

1. 特殊用药需有特殊标记，避光药物需使用避光输液泵管。

2. 为新生儿、儿童、孕妇输液或输注某些化疗药物时，避免使用含邻苯二甲酸二（2 - 乙基己基）酯（DEHP）的输液器。

3. 根据输液泵说明使用相应的输液器，避免使用非泵用输液器。

4. 持续使用输液泵输液时，每 24 小时更换输液器。

5. 正确设定输液速度及其他必需参数，防止设定错误延误治疗。

6. 注意观察穿刺部位皮肤情况，防止发生液体外渗，出现外渗及时给予相应处理。

【操作并发症及处理】

1. 导管堵塞：熟练掌握各种报警指示标识、报警原因及处理方法。告知患者及家属输液泵出现报警时应及时使用呼叫器通知医护人员。导管或针头阻塞时，重新选择静脉进行穿刺。

2. 药液滴入失控：使用前确保输液泵功能良好后方可使用。输液过程中随时查看输液泵的工作状态，发现问题及时处理，必要时予以及时更换输液泵。

3. 漏液：设定合理的输液泵注入压力，防止压力过高而致管道连接处漏液或管道破裂。输液前应仔细检查各管路及连接部位是否紧密连接。发生漏液后应先查找原因，再更换输液管路。

（王　玥　　吴晓英）

六、注射泵使用技术

注射泵（syringe pump）使用技术是应用一种新型泵力仪器，根据医嘱要求将少量药液精准、微量、均匀、持续地泵入患者体内的技术。

【操作目的及意义】

1. 保证药物最小剂量，匀速、准确、持续静脉输注。

2. 将少量药液精确、微量、均匀、持续地泵入体内，使药物在体内能保持有效血药浓度。

【操作步骤】

1. 核对医嘱及患者。

2. 向患者解释操作目的及方法，取得合作。

3. 评估患者年龄、病情、静脉通路及输液接头情况、皮肤穿刺点情况、药物性质及过敏史。

4. 洗手，戴口罩。

5. 准确并检查用物：注射泵、输液架、输注药品、一次性注射器、一次性压力延长管、酒精棉片、治疗盘。

6. 配制药液并标注。

7. 正确连接一次性压力延长管并排气。

8. 开机，注射泵自检，关机。

9. 推治疗车至患者床旁，再次核对患者。

10. 固定注射泵，连接电源线，安装注射器。

11. 开机，确认注射器的种类与注射泵设置相同，遵医嘱设定注射泵速度（ml/h），请另一名护士核对。

12. 应用酒精棉片多方位机械法强力擦拭消毒无针输液接头的横切面及外围，擦拭时间应达 5 ~ 60 秒并待干。

13. 按快速推注键进行第二次排气后，连接静脉输液管路，打开输液接头开关，按"开始"键，观察注射泵运行正常。

14. 再次核对。

15. 告知患者操作已完毕，避免自行调节注射泵，如注射泵发出报警声音或自觉不适、穿刺点出现红肿热痛及时通知护士。

16. 整理床单位，收拾用物。

17. 洗手，记录，观察注射泵报警及皮肤穿刺点情况，出现异常及时处理。

【操作难点及重点】

1. 根据医嘱设定速度（ml/h），更改输注速度后，需双人核对速度更改是否正确。

2. 更换药液时，应先夹闭静脉输液管路并按停止键，更换完毕并复查无误后，再打开静脉输液管路并按启动键。

3. 停用注射泵：先按停止键再关电源，夹闭延长管并分离后取出注射器。

4. 输注过程中注意观察患者的穿刺部位，如有液体渗漏应及时处理。

【注意事项】

1. 需避光的药液，应使用避光注射器抽取药物，并使用避光压力延长管。

2. 根据注射泵说明使用相应的注射器及一次性压力延长管。

3. 配制药液及静脉穿刺过程严格无菌操作，使用 24 小时需更换注射器和一次性压力延长管。

4. 注射泵无气泡报警，应定期检查管路连接处是否紧密，防止空气进入。

【操作并发症及处理】

1. 注射泵故障：定期检查机器状况，使用前进行测试，及时更换电池或检查电源线。

2. 血液回流：患者穿刺处活动过多，肢体用力或输注流量过慢会导致血液回流。加强巡视，发现回血及时处理。出现血液回流，可用生理盐水将回血回输。如已发生堵管，切勿用力推注，以免血栓进入静脉，如无效，则拔管重新穿刺。

（王　玥　　吴晓英）

七、密闭式静脉输血技术

密闭式静脉输血技术是指在无菌环境下，通过一套密闭的输血系统将血液或血液成分直接输注给患者的技术。这种方法能够有效防止空气和污染物进入输血系统，减少感染和输血反应的风险。

【操作目的及意义】

1. 为患者补充血容量，改善血液循环。

2. 为患者补充红细胞，纠正贫血。

3. 为患者补充各种凝血因子，改善凝血功能。

4. 为患者输注新鲜血液，补充抗体及白细胞，增加机体抵抗力。

【操作步骤】

1. 核对医嘱及患者，查看已签署的输血知情同意书。

2. 向患者解释操作目的及方法，取得合作；询问患者的血型、输血史及不良反应。

3. 评估患者穿刺部位的皮肤及血管情况。

4. 洗手，戴口罩。

5. 准备并检查用物：血液/血制品、0.9%氯化钠注射液、一次性输血器、一次性静脉输液针、一次性医用橡胶手套、治疗车。

6. 两名护士共同进行"输血十三对"，内容包括：门急诊/病室、床号、姓名、性别、年龄、病历号、血型、血液品种、血量、有效期、血液或血制品外观、交叉配血结果及血袋编码。

7. 常规消毒0.9%氯化钠注射液瓶/袋，安装一次性输血器，第一次排气。

8. 推车携物至患者床旁，再次双人核对患者的床号、姓名、血型、血液品种、血量及交叉配血结果。

9. 选择穿刺部位，消毒皮肤，开放静脉通道。

10. 消毒血袋导管，插入一次性输血器，根据患者的病情、年龄及输注血液制品成分调节输血的速度。

11. 再次核对床号、姓名、血型、血液品种、血量及交叉配血结果。

12. 观察患者有无不适反应，出现异常及时处理。观察血液输注情况，及时用0.9%氯化钠注射液进行冲管后更换血袋；观察患者的血压情况。

13. 整理床单位，收拾用物。告知患者不可自行调节滴速，如滴速改变、出现任何不适立即告知医护人员。

14. 输血完毕，用0.9%氯化钠注射液冲管，更换一次性输血器。

15. 输血应记录开始时间、血液成分名称、结束时间、输注过程中患者反应等。如果出现输血反应者，填写输血反应回报单并送输血科。

【操作难点及重点】

1. 输注速度应先慢后快，起始的15分钟慢速滴注，严密监测是否发生输血不良反应，若无不良反应，以患者能够耐受的最快速度完成输注。

2. 人纤维蛋白原、人凝血酶原复合物、凝血因子Ⅷ等血液制品，刚从冰箱中取出或冬季温度较低时，需将灭菌注射用水或5%葡萄糖等溶媒进行复温后，再对血液制品进行溶解，避免析出沉淀。

3. 按瓶签标示量注入溶媒后，轻轻转动至血液制品完全溶解，切忌剧烈摇动导致蛋白变性。血液制品配成溶液后应立即应用。

4. 使用输血器时，输血前后应用0.9%氯化钠注射液冲洗输血管道；连续输入不同供血者的血液时，应在前一袋血输尽后，用0.9%氯化钠注射液冲洗输血管路，再输注下一袋。

5. 输血过程中每15~30分钟巡视患者一次。

【注意事项】

1. 输血前须查看输血治疗知情同意书。

2. 应由两名医护人员为患者输血，做到"三查十三对一注意"："三查"是在操作前、操作中、操作后查对；"十三对"包括查对门急诊/病室、床号、姓名、性别、年龄、病历号、血型、血液品种、血量、有效期、血液或血制品外观、交叉配血结果及血袋编码；"一注意"是注意输血后反应。

3. 1个单位的全血或成分血应在4小时内输完；血小板应在患者可耐受的情况下尽快输入；应根据患者的耐受情况尽可能在15~60分钟内输完一个单位的血浆。

4. 用于输注全血、成分血或生物制剂的输血器宜4小时更换一次。

5. 血液制品不应加入其他药物。

6. 输血时及输血后，观察患者有无不适反应，若出现输血反应，立即减慢或停止输血，更换输血器，用0.9%氯化钠注射液维持静脉通畅，通知医生，必要时做好抢救准备。保留余血及输血器，并上报输血科。

7. 输血完毕应记录，空血袋按《临床输血技术规范要求》处理，输注完毕的空血袋应低温保存 24 小时。

【操作并发症及处理】

1. 非溶血性发热反应：表现为输血过程中或输血后 1～2 小时内发生，症状包括发冷或寒战、发热（可达 39～40℃）、皮肤潮红、头痛、恶心、呕吐等。应确保使用无热源的输血用具，严格管理血库保养液。一旦发生反应，应立即停止输血，通知医生，并给予解热镇痛药和抗过敏药物。

2. 过敏反应：轻者出现皮肤红斑或荨麻疹，重者可能出现呼吸困难、喉头水肿、休克等。应输血前询问患者的过敏史，如发现过敏反应，轻者减慢输血速度，重者立即停药并给予抗组胺药物和肾上腺素。

3. 溶血反应：表现为输血后立即出现头痛、面部潮红、恶心、呕吐、心前区压迫感等症状，严重者可发展为急性肾衰竭。应做好血型鉴定和交叉配血试验，避免使用变质血液。如果出现溶血反应，立即停止输血，保留血样送检，并给予相应治疗，如使用碳酸氢钠碱化尿液。

4. 循环负荷过重：表现为输血后突发头部胀痛、胸闷、呼吸困难等。应控制输血速度和量，特别注意心、肺疾病患者。如出现循环负荷过重，立即停止输血，给予高流量吸氧，并可能需要使用利尿剂和强心药。

（王 玥 张金娟 吴晓英）

八、加压输血技术

加压输血技术是指通过物理方法（如适度挤压输血袋、抬高输血袋距患者的垂直距离等）提供外部压力，使输血在一定压力下快速进行的一种技术。

【操作目的及意义】

1. 快速补充血容量：在急性失血或体液丧失的情况下，加压输血可以迅速提高患者的血容量，帮助维持血压稳定，为后续的治疗争取时间。

2. 抗休克：加压输血能够迅速补充血容量，有效改善血液循环灌注不足状态。

3. 迅速提高血红蛋白和红细胞比容，提高红细胞的携氧能力，改善机体缺氧状况。

【操作步骤】

1. 核对医嘱及患者，查看已签署的输血知情同意书。

2. 向患者解释操作目的及方法，取得合作；询问患者的血型、输血史及不良反应。

3. 评估患者穿刺部位的皮肤及血管情况。

4. 洗手，戴口罩。

5. 准备并检查用物：血液/血制品、0.9%氯化钠注射液、一次性输血器、一次性静脉输液针、一次性医用橡胶手套、治疗车。

6. 两名护士共同进行"输血十三对"，内容包括：门急诊/病室、床号、姓名、性别、年龄、病历号、血型、血液品种、血量、有效期、血液或血制品外观、交叉配血结果及血袋编码。

7. 常规消毒0.9%氯化钠注射液瓶/袋，安装一次性输血器，第一次排气。

8. 推车携物至患者床旁，再次双人核对患者的床号、姓名、血型、血液品种、血量及交叉配血结果。

9. 选择穿刺部位，消毒皮肤，开放静脉通道。

10. 消毒血袋导管，插入一次性输血器，缓慢输注血液15分钟，观察患者无不适反应。

11. 将血袋置入加压输血装置（如精密型 Clear – cuff 加压袋），根据输血速度要求调节加压输血装置的压力。

12. 再次核对患者的床号、姓名、血型、血液品种、血量及交叉配血结果。

13. 观察患者有无不适反应，出现异常及时处理。观察血液输注情况，及时用0.9%氯化钠注射液进行冲管后更换血袋；观察患者的血压情况。

14. 整理床单位，收拾用物，洗手。

15. 加压输血完毕，用0.9%氯化钠注射液冲管，更换一次性输血器。

16. 输血应记录开始时间、血液成分名称、结束时间、输注过程中患者反应等。如果出现输血反应者，填写输血反应回报单并送输血科。

【操作难点及重点】

1. 确保压力均匀和可控：加压输血装置需配备压力表，可完全包住血袋，并对血液容器的各个部分均匀施加压力。当加压袋在 5kPa（37.5mmHg）压力下输血，血液流经22G针头可提高输血速度3倍以上；在 20kPa（150mmHg）压力下输血，血细胞数量、形态、溶血率及游离血红蛋白几乎没有影响。

2. 加强巡视，关注输血袋剩余液体量，防止血液泡沫被压入静脉。

【注意事项】

1. 输血接头之间要衔接紧密，防止加压时脱落。

2. 快速输血时，推荐使用较大型号的静脉输液针（型号16~18号）。

【操作并发症及处理】

1. 体温过低：当大量输入冷藏的库血时，会使患者体温迅速下降，而发生心室纤颤。

2. 心脏负荷过重：观察患者心率、血压、中心静脉压变化，当患者出现发绀、肺水肿，须立即停止输血，立即处理。

3. 出血倾向：当大量输血时，应间隔输入新鲜血液，输血在 1000ml 以上时，应给予 10% 葡萄糖酸钙 10ml 静脉注射。

4. 酸碱失衡：需大量输血者常有休克及代谢性酸中毒，大量输血可加重酸血症，应考虑每输血 500ml 加入 5% 碳酸氢钠 35~70ml。

（王　玥　　张金娟　　吴晓英）

九、加温输液/血技术

加温输液/血技术是利用输液/输血设备，将冷却的液体持续加温，使输入液体/血液的温度接近体温的一种输液/输血技术。

【操作目的及意义】

1. 当大量输入冷藏的库血或低温液体时，会使患者体温迅速下降，通过加温输液/血技术可以预防低体温的发生。

2. 避免血管痉挛及局部疼痛。

【操作步骤】

1. 核对医嘱。

2. 向患者解释操作目的及方法，取得合作。

3. 评估患者穿刺部位的皮肤及血管情况。

4. 洗手，戴口罩。

5. 准备并检查输液/血用物。

6. 两名护士共同进行输液/血相关核对。

7. 正确配药，连接输液/血器并排气，夹闭水止。

8. 检查输液/血加温器，开机，自检，关机。

9. 推治疗车至患者床旁，再次核对患者。

10. 固定输液/血加温器，连接电源线，安装输液/血器。

11. 开机，遵医嘱设定目标温度 36℃ 或 39℃，请另一名护士核对。

12. 打开水止再次排气后，连接静脉输液通路，启动加温。

13. 再次核对。

14. 观察患者有无不适反应，出现异常及时处理。

15. 整理床单位，收拾用物，洗手。

【操作难点及重点】

1. 血液加温必须有专人负责并严格观察，最好在专用血液加温器中进行。

2. 加温时注意温度控制，以免造成红细胞损伤或破坏而引起急性溶血反应。

3. 加温管路不能弯曲、打结、撕扯、刺穿等，以免损坏。

【注意事项】

1. 超过 1000ml 的液体以及冷藏血制品建议采用静脉输液加温设备加温至 37℃ 以上再输注，但血制品加温不应超过 43℃，且不宜采用水浴和微波加温方法。

2. 加温过的血液要尽快输注，未输注的不得再次放入贮血冰箱保存。

3. 多数药物加温至 37℃ 稳定性不受影响，但青霉素、维生素 C 等不能加温。

【操作并发症及处理】

1. 溶血反应：加温过程中，如果温度过高或时间过长，可能会破坏红细胞，导致溶血反应。

2. 血栓形成：加温过程中可能产生气泡或微小颗粒，这些物质进入血液循环后可能增加血栓形成的风险。患者可能出现肢体肿胀、疼痛、皮肤颜色改变等症状，严重时可能导致肺栓塞、脑栓塞等严重后果。

3. 设备故障：加温设备可能出现故障，如温度控制不准确、加热元件损坏等，影响治疗效果。在加温输液/血过程中，应密切监测患者的生命体征，包括体温、心率、呼吸、血压等，及时发现并处理异常情况。

（王　玥　　张金娟　　吴晓英）

【参考文献】

[1] 邵小平，彭飞，邢唯杰，等 . ICU 成人危重患者中心静脉导管维护技术的最佳证据总结及应用 [J] . 中华急危重症护理杂志，2020，1（01）：75 - 80.

[2] 孙红，陈利芬，郭彩霞，等 . 临床静脉导管维护操作专家共识 [J] . 中华护理杂志，2019，54（09）：1334 - 1342.

[3] 中心静脉导管冲管及封管共识专家组 . 中心静脉导管冲管及封管专家共识 [J] . 中华急诊医学杂志，2022，31（04）：442 - 447.

[4] 广东省护理学会静脉输液治疗专业委员会 . 经外周静脉穿刺中心静脉置管操作技术专家共识 [J] . 现代临床护理，2023，22（2）：1 - 9.

[5] 吴欣娟，孙红 . 静脉输液治疗专科护理 [M] . 北京：人民卫生出版社，2023.

[6] 徐寅，薛幼华，费晓燕 . 植入式静脉给药装置护理管理专家共识 [J] . 介入放射学杂志，2023，32（04）：305 - 312.

[8] 耿可，王华芬，俞超，等．ICU 成人患者静脉血管通路装置评估与选择的最佳证据总结[J]．护理学杂志，2024，39（14）：54－58，74.

[9] 国家卫生健康委员会医院管理研究所．消毒供应标准汇编[G]．北京：中国标准出版社，2024.

[10] 中华人民共和国国家卫生健康委员会．静脉治疗护理技术操作标准—中华人民共和国卫生行业标准 WS/T433—2023[S]．北京：中华人民共和国国家卫生健康委员会，2023：8.

[11] 中华人民共和国国家卫生健康委员会．医用输液泵和医用注射泵安全管理—中华人民共和国卫生行业标准 WS/T 657—2019[S]．北京：中华人民共和国国家卫生健康委员会，2019：10.

[12] 中华人民共和国国家卫生健康委员会．全血和成分血使用—中华人民共和国卫生行业标准 WS/T 623—2018[S]．北京：中华人民共和国国家卫生健康委员会，2018：9.

[13] 中华人民共和国国家卫生健康委员会．血液储存标准—中华人民共和国卫生行业标准 WS 399—2023[S]．北京：中华人民共和国国家卫生健康委员会，2023：9.

第二章

重症监测技术

第一节　体温监测

体温监测是指对人体内部温度进行测试、测量，为疾病诊治等提供依据。

【操作目的及意义】

体温监测是判断体温有无异常、动态监测体温变化、协助诊断的重要方法，并为预防、治疗、康复、护理提供客观依据。

【操作步骤】

1. 核对医嘱。

2. 评估患者意识、合作程度、自理能力等，告知患者操作目的和方法。

3. 洗手、戴口罩。

4. 准备并检查用物：水银体温计、弯盘、纱布。

5. 检查体温计外观，将体温计的水银柱甩至35℃以下。

6. 携用物至床旁，核对并解释。

7. 口腔测温（正常范围36.3～37.2℃）：口表水银端置于患者舌下部位，闭口鼻呼吸3分钟后取出。

8. 直肠测温（正常范围36.5～37.7℃）：肛表用油剂润滑水银端插入肛门3～4cm，3分钟后取出。

9. 腋下测温（正常范围36.0～37.0℃）：协助患者解开纽扣并用纱布擦干腋下汗液，将体温计水银端放入患者腋窝深处并贴紧皮肤，嘱患者屈臂、夹紧10分钟，取出。

10. 读取数据，记录。

11. 将体温计水银柱甩至 35℃ 以下。

12. 消毒备用。

13. 整理用物。

【操作难点与重点】

1. 婴幼儿、精神异常、昏迷、不合作、口腔疾病、口鼻手术或呼吸困难者禁测口温。

2. 进食，面颊部行冷、热敷患者应推迟 30 分钟后测量口腔温度。

3. 腹泻、直肠或肛门手术后患者禁忌行直肠测量，心肌梗死患者不宜使用直肠测量法。

4. 腋下有创伤、手术、炎症、肩关节受伤、腋下出汗较多，或消瘦夹不紧体温计者不宜使用腋温测量法。

【注意事项】

1. 体温监测应取得患者配合，以防止测量中患者打碎体温计造成伤害。

2. 婴幼儿、意识不清或不合作的患者测温时，护士不宜离开。

3. 体温计应定期检测：首先检查体温计外观；再将全部体温计的水银柱甩至 35℃ 以下，放于弯盘内；量杯内准备少量的温开水，用水温计测量水温在 40℃ 以下；以 10 支体温计为一个单位，于同一时间放入已监测好温度的水中，过程中不要碰壁；3 分钟后取出检视（检视时要求平视），凡误差在 0.2℃ 以上或玻璃管有裂痕者，不能使用；合格体温计用纱布擦拭干净，放入装有 70%~80% 乙醇的体温计盒内备用。

【操作并发症及处理】

1. 皮肤破损：由于体温计质量问题或放置位置不当、患者用力不当等可能导致患者出现皮肤受损。测量体温前应检查体温计质量，指导患者正确测量体温，并保持测体温侧肢体不受压。如患者皮肤不慎被划伤、戳伤，应立即清理皮肤损伤处体温计碎片，处理现场散落水银。遵医嘱对症处理，并观察患者皮肤变化，做好护理记录。

2. 汞中毒：由于患者测量体温时不慎将体温计损坏，接触散落的水银可能发生汞中毒，患者可能表现出咳嗽、胸痛、唾液分泌过多，严重者出现呼吸困难、视物模糊、听力受损等症状。如发生汞中毒应立即脱离暴露源，开窗通风，遵医嘱给予氧气支持、支气管扩张药物等对症治疗，及时采集血尿标本，监测生命体征。

（杨　林　王　颖）

【参考文献】

李小寒，尚少梅．基础护理学［M］.7 版．北京：人民卫生出版社，2022.

第二节　心 电 监 测

心电监测是指 24 小时连续观察患者心脏电活动的技术。

【操作目的及意义】

心电监测是对危重患者进行动态的、持续的、无创的心脏电活动观察，可以及时发现异常心电活动，识别心律失常，在危重患者临床监测和抢救中发挥重要作用。

【操作步骤】

1. 核对医嘱及患者。

2. 评估患者的病情、意识状态、合作程度、胸部皮肤情况、周围环境、光照情况及有无电磁波干扰。

3. 向患者解释操作目的及方法，取得合作，指导患者配合。

4. 洗手，戴口罩。

5. 准备并检查用物：心电监测仪、电极片、电极导线、护理记录单。

6. 携用物至床旁，核对并解释。

7. 根据患者病情，协助患者取平卧位或半卧位，暴露胸部，注意隐私遮挡及保暖。

8. 将电极片连接于导联线上，按照监测仪标识要求贴于患者胸部。

9. 位置正确，避开伤口，必要时清洁局部皮肤，保证电极与皮肤表面接触良好。

10. 选择导联，保证波形清晰无干扰，根据病情设置合理的报警界限。

11. 密切观察心电波形，做好记录，有病情变化及时通知医生。

12. 注意观察患者粘贴电极片处的皮肤，定时更换电极片和粘贴位置。

13. 告知患者不要自行移动或摘除电极。

14. 停机时，向患者说明，取下电极片，关机，断开电源。

15. 观察并清洁局部皮肤，协助患者穿衣。

16. 整理用物，按医疗废弃物分类处理用物。

17. 洗手，记录。

【操作难点与重点】

1. 电极位置放置正确：RA 在右锁骨下，靠近右肩；LA 在左锁骨下，靠近左肩；RL 在右下腹上；LL 在左下腹上；V 在胸前，其位置取决于临床要求的导联选择情况。

2. 能够识别异常的心电波形，并及时处理。

【注意事项】

1. 密切观察心电波形，及时处理干扰和电极脱落。

2. 正确设定报警界限，严禁关闭报警声音。

3. 对躁动患者做好约束，固定好电极片和导线，避免电极脱落以及导线打折、缠绕。

4. 对于拟安装永久起搏器的患者，RA、LA 电极片粘贴部位需避开起搏器植入部位，以免因粘贴电极片导致皮肤过敏。

5. 电极片粘贴部位注意避开电除颤位置。

【操作并发症及处理】

患者可能对电极片部分材料（如胶类物质）过敏，过敏患者在电极粘贴位置会出现红肿、瘙痒、皮疹等皮肤问题。佩戴电极之前应详细询问患者过敏史，如果发生过敏，应立即更换对患者更安全的材料电极，遵医嘱应用抗过敏药物，并详细记录。

（杨 林 王宫明）

【参考文献】

Pelter MM. Hospital – Based Electrocardiographic Monitoring：The Good, the Not So Good, and Untapped Potential［J］. Am J Crit Care, 2024, 33 (4)：247 – 259.

第三节 十二导联心电图采集技术

十二导联心电图采集技术是指用肢体导联和胸导联记录心脏电活动，产生 12 导联心电图的技术，包括六个肢体导联：Ⅰ、Ⅱ、Ⅲ、AVR、AVL、AVF 和六个胸前导联：V1、V2、V3、V4、V5、V6。

【操作目的及意义】

该项技术是获取患者心电图的常规操作，为患者的诊断提供重要依据，尤其在鉴别心律失常、协助诊断急性心肌梗死等心脏病时发挥重要作用。

【操作步骤】

1. 核对医嘱及患者。

2. 向患者解释操作目的及方法，取得合作。

3. 评估患者胸部皮肤状况。

4. 洗手，戴口罩。

5. 准备心电图机、导电糊（膏），至患者床旁，再次核对医嘱，扫描腕带或手动输入患者信息，如姓名、病案号等（如无相关条件，可在心电图纸上注明）。

6. 协助患者平卧位，解开衣扣，使用导电糊（膏）擦拭肢体导联及胸部导联金属探头接触部位的皮肤。

7. 患者双手置于身体两侧，肌肉放松，平静呼吸，制动不语。

8. 根据病情放置相应胸前导联、肢体导联。

9. 再次嘱患者放松，平静呼吸，待基线平稳后按下走纸按钮。

10. 再次核对患者信息，注明采集图形时患者状况，如：入院即刻、术后即刻、术后××小时、胸闷或胸痛时。

11. 操作完毕时告知患者，整理衣物和床单位，为患者保暖，收拾用物，心电图机导联线分类缠绕，妥善收纳放置。

12. 洗手，记录。

【操作难点及重点】

牢记急性心肌梗死患者不同的梗死部位相对应的导联，对急性后壁、右室心肌梗死患者增加采集相对应导联的心电图。

【注意事项】

1. 放置胸前导联电极时向患者解释，取得患者配合。

2. 采集急性心肌梗死患者心电图时，胸前导联的放置位置应准确并做好标记，避免因人为操作移位导致图形差异。

3. 对于不能配合的患者要耐心宣教，对于皮肤干燥、皮下脂肪少的患者要妥善固定胸前导联，以免滑脱。

【操作并发症及处理】

存在凝血功能异常、血小板减少、白血病等血液系统疾病的患者，在心电图采集过程中，胸部放置导联部位的皮肤组织可能出现瘀斑，患者可能出现疼痛等不适症状。在心电图采集之前应充分评估患者现病史和既往史，对于上述患者应尽量减少金属探头放置时间。如果出现少量瘀斑，可遵医嘱暂不予处理，继续观察；如果出现大量瘀斑，可视部位及患者的耐受程度给予冷敷，遵医嘱给予相应药物治疗，并严密观察。

（杨 林 王 颖）

【参考文献】

［1］孙玉梅，张立力，张彩虹. 健康评估［M］. 5 版. 北京：人民卫生出版社，2021.

［2］Karadaǧ S，Aydinli A，Yilmaz C，et al. Effect of cold application and compression on pain and bruising in subcutaneous heparin injection［J］. J Vasc Nurs，2023，41（1）：22 – 26.

第四节　血流动力学监测

一、有创动脉压监测

血压（blood pressure）是指血管内流动的血液对单位面积血管壁的侧压力，即压强。一般所说的血压是指体循环的动脉血压。血压测量有两种方法，即有创血压监测和无创血压监测。有创动脉压监测是将特制导管经穿刺周围动脉送入，导管末端经换能器外接监护仪，自动显示血压数值。此法需要专用设备，技术要求较高且有一定的创伤，故仅适用于某些特殊情况。

【操作目的及意义】

1. 提供实时、连续、动态且准确的血压，持续了解血流动力学状态。

2. 留取血标本，为预防、治疗、康复、护理提供依据。

【操作步骤】

1. 双人核对医嘱。

2. 向患者解释操作目的及方法，取得其合作，评估患者动脉测压管及测压动脉的情况。

3. 洗手，戴口罩。

4. 准备并检查用物：监测模块、传感导线、压力套装、加压袋、0.9% 生理盐水（或肝素盐水）、治疗盘、记录单，将 0.9% 袋装生理盐水与压力套装连接，各接头连接紧密，将 0.9% 生理盐水（或肝素盐水）装入压力袋中，压力调至 300mmHg，排气方法正确，保障管路内无气泡。

5. 推治疗车携物至患者床旁，再次核对患者及医嘱。

6. 在监护仪上安装监测模块及传感导线，设定标名为"ABP"，设定最适标尺。

7. 无菌操作连接压力套装与桡动脉穿刺套管。

8. 检查导管通畅，冲洗管腔，确认波形。

9. 将患者置于平卧位，压力传感器位于在腋中线第四肋间。

10. 压力传感器与大气相通后校对零点，将测压腔与压力传感器相通，观察波形并读数。

11. 告知患者不可自行调整压力传感器位置，翻身避免牵拉。

12. 整理床单位，将患者置于舒适体位。

13. 整理用物，洗手，记录，医嘱签字。

【操作难点及重点】

1. 此操作属有创性检查，需专用设备，技术要求较高，故仅用于危重和手术患者。

2. 精准的压力记录依赖于正确的校准和消除传感器内的空气。

3. 听诊血压与有创血压之间存在偏差，有创血压也许是收缩压最准确的测量结果。

4. 如果使用桡动脉置管则需经常关注手部的灌注情况。

5. 如传感器显示低血压，应听诊无创动脉压，千万不要随便推测低血压是由于动脉导线连接不当引起，除非可以由其他方法测得较高的血压。

【注意事项】

1. 患者体位改变时，应重新校准零点，传感器的高度应平右心房。

2. 经测压管抽取动脉血后，应立即用肝素盐水进行脉冲式冲洗，保持加压袋压力在 300mmHg。

3. 常规每班校对零点，对监测数据、波形有异议时随时校对零点。

4. 在校对零点、取血等操作过程中严防气体进入动脉。

5. 拔除气管插管后动脉血气稳定时应拔除动脉置管。动脉置管不应该因为方便抽取血标本而被保留。

【操作并发症及处理】

1. 局部出血、血肿：在动脉导管置管前，应评估患者血小板计数、凝血功能以及抗凝剂的使用情况，选择合适的穿刺针型号。拔除导管时，对于已知有凝血功能障碍的患者，应延长按压时间。

2. 导管堵塞与血栓：有创动脉导管应 24 小时持续冲洗管路，监测压力袋压力在 300mmHg，冲洗液不应少于 1/4 袋。每次从动脉导管采集血标本后应立即冲洗管路，导管有血凝块时应及时抽出。

3. 导管相关感染：在动脉置管和从动脉导管抽血时，严格无菌技术，穿刺点渗血、渗液及时更换敷料。每日评估保留动脉导管的必要性，及早拔管。

4. 远端肢体缺血坏死：每小时观察动脉置管侧肢体的远端动脉搏动和

（或）测压肢体末梢的皮肤温度、颜色，若出现缺血征象如肤色苍白、发凉，应及时处理；拔除动脉导管后的早期阶段，也应定期观察灌注情况，并做好护理记录。

（张倩倩　杜桂芳）

二、无创血压监测

无创血压监测的优势在于其非侵入性、操作简便、无需复杂的设备，并且适用于各类患者。然而，由于它容易受到周围动脉的收缩和多种外部因素的影响，所测得的血压读数可能会出现波动，因此在检查时必须严格按照标准程序进行操作。

【操作目的及意义】

1. 判断血压有无异常。

2. 动态监测血压变化，了解疾病情况。

3. 协助诊断，为预防、治疗、康复、护理提供依据。

【操作步骤】

1. 双人核对医嘱。

2. 向患者解释操作目的、方法、注意事项以及配合要点，并询问患者有无特殊需要。

3. 评估

（1）评估患者

①病情、年龄、意识状态、合作程度、自理能力、心理反应、治疗情况、肢体活动情况（有无偏瘫及功能障碍）。

②准备测量前30分钟避免激烈活动、进食及水以外的饮料，安静休息5分钟以上。

③测量部位皮肤的完整性。

（2）评估环境：整洁、安静、光线充足。

4. 洗手，戴口罩。

5. 准备并检查用物：电子血压计（我国推荐使用 ESH 标准，且每半年应校准一次）、签字笔、记录单、医嘱单。检查袖带清洁无破损，宽窄是否合适。

6. 推治疗车携用物至患者床旁，再次核对患者及医嘱。

7. 测量血压

①手臂位置（肱动脉）与心脏、血压计同一水平（坐位：平第4肋；仰卧位：平腋中线）。

②暴露并评估测量手臂的皮肤情况，手掌向上，肘部伸直。

③驱尽袖带内空气，平整放置于上臂中部，袖带下缘距肘窝 2～3cm，缠绕袖带，松紧以能插入一指为宜。

④待读数稳定后，记录收缩压及舒张压。

8. 排尽袖带内余气，解开袖带，整理妥善。

9. 告知患者操作已完毕，协助患者取舒适卧位，整理床单位，收拾用物。

10. 洗手，记录，签字。

【操作难点及重点】

1. 此法易受多种因素尤其是周围动脉舒缩变化的影响。

2. 某些情况（如多发性大动脉炎等）应对照检查双上肢血压；主动脉缩窄时应测下肢血压。

3. 流行病学研究证实，健康人的血压因性别、种族、职业、生理情况和环境条件的不同而稍有差异，因此不能轻率地根据一次测量血压的结果判断其正常与否，应该根据不同的场合下多次血压测量的结果加以判断。

4. 测量时尽量不与患者交谈，避免血压读数波动。

【注意事项】

1. 血压可随环境、情绪等影响而有较大波动，因此连续观察血压波动范围、变化趋势才有较大临床意义，测量血压要做到四定：定时间、定部位、定血压计、定体位。

2. 测量部位应充分暴露，必要时脱袖，缠绕袖带平整、松紧适宜。不应长时间缠紧袖带。

3. 偏瘫、肢体有损伤的患者应选择健侧肢体，避免选择输液一侧肢体测量，以免影响液体输入。

4. 测量要求常规测量上臂血压；不建议常规测量手腕血压、手指血压。建议初次测量左右上臂血压（肱动脉处），以血压高的一侧作为血压测量的上肢。当左右上臂血压（收缩压）差值 >20mmHg 时，建议进行四肢血压测量。

5. 老年人及糖尿病或某些疾病患者易出现体位性低血压，建议测量多种体位血压。需要时可以测量卧位或站立位血压，站立位血压测量应在卧位改为站立 3 分钟后进行。

【操作并发症及处理】

某些心律失常如心房颤动、频发早搏患者，不能准确测量血压，血压本身的变异性可能影响患者情绪，使其血压升高，形成恶性循环，这类患者行血压测量时要注意。

（盛晓伟　　杜桂芳）

三、中心静脉压监测

中心静脉压（central venous pressure，CVP）是指上腔静脉或右心房局部的压力。临床常用电子测量法进行 CVP 监测，即将中心静脉开口处的压力信号通过压力传感器生成电信号，在心电监护仪上显示为连续波形和 CVP 值的方法。

【操作目的及意义】

可通过数值了解有效血容量、心功能及周围循环阻力的综合情况；可以区别循环功能障碍是心功能不全还是血容量不足所致，对决定输液的量和速度以及选用强心、利尿或血管扩张药有较大的指导意义。

【操作步骤】

1. 双人核对医嘱。

2. 向患者解释操作目的及方法，取得其合作，评估患者中心静脉导管外露刻度、穿刺点情况。

3. 洗手，戴口罩。

4. 准备并检查用物：监测模块、传感导线、压力套装、加压袋、0.9% 盐水（或肝素盐水）、治疗盘、记录单，将 0.9% 袋装生理盐水与压力套装连接，各接头连接紧密。将 0.9% 盐水（或肝素盐水）装入压力袋中，将压力袋压力调至 300mmHg，排气方法正确，保证管路内无气泡。

5. 推治疗车携用物至患者床旁，再次核对患者及医嘱。

6. 安装监测模块，连接导线，设定标名为"CVP"，设定最适标尺。

7. 无菌操作连接压力套装与中心静脉导管主腔。

8. 检查导管通畅，冲洗管腔，确认波形。

9. 将患者置于平卧位。压力传感器位于腋中线第四肋间。

10. 嘱患者平静呼吸。

11. 压力传感器与大气相通后校对零点。

12. 将测压腔与压力传感器相通，观察波形并读数。

13. 告知患者操作已完毕，整理床单位，将患者置于舒适体位。

14. 告知患者不可自行调整压力传感器位置，翻身时避免牵拉等。

15. 整理用物，洗手，记录，医嘱签字。

【难点及重点】

1. 监测中心静脉压不能孤立地观察其变化，必须结合动脉血压、脉搏、毛细血管充盈度、尿量及临床征象进行综合分析。

2. 中心静脉压受胸腔内压影响，有时并不能正确反映前负荷状态。

3. 根据患者病情定时监测中心静脉压，不同病情患者可有不同的中心静脉压值。

4. CVP 随着呼气末正压水平的升高而升高，对于机械通气患者需考虑呼气末正压对 CVP 的影响。

【注意事项】

1. 应在患者处于平静状态时测量 CVP，患者出现烦躁、抽搐、咳嗽等情况时不宜测量 CVP。

2. 应首选经锁骨下静脉或颈内静脉的 CVC，亦可选用前端开口无瓣膜的经外周静脉置入中心静脉导管（PICC）。多管腔静脉导管应使用主腔测量 CVP，当主腔不能使用时，应固定同一侧腔测量。测压管宜直接连接静脉导管，最多增加 1 个三通。

3. 测量 CVP 时应暂停测量管腔的输液，多管腔静脉导管其余管腔输注液体速度宜≤300ml/h。

4. 测量时患者应取平卧位，因病情、体位限制等不能采取平卧位时，建议同一患者采取相同体位测量 CVP，并注意及时调整测压零点。

5. 管路冲洗液宜使用 0.9% 氯化钠注射液，电子法测量时，应持续加压冲洗传感器管路，维持加压袋内的压力为 300mmHg，加压袋内软包装液体不少于 1/4。压力传感器套装应每 96 小时更换 1 次。

【操作并发症及处理】

1. 感染：在操作过程中应严格无菌操作技术，加强护理，每 7 天更换一次敷料，每天用肝素盐水冲洗导管。

2. 出血和血肿：颈内静脉穿刺时可能穿破椎动脉和（或）锁骨下动脉，在颈部可形成血肿，肝素化后或凝血机制不好的患者更易发生。因此，穿刺前应熟悉局部解剖，掌握穿刺要点，一旦误穿入动脉，应做局部压迫，对肝素化患者，更应延长局部压迫时间。

3. 其他：包括气胸、血胸、气栓、血栓、神经和淋巴损伤等。虽然发病率很低，但是后果严重。因此，必须加强预防措施，熟悉解剖，认真操作，一旦出现并发症，应立即采取积极治疗措施。

（张梦宇　　杜桂芳）

四、肺动脉压监测

肺动脉压（PAP）是指在肺动脉主干测得的压力。它是临床血流动力学常用的监测指标，通过放置 Swan – Ganz 导管获得。肺动脉压监测是将 Swan – Ganz 导管经穿刺静脉置入肺动脉，通过压力传感器与监护仪连接，从监护仪屏幕上显示连续的、线性的压力曲线及压力数值。

【操作目的及意义】

肺动脉压监测便于及时判断及评估危重心脏病患者的血流动力学变化，根据肺动脉压力，评估右心室后负荷，指导临床治疗和护理。

【操作步骤】

1. 双人核对医嘱。

2. 向患者解释操作目的及方法，取得其合作。

3. 评估患者 Swan – Ganz 导管外露刻度、穿刺点情况。

4. 洗手，戴口罩。

5. 准备并检查用物：监测模块、传感导线、压力套装、加压袋、0.9%生理盐水（或肝素盐水）、治疗盘、记录单，连接 0.9%生理盐水（或肝素盐水）与压力套装，各接头连接紧密，将 0.9%生理盐水（或肝素盐水）装入压力袋中，压力调至 300mmHg，排气方法正确，保障管路内无气泡。

6. 推治疗车至患者床旁，再次核对患者及医嘱。

7. 安装监测模块，连接导线，设定标名为"PAP"，设定最适标尺。

8. 无菌操作连接压力套装与 Swan – Ganz 导管 PA 远端腔。

9. 检查 Swan – Ganz 导管通畅，冲洗管腔，确认肺动脉压波形。

10. 将患者置于平卧位，压力传感器位于腋中线第四肋间隙。

11. 压力传感器与大气相通后校对零点。

12. 将测压腔与压力传感器相通，观察波形并读数。

13. 告知患者操作已完毕，整理床单位，将患者置于舒适体位。

14. 告知患者不可自行调整压力传感器位置，翻身时避免牵拉。

15. 整理用物，洗手，记录，医嘱签字。

【难点及重点】

1. 连接装置，观察波形：压力套装与 Swan – Ganz 导管连接，压力袋压力调节至 300mmHg，脉冲式冲洗管腔，观察压力波形。

2. 传感器与卧位：患者取平卧位，压力传感器放置于腋中线与第 4 肋间交点水平。

3. 妥善固定，观察刻度：妥善固定导管，保持外套膜的完整性，观察外露刻度。

4. 设置合理标尺：设置合理的标尺，并按照患者肺动脉压力情况设置合理的报警界限。

【注意事项】

1. 严格执行无菌操作，预防感染。

2. 妥善固定 Swan - Ganz 导管，防止移位或脱出。当波形改变时，应及时报告医生调整位置。

3. 及时纠正影响测压结果的因素，如躁动、咳嗽、呕吐、抽搐等，应在患者休息 10 分钟后再进行测量；及时了解影响压力测定的因素，观察有无相关并发症的发生。

【操作并发症及处理】

1. 穿刺并发症：穿刺不当可能导致程度不等的损害，包括穿刺局部的血肿、误伤造成的动 - 静脉瘘、假性动脉瘤和血栓性静脉炎及静脉血栓形成等。

2. 导管并发症

（1）导管打折、断裂。处理：当导管置入右心后继续置入 15cm 仍未记录到右心室或肺动脉压力波形，应考虑导管在右心成袢，应退出导管重新置入；导管打结可用导引钢丝置入导管内解除打结退出。

（2）心律失常。导管刺激心脏壁及心内结构时可产生心律失常，包括房性早搏、室性早搏、室上速、室速甚至室颤。处理：若仅出现短暂室上速和房性早搏，只要把导管后退，心律失常便会转为正常，再改变方向和角度进入肺动脉。对持续快速性室性心律失常甚至发生室颤时，应及时电复律并按复苏处理。

（3）留置导管时可能造成肺动脉破裂、血栓性静脉炎、附壁血栓、静脉血栓、肺梗死、瓣膜/心内膜炎和与导管相关的脓毒症，甚至导致肺动脉导管相关性死亡。处理：不能过度充气，测量肺动脉压力的时间应尽量缩短；尽量缩短每次充气时间，完成测量后立即放气，排尽气囊内气体，避免持续气囊充气；波形自动出现楔形压，示导管尖端移动至嵌入部位，应退出 2~3cm；导管穿过皮肤的部位应每 7 天常规消毒，并更换无菌敷料。如果敷料被浸湿或污染应立即更换。尽可能避免或减少经 Swan - Ganz 导管注入液体的次数。如果情况许可应尽早拔除。

（张梦宇　　杜桂芳）

五、脉搏指示连续心排血量监测（PICCO）

脉搏指示连续心排血量（pulse indicator continuous cardiacoutput, PIC-CO）监测技术在心脏手术、感染性休克、急性呼吸窘迫综合征、器官移植、严重烧伤等患者的血流动力学管理方面广泛应用，从压力监测发展为容量监测。PICCO 导管不经过心脏，创伤更小，并发症少，获得的心脏前负荷指标更可靠，具有操作简便、安全、监测指标全面、实时动态等优点，受呼吸和心脏功能影响较小，临床应用更为稳定。

【操作目的及意义】

1. 提供反映心脏收缩力的参数、血管张力的指标，监测血管外肺水情况。

2. 通过获得的数据分析患者容量状态，为患者容量管理提供临床依据。

【操作步骤】

1. 双人核对医嘱。

2. 向患者解释操作目的及方法，取得其合作。

3. 评估患者中心静脉（股静脉或颈内/锁骨下静脉）穿刺针和股动脉（首选）或腋动脉（肱动脉）穿刺针外露刻度、通畅情况及穿刺处皮肤及敷料情况。

4. 洗手，戴口罩。

5. 准备并检查用物：PICCO 监测仪、压力监测传感器、温度监测传感器、测温三向管及连接导线、三通、20ml 注射器、治疗盘、0.9 冰盐水 100ml（<8℃）。

6. 推治疗车携用物至患者床旁，再次核对医嘱。

7. 打开 PICCO 监测仪，测量并输入患者中心静脉压及基本信息，如姓名、身高、体重等，连接压力监测传感器、温度传感器导线。

8. 将测温三向管用三通与中心静脉穿刺管连接，三向管连接导线与监测仪连接。

9. 将患者置于平卧位，动、静脉通路上的换能器均置于右心房水平（腋中线第四肋间）进行压力调零。

10. 至少 30 秒暂停经中心静脉导管输注的大量液体。

11. 根据监护仪提示，待血液温度基线稳定，将 15ml 冰盐水（<8℃）从中心静脉导管主腔快速（5 秒内）推入穿刺静脉内，观察波形并读取监测数据，同上方法 10 分钟内进行三次操作，取平均值。

11. 告知患者操作已完毕，整理床单位，将患者置于舒适体位。

12. 告知患者不可自行调整压力传感器位置，翻身时避免牵拉。

13. 整理用物，洗手，记录，医嘱签字。

【操作难点及重点】

1. 严格无菌操作，预防导管相关性感染，如有可能尽早拔除，股动脉置管拔除时应在腹股沟上方给予加压止血。

2. 选择中心静脉导管主腔与温度感受器连接，以减少冰盐水在体外的温度改变。

3. 测温三向管用三通（最多使用一个）与中心静脉独立连接。

4. PICCO 监测的中心静脉导管位于股静脉，透析导管位于锁骨下/颈内静脉时，CRRT 将对 PICCO 监测结果产生明显影响。

【注意事项】

1. 每次操作者应固定一人，以减少操作误差。

2. 注射冰盐水过程中，操作者应避免手握整个注射器，以免手温影响测量的准确性。

3. 建议每 8 小时或当患者病情及治疗发生重大变化以后，静脉推注冰盐水重新校准。

4. 因操作需要，应提前准备 <8℃ 的 0.9% 生理盐水。

5. 妥善固定动、静脉插管，避免脱出。

【操作并发症及处理】

1. 感染：严格无菌操作规程；尽可能在超声引导下置管；每日评估导管留置的必要性，及时识别导管相关血流感染；每日评估敷料/固定装置的完整性，若穿刺部位发生渗液、渗血或敷料出现卷边、松动、污染及完整性受损时，应及时更换。

2. 心律失常：严密监测患者生命体征变化，备齐抢救药物。

3. 血栓栓塞：观察穿刺侧肢体皮肤温度、颜色及远端动脉搏动情况，及时识别栓塞风险。

4. 空气栓塞：注射器规范排气；导管夹在推注盐水后及时夹闭。

（冯建辉　　杜桂芳）

六、Swan‒Ganz 漂浮导管心排监测

漂浮导管是 Swan 和 Gans 研制的顶端带胶囊的多腔、不透 X 线的聚氯乙烯导管。漂浮导管经右颈内静脉插入，经上腔静脉到右心房，顶端气囊充气后，使导管顺血流漂入右心室、肺动脉及其分支，使其嵌在肺小动脉上。

【操作目的及意义】

将前端装配有气囊的漂浮导管通过外周静脉置入肺动脉，能够测量右心房压力、肺动脉压力以及肺动脉楔压。此外，利用热稀释技术，还可以通过该导管来确定心输出量。此导管同样可用于采集混合静脉血液样本，从而提供一系列血流动力学参数。这种方法对于心血管疾病患者来说是关

键且具有重要价值的监测手段。然而，由于它具有一定的创伤性和风险，这种监测通常仅限于重症患者的应用。

【操作步骤】

1. 双人核对医嘱。

2. 向患者解释操作目的及方法，取得其合作。

3. 评估患者 Swan – Ganz 导管外露刻度、穿刺点情况。

4. 洗手，戴口罩。

5. 准备并检查用物：监测模块、心排血量计算机、传感导线、压力套装、加压袋、0~4℃无菌盐水 500ml，0.9%生理盐水（或肝素盐水）、治疗盘、记录单。连接 0.9%生理盐水（或肝素盐水）与压力套装，各接头连接紧密，将 0.9%生理盐水（或肝素盐水）装入压力袋中，压力调至 300mmHg，排气方法正确，保障管路内无气泡。

6. 将用物携至患者床旁，再次核对患者信息。

7. 设置监护通道、参数及最适标尺，连接导线及测压组件至静脉导管，保持各接头连接紧密，严格无菌操作。

8. 患者取平卧位，压力传感器位于腋中线第四肋间隙。

9. 调节零点：使换能器与患者心脏在同一水平，扭转三通，使换能器与大气相通。待监护仪压力数值显示为零时，表示零点调整完毕。

10. 热敏电阻导管尾端连接心排血量计算机，按照不同导管说明在心排血量测量设置界面输入计算常数；通过压力波形确认漂浮导管远端端口位于主肺动脉内，近端端口位于右心房内；按心排血量测量操作界面提示经近端外延管在 4 秒内快速平稳地注射冰生理盐水，获得心排血量数值；至少重复 3 次冰生理盐水注射操作，两次注射需间隔 70 秒以上；为获得稳定的数值，注射最好由一人完成；观察心排量波形数值，选择波形平稳、相差不超过 10% 的 3 个值，取平均值为测定的心排血量，有异常时及时查找原因并通知医生。

11. 告知患者操作已完毕，整理床单位，将患者置于舒适体位。

12. 告知患者不可自行调整压力传感器位置，翻身时避免牵拉。

13. 整理用物，洗手，记录，医嘱签字。

【操作难点及重点】

肺动脉穿孔是非常严重的并发症，可发生于导管置入期间、手术期间或 ICU 中的任何时间。Swan – Ganz 导管充气时间不能超过两个呼吸周期以防肺动脉损伤。对于肺动脉高压患者不能进行气囊充气。

【注意事项】

1. 严格执行无菌操作，预防感染。

2. 妥善固定，避免管道受压或扭曲，观察有无导管移位、打折或脱出。

3. 根据病情及时测定各项压力指数，每次测压前均应调节零点，传感器应与患者右心房水平保持一致，对监测数据、波形有异议时随时调零，及时查找原因并处理。

4. 及时纠正影响压力测量的因素，宜在安静休息 10～15 分钟后测量，咳嗽、呕吐、躁动、抽搐和用力等均可影响测量值的准确性。

5. 持续缓慢滴注肝素盐水，防止凝血，保持管道通畅，加压袋压力保持在 300mmHg。

6. 测量数据，波形有变化时，及时查找原因并通知医生。

7. 观察穿刺部位皮肤有无红、肿、热、痛，定期换药，渗液较多时立即更换敷料。

【操作并发症及处理】

1. 心律失常：密切观察患者神志、心律、生命体征的变化。用热稀释法测量心排血量时，快速向右心房内注射冰水也可能导致心律失常，遵医嘱应用抗心律失常药物。

2. 感染：防治感染应注意与导管相关的操作，严格遵守无菌原则。导管外露部分用无菌巾包裹，置管部位每日换药 1 次或 2 次，保持敷料清洁、干燥，渗血渗液及污染及时更换。尽可能避免或减少经漂浮导管注入液体或留取标本。经导管抽取血标本后，应及时冲洗导管并将血迹清除。如穿刺局部红、肿、热、痛或出现不明原因的发热，疑为导管感染所致，须立即拔除导管。病情稳定也应尽早拔出导管，导管保留时间一般不超过 72 小时。

（盛晓伟　　杜桂芳）

七、MostCare 血流动力学监测

MostCare 血流动力学监测的原理是采用压力记录分析技术（pressure recording analytical method，PRAM），即通过高频率采样（1000Hz）和压力曲线分析，对动脉压（ABP）进行分析，直接提供实时心输出量监测，评估特定患者的全身阻抗和血流动力学状况。桡动脉或股动脉导管均可进行这种监测。PRAM 方法测量心输出量与热稀释方法测量心输出量在非休克患者中有很好的一致性；在严重脓毒症患者中，两种方法的测量结果存在矛盾。

【操作目的及意义】

1. 持续监测血流动力学参数，包括脉搏搏动体积变异（SVV）和脉压变化（PPV）等，在临床上可能更具有优势。

2. 相较于 PICCO 及 Swan - Ganz，创伤小，且具有良好的一致性。

3. 独有心脏循环效率（cardiac cycle efficiency，CCE）和左心室压力升支最大斜率（dp/dt）反映心脏前、后负荷。

【操作步骤】

1. 双人核对医嘱。

2. 向患者解释操作目的及方法，取得其合作，评估患者动脉测压管及测压动脉情况。

3. 洗手，戴口罩。

4. 准备并检查用物：MostCare 监护仪、传感导线、压力套装、加压袋、0.9% 生理盐水（或肝素盐水）、治疗盘、记录单，将 0.9% 袋装生理盐水与压力套装连接，各接头连接紧密，将 0.9% 生理盐水（或肝素盐水）装入压力袋中，压力调至 300mmHg，排气方法正确，保障管路内无气泡。

5. 推治疗车携用物至患者床旁，再次核对患者及医嘱。

6. 打开 MostCare 监护仪，连接测压模块及导线。

7. 无菌操作连接压力套装与桡动脉穿刺套管。

8. 检查导管通常情况，冲洗管腔，确认波形。

9. 将患者置于平卧位，压力传感器平心脏水平（即腋中线第四肋间）。

10. 压力传感器与大气相通后校准零点，将测压管腔与压力传感器相通，观察波形，并读数。

11. 告知患者不可自行调整压力传感器位置，翻身避免牵拉。

12. 整理床单位，将患者置于舒适体位。

13. 整理用物，洗手，签字。

【操作难点及重点】

1. 此监测方法属于有创监测，需要专用设备，技术要求较高，故仅用于危重和手术患者。

2. 准确的数据监测，依赖于压力传感器的位置水平和消除传感器内气体。

3. 如使用桡动脉置管，需关注手部灌注情况。

4. 监测血压低时，需听诊无创动脉血压，确定是否为动脉导线连接不当引起。

【注意事项】

1. 患者更换体位时，应重新调试零点，传感器高度平右心房水平。

2. 经测压管抽取动脉血后，应立即用肝素盐水进行快速冲洗，保持加压袋压力在 300mmHg。

3. 常规每班校对零点，对监测数据、波形有异议时随时校对零点。

4. 在校对零点、取血等操作过程中严防气体进入动脉。

5. 循环稳定后，可撤除 MostCare 监测，仅进行动脉有创血压监测，拔除气管插管后动脉血气稳定时应拔除动脉置管。动脉置管不应该因为方便抽取血样而被保留。

【操作并发症及处理】

1. 局部出血、血肿：在动脉导管置管前，应评估患者凝血功能以及抗凝剂的使用情况，选择合适的穿刺针型号。拔除导管时，对于已知有凝血功能障碍的患者，应延长按压时间。

2. 导管堵塞与血栓：有创动脉导管应 24 小时持续冲洗管路，监测压力袋压力在 300mmHg，冲洗液不应少于 1/4 袋。每次从动脉导管采集血标本后应立即冲洗管路，导管有血凝块时应及时抽出。

3. 导管相关感染：在动脉置管和从动脉导管抽血时，严格无菌技术，穿刺点渗血、渗液及时更换敷料。每日评估保留动脉导管的必要性，及早拔管。

4. 远端肢体缺血坏死：置管前进行艾伦试验，确认动脉可用；每小时观察动脉置管侧肢体的远端动脉搏动和（或）测压肢体末梢的皮肤温度、颜色，若出现缺血征象如肤色苍白、发凉，应及时处理；拔除动脉导管后的早期阶段，也应定期观察灌注情况，并做好护理记录。

（刘林田　　杜桂芳）

【参考文献】

［1］徐婷婷，吕剑虹，王祝平，等．上海市护理学会《有创动脉血压监测方法》团体标准解读［J］．上海护理，2024，24（5）：1-5．

［2］中国血压测量工作组．中国血压测量指南［J］．中华高血压杂志，2011，19（12）：1101-1115．

［3］Stergiou GS, Palatini P, Parati G, et al. European Society of Hypertension Council and the European Society of Hypertension Working Group on Blood Pressure Monitoring and Cardiovascular Variability. 2021 European Society of Hypertension practice guidelines for office and out-of-office blood pressure measurement［J］. J Hypertens, 2021 Jul 1, 39（7）：1293-1302．

［4］中华医学会心血管病学分会高血压学组，中华心血管病杂志编辑委员会．成人四肢血压测量的中国专家共识［J］．中华心血管病杂志，2021，49（10）：963-971．

　　[5] 于浪琴，涂惠，程婷，等．临床血压标准化测量实践的田野调查 [J]．护理学报，2024，31（12）：13－17.

　　[6] 王欣然，孙红，李春燕．重症医学科护士规范操作指南[M]．北京：中国医药科技出版社，2020.

　　[7] 张新超，魏捷，于学忠，等．中心静脉压急诊临床应用中国专家共识（2020）[J]．中国急救医学，2020，40（05）：369－376.

　　[8] 赵明曦，李奇，罗红波，等．中心静脉压测量的最佳证据总结 [J]．中华护理杂志，2021，56（10）：1552－1560.

　　[9] 中华护理学会．中心静脉压测量技术——中华护理学会团体标准 T/CNAS—2023[S]．北京：中华护理学会，2023：10.

　　[10] 中华医学会麻醉学分会．中国麻醉学指南与专家共识（2020版）[M]．北京：人民卫生出版社，2022.

　　[11] 罗勤，熊长明．肺血管病右心导管术操作指南[J]．中国循环杂志，2022，37（12）：1186－1194.

　　[12] PICCO 监测技术操作管理共识专家组．PICCO 监测技术操作管理专家共识[J]．中华急诊医学杂志，2023，32.（6）：724－735.

　　[13] 李益民，陆骏等．护理技术操作流程及常见并发症处理规范[M]．杭州：浙江大学出版社，2023.

　　[14] Bootsma IT, Boerma EC, Scheeren TWL, de Lange F. The contemporary pulmonary artery catheter. Part 2：measurements，limitations，and clinical applications[J]．J Clin Monit Comput. 2022 Feb；36（1）：17－31.

　　[15] 中国医师协会呼吸医师分会肺栓塞与肺血管病工作组，中华医学会呼吸病学分会肺栓塞与肺血管病学组，全国肺动脉高压标准化体系建设项目专家组，等．右心漂浮导管检查操作流程专家共识[J]．中华结核和呼吸杂志，2022，45（9）：855－864.

　　[16] 方英伦，赵丽云．压力记录分析技术在心脏手术围手术期应用的研究进展[J]．中国微创外科杂志，2021.21（7）：643－647.

　　[17] 孙丽，马明仁，靳鹏，等．微创和无创血流动力学监测在重症监护中的应用进展[J]．中国心血管病研究杂志，2024.6（6）：528－533.

<h2 style="text-align:center">第五节　氧合指标监测</h2>

一、脉搏血氧饱和度监测

　　脉搏血氧饱和度监测（pulse oxygen saturation monitoring）是利用氧合

和还原状态的血红蛋白光吸收特性不同而设计的一种连续无创的监测方法，通过手指末端及耳垂等处的传感器实时监测氧合血红蛋白浓度。

【操作目的及意义】

血氧饱和度是指血液中（血红蛋白）实际结合的氧气（氧含量）占血液中（血红蛋白）所能结合氧气的最大量（氧容量）的百分比，是机体呼吸循环的重要参数。监测血氧饱和度可以评估血红蛋白的携氧能力，判断人体血液中的含氧量，及早发现低氧血症，为抢救提供指导。

【操作步骤】

1. 核对医嘱及患者。

2. 向患者解释操作目的及方法，取得其理解并配合。

3. 评估患者目前意识状态、吸氧状态、指（趾）循环、皮肤完整性及肢体活动情况。

4. 洗手，戴口罩。

5. 准备脉搏血氧饱和度监测仪及配套监测用传感器。

6. 携带物品至患者床旁，连接电源，开机自检，再次核对患者。

7. 协助患者取舒适卧位。

8. 选择监测部位，皮肤完整无破损，末梢循环良好，指甲无病变并且未涂抹指甲油。

9. 清洁患者局部皮肤及指（趾）甲。

10. 确认监测仪传感器性能良好（将探头夹在自己手指上确认正常数值为96%～98%）。

11. 正确安放传感器于患者手指、足趾处，指夹完全夹住指（趾）末端，感应光源应位于指（趾）甲床上方。保证接触良好，松紧度适宜。

12. 读取监测数值，根据患者病情调整报警上下限。

13. 再次核对患者信息。

14. 告知患者相关注意事项，整理床单位，收拾用物。

15. 洗手并整理用物，记录并分析数值变化趋势。

【操作难点及重点】

1. 血氧饱和度监测报警低限设置为90%，发现异常及时查找原因并通知医生。

2. 注意休克、体温过低、低血压或使用血管收缩药、贫血、偏瘫、指甲过长、同侧肢体测血压、周围环境光照过强、电磁干扰及涂抹指甲油等对测量结果的影响。

3. 注意应随时观察局部皮肤情况，并及时更换传感器的位置，以免皮肤受损或血液循环受阻。

4. 怀疑 CO 中毒的患者不宜选用脉搏血氧监测仪。

【注意事项】

1. 避免在监测仪附近使用手机，以免干扰监测波形。

2. 监测时避免监测部位剧烈活动。

3. 脉搏血氧仪的传感器不适用于接触黏性胶带，此情况可导致测量数据错误或误认为被测皮肤有水疱。

4. 监测指套的佩戴松紧合适，避免皮肤受损。

【操作并发症及处理】

血氧探头夹局部佩戴时间过长或佩戴过紧，导致局部血液循环受阻，出现指肚端缺血缺氧坏死。在使用中应每 2 小时检查佩戴探头处手指皮肤是否红肿和皮肤是否受损等，如有受损即时更换监测部位，并遵医嘱做相应的护理措施。

（金艳鸿　　王春英）

二、呼气末二氧化碳分压监测

呼气末二氧化碳分压（partial pressure of carbon dioxide at end – expiration, $PetCO_2$）是指人体呼气终末期呼出的混合肺泡气含有二氧化碳的压力，对其监测连续、无创且操作简便，可以反映呼吸、循环以及代谢等身体功能，已经广泛应用到急诊、麻醉、重症监护及术后苏醒等领域。

【操作目的及意义】

检测技术有主流式（需建立人工气道）和旁流式（以取样管取呼出气）两类，第一类为主流 CO_2 模块，也就是模块直接串联进入麻醉机或者呼吸机的管路中被测气体直接通过模块的内腔，模块采集到相应数据并通过电缆传输到监护仪主机进行显示。第二类为旁流 CO_2 模块旁流模块采用气体采样泵和特定气体采样管路从被测气体来源（人体鼻腔或者麻醉机的管道）中吸取极少量的气体到模块上来进行测量，测量得到的数据通过串口传输给监护仪主机。根据模块安装的位置，旁流模块又细分为内置式呼气末 CO_2 模块和外挂式呼气末 CO_2 模块。内置式模块装在监护仪内部；而外挂式模块则存在独立外壳，通过电缆与监护仪主机相连，不用改动监护仪内部的结构。

【操作步骤】

1. 核对医嘱及患者。

2. 向患者解释操作目的及方法，取得其合作。

3. 评估患者目前意识状态，呼吸机参数，气管插管的型号、深度。

4. 准备呼气末二氧化碳分压监测用模块及配套监测用传感器。

5. 洗手，戴口罩。

6. 携带用物至患者床旁，再次核对患者及医嘱。

7. 协作患者取舒适卧位，检查患者气管插管、呼吸机管路。

8. 正确安装模块及传感器：将二氧化碳采样装置安装到二氧化碳采样装置固定座上，气管导管与呼吸机螺纹管之间连接 CO_2 适配器，将 CO_2 检测传感器嵌入 CO_2 适配器卡槽，传感器数据线连接监测仪主机。

9. 校正：校正 CO_2 传感器。

10. 检测过程：被测气体直接通过模块的内腔，从而连续、无创地监测 $ETCO_2$，该方法简单、实用。

11. 读取监测数值，根据患者病情调整报警上下限。

12. 再次核对患者信息。

13. 告知患者相关注意事项，整理床单位，收拾用物。

14. 洗手，记录并分析数值变化趋势。

【操作难点及重点】

1. 生理情况下，由于二氧化碳（CO_2）的弥散能力强，肺毛细血管中的 CO_2 能迅速透过肺毛细血管膜进入肺泡并达到平衡，呼吸周期中测定的 CO_2 最高可代表肺泡气的 $PaCO_2$，因此肺泡气的 $PaCO_2$ 和 $ETCO_2$ 很接近，二者存在很好的相关性，故监测 $ETCO_2$ 可以反映 $PaCO_2$ 的变化。

2. 在呼吸过程中将测得的 CO_2 浓度与相应时间对应描图，即可得到二氧化碳曲线，标准曲线分为四部分，分别为上升支、肺泡平台、下降支、基线，肺泡平台峰值代表呼气末 CO_2 浓度。

【注意事项】

1. 麻醉时使用呼吸机，根据 $ETCO_2$ 测量来调节通气量，保持 $ETCO_2$ 接近术前水平。

2. 监测其波形还可确定气管导管是否在气道内。

3. 对于正在进行机械通气者，如发生了漏气、导管扭曲、气管阻塞等故障，可立即出现 $ETCO_2$ 数字及形态改变并报警，利于及时发现和处理故障。连续监测 $ETCO_2$ 对安全撤离机械通气，提供了依据。

4. 恶性高热、体温升高、输注大量碳酸氢钠溶液等可使 CO_2 产量增加，$ETCO_2$ 增高，波幅变大。

5. 休克、心搏骤停及肺空气栓塞或血栓梗死时，血流减少可使 CO_2 曲线迅速下降至零。

6. $ETCO_2$ 也有助于判断心肺复苏的有效性。

7. $ETCO_2$ 过低需排除过度通气等因素。

8. $ETCO_2$ 目前最常用的方法是红外线吸收光谱技术，基于红外光通过检测气样时，其吸收率与 CO_2 浓度相关的原理，在监测过程中要注意传感器的清洁，防止管路内冷凝水及痰液的影响减少监测误差。

9. 在监测过程中，如出现与临床实际病情不相符的数据误差时，可考虑重新校正传感器，参考校正后的监测数据。

10. 使用呼吸机及麻醉时，当患者恢复自主呼吸，易与呼吸机发生对抗，表现为 CO_2 曲线的规律中断。如仍在麻醉过程中，应考虑使用肌肉松弛剂等。

11. 采样管应干燥不含水分，尽量采用一次性采样管。

【操作并发症及处理】

二氧化碳采样装置水槽用来收集采样气路中冷凝水，应及时倾倒，一方面防止冷凝水进入模块导致监测数据不准确，另一方面要防止冷凝水进入患者气道，导致引起气道堵塞。

（金艳鸿　　王春英）

三、动脉血气分析

动脉血气分析（arterial blood gas analysis）是指对动脉血中不同类型的气体和酸碱物质进行分析的过程。

【操作目的及意义】

血气分析能反映机体的呼吸功能和代谢功能，是诊断呼吸衰竭和酸碱平衡紊乱最可靠的指标和依据，对各种急、危、重症，尤其是呼吸衰竭的诊断、治疗和抢救，以及低氧血症的判断，指导氧气治疗和机械通气均具有重要意义。血气分析的结果对急、危、重症患者的抢救和治疗至关重要。

【操作步骤】

1. 核对医嘱及患者。

2. 向患者解释操作的目的及方法，取得合作。

3. 评估患者神志、吸氧情况、穿刺点部位的皮肤及动脉搏动情况，半小时内有无运动、洗澡，评估体温及有无凝血功能障碍。

4. 洗手，戴口罩。

5. 准备并检查用物：首选氯己定乙醇溶液消毒剂，一次性动脉采血针、纱布、无菌棉签、手套、治疗巾、锐器盒，必要时准备冰桶。

6. 检查用物有效期，推车至病房，核对床号、姓名、床头卡、腕带。

7. 协助患者取适当体位（桡动脉穿刺：患者手心向上、手腕伸直，股动脉穿刺：患者仰卧、下肢伸直并略外展外旋），暴露采血部位。

8. 合理选择穿刺点：距腕横纹一横指 1～2 厘米，距手臂外侧 0.5～1 厘米处，以桡动脉搏动最明显的地方为穿刺点。

9. 穿刺部位肢体下垫治疗巾。

10. 消毒穿刺部位，至少消毒两遍，消毒范围直径≥8 厘米。

11. 将血气针内的抗凝剂混匀并按要求回抽到预设位置。

12. 消毒非持针手示指及中指第 1、2 指节掌面及双侧面两遍，待干。

13. 非持针手触摸穿刺部位动脉搏动，另一手以持笔式持针。

14. 针头斜面向上逆血流方向，与皮肤呈 30°～45°角缓慢穿刺（足背动脉 15°～30°），穿刺成功血液自动充盈达到预设位置后拔针。

15. 穿刺结束后，沿动脉走向纵行覆盖并按压穿刺点 3～5 分钟。凝血功能障碍等患者需延长按压时间，直至不出血为止。如穿刺点再次出血，需重新按压并计时。

16. 检查有无气泡，如有气泡需要立即排空，将采血针内血液与空气隔绝。

17. 血标本轻柔颠倒 8～10 次，贴条码手搓 5～10 秒，使血液充分混匀并立即送检。

18. 协助患者取舒适卧位，整理床单位，观察穿刺点有无出血及血肿。

19. 按医疗分类处理用物。

20. 护士洗手记录。

【操作难点及重点】

1. 采血器具选择：建议使用含有冻干肝素盐或其他适当抗凝剂的自充式、高密度聚丙烯材质、一次性使用的动脉采血器。既可确保准确的血容量，又可避免不恰当的抗凝剂稀释血气标本，影响检测数值，导致错误结果。

2. 肝素的选择：因普通肝素带负电可吸附阳离子，如使用结合状态不稳定的肝素衍生物（如肝素钠）作为抗凝剂，可造成抗凝剂与血液进行离子交换，对电解质检测结果影响大。故不宜使用普通肝素作为抗凝剂。

3. 采血前预设好采血量（根据说明书），采血过程中无须拉动针栓，穿刺成功后动脉血自动流入针内，并填充整个预设空间，无气泡形成。如误入静脉时，则不会回血，穿刺成功率高。

4. 如穿刺失败，切勿反复在一个部位穿刺，以免局部形成血肿。

5. 标本必须充分混匀，防止凝血发生。

6. 标本放置时间不宜过久，应在 30 分钟内送检，以免由于细胞仍在旺盛地代谢，消耗氧产生 CO_2，使检验结果出现误差。

【注意事项】

1. 协助患者取适当体位：桡动脉穿刺时患者手心向上、手腕伸直，股动脉穿刺时患者取仰卧、下肢伸直并略外展、外旋。

2. 在触到动脉搏动最强处的上方进针，并注意调控针的角度（桡动脉进针角度为 30°~45°、足背动脉进针角度为 15°~30°、股动脉进针角度为 90°）。

3. 取血结束后用无菌棉球或纱布沿动脉走向纵行覆盖并按压穿刺点。

4. 按压穿刺点 3~5 分钟以上，有凝血功能障碍者应根据具体情况适当延长按压时间，如穿刺点出血，应重新按压并重新计时。

5. 严格无菌技术操作。

6. 使用前将血气针针栓推至 9 刻度，抽拉到最大刻度再推至相应刻度处备用，可使抗凝剂充满管壁。

7. 使用能够自充盈的预设式血气针：在预设采血量后，能够在穿刺动脉后使血液自动进入管壁内不做人工的抽拉动作，避免气泡的产生。

【操作并发症及处理】

1. 出血/血肿：是动脉穿刺最常见的并发症，常见于肱动脉及股动脉穿刺后。其发生与患者年龄（如老年人动脉壁弹性组织减少，穿刺孔不易闭合）、穿刺针头直径、是否正在接受抗凝治疗、有无严重凝血功能障碍、重复穿刺、按压是否充分等因素有关。为预防出血/血肿的发生，采血前要充分做好患者血小板计数、凝血功能、抗凝药物使用情况、选择合适穿刺部位等方面的评估，尤其对于凝血功能障碍者，尽量避免穿刺股动脉；从穿刺手法上提高穿刺成功率，避免重复穿刺；穿刺后做到充分按压，且不可使用加压包扎替代按压止血。血肿较小时，密切观察肿胀范围有无扩大；若肿胀逐渐局限、不影响血流，可不予特殊处理；若肿胀程度加剧，应立即按压穿刺点。局部按压无效时，应给予加压包扎或遵医嘱处理。

2. 血管迷走神经反应：可表现为皮肤苍白、头晕、恶心、呕吐、出汗等，甚至会导致晕厥。为预防血管迷走神经反应，穿刺前可协助患者取平卧位并抬高下肢，避免反复穿刺。如发生晕厥，应立即通知医生，同时协助患者取平卧位，松开扣紧的衣物。

3. 动脉痉挛疼痛、焦虑及穿刺针的机械刺激均可引起一过性动脉痉挛，此时即使穿刺针进入动脉管腔，仍可能无法成功采血。为预防动脉痉挛的发生，操作者应向患者耐心解释操作方法，帮助其放松心情，降低动脉痉挛发生风险。若动脉痉挛发生时已穿刺成功，应暂停采血，待血流量逐渐增加后，再行采血；若穿刺未成功，应拔针，暂停穿刺，热敷局部血管，待痉挛解除后再次进行穿刺。

4. 神经损伤：肱动脉穿刺入路有重要的神经伴行，最容易发生神经损伤。神经损伤可导致感觉异常、疼痛、肢体运动障碍等。为避免发生神经损伤，肱动脉穿刺时可应用床旁超声定位指导。穿刺后应密切观察患者肢体血运、感觉、运动情况，如出现感觉异常、运动障碍等，需要及时请医生做相应处理。

5. 其他并发症：假性动脉瘤形成、骨筋膜室综合征等主要与反复穿刺及按压止血不当等因素有关。

（李春燕　　金艳鸿　　王春英）

四、胃肠黏膜 pH 监测

胃肠黏膜 pH（intramucosalpH，pHi）监测是一种直接监测胃肠黏膜灌注的技术，常采用胃张力计法间接测量 pH，pH7.35~7.41。

【操作目的及意义】

在休克或严重全身感染等危重症的时候胃肠道血流量减少，胃肠黏膜处于低灌注状态，出现缺血缺氧性损害，进而导致胃肠黏膜屏障被破坏，发生应激性溃疡，细菌移位，甚至多脏器功能衰竭。胃的 pH 越低，胃黏膜损伤也就越严重，当 pH < 7.35 时，胃黏膜出血的可能性明显增加，应激性溃疡大出血患者多存在显著的胃 pH 下降。监测胃 pH 有助于早期预防应激性溃疡的发生，pH 降低是预测危重症患者发生多器官功能障碍综合征的良好指标。

【操作步骤】

1. 核对医嘱及患者。

2. 向患者解释操作目的及方法，取得其合作。

3. 评估患者病情、循环等情况。

4. 洗手，戴口罩。

5. 准备并检查用物：专用的胃黏膜 pH 测压管等。推治疗车至患者床旁，再次核对医嘱。

6. 用生理盐水将测压管水囊内的气体完全排出，再将生理盐水抽空，以三通开关锁闭水囊。

7. 采用常规经鼻插胃管法插入测压管至胃腔，并经 X 线确认测压管水囊在胃内，用胶布妥善固定。

8. 经三通开关向囊内注入 4ml 生理盐水。

9. 30~90 分钟后（平衡时间应不少于 30 分钟）抽出囊内生理盐水，前 1.5ml 弃掉，保留后 2.5ml 立即做血气检测。

10. 同时抽取动脉血气分析。

11. 再次核对。

12. 告知患者操作已完毕，整理床单位，收拾用物。

13. 洗手，记录。

14. 读取结果，将各检测结果带入公式计算，记录并分析数值变化趋势。

【难点及重点】

1. 测得胃肠腔内液体的 PCO_2 和动脉血 $[HCO_3^-]$ 的浓度，利用修改的 Henderson – Hasselebalch 公式计算。

根据公式 $pH = 6.1 + lg (HCO3^- / PCO_2 \times 0.03)$

计算得出数值（0.03 为溶解度，HCO_3^- 单位为 mmol/L）

2. 胃肠黏膜低灌流的诊断标准一般认为 $pH \geq 7.35$ 为正常，临床上以 $pH < 7.32$ 作为黏膜酸中毒的诊断标准，也有以 <7.30 作为诊断标准的。

【注意事项】

1. 操作过程需注意避免与空气接触。

2. 测量前 60 分钟，应暂停胃肠减压，停止静脉输注碳酸氢钠及使用糖皮质激素。

3. 测量前 90 分钟停止进食，胃出血控制前不宜测量。

4. 测量时患者取仰卧位，因为任何引起胃内压增加的活动如翻身、坐起均会影响 pH 的测量结果。

5. 胃肠腔内液体与动脉血气必须同时测量，以减少检测误差。

【操作并发症及处理】

1. 鼻腔黏膜疼痛：多数胃管从鼻腔插入胃内，鼻腔黏膜会受到刺激，为防止这种情况，可以涂抹润滑油。

2. 压力性损伤：如放置胃管时间过长、位置不合适、固定方法不到位，管道会压迫食管、胃黏膜，造成压力性损伤。护理过程中应注意定期调整鼻胃管的位置，使用高举平台法合理固定管路。

3. 出血：胃管进入胃内会触碰胃黏膜，如果管尖触碰位置有溃疡、静脉曲张等，可能会导致出血。因此，对于食管静脉曲张、食管胃出血、严重凝血障碍等患者，在操作过程中动作要轻柔、避免暴力操作。

（金艳鸿　　王春英）

【参考文献】

［1］叶渊文，李飞飞，杨宝华，等．探索脓毒症患者最佳脉搏血氧饱和度范围［J］．中华危重病急救医学，2024，36（8）：813－820.

［2］代恒茂，明伟，周志强，等．呼气末二氧化碳分压监测在全身麻醉拔管后苏醒期患者中的应用［J］．护理学杂志，2022，37（12）：36－38.

［3］金艳鸿，孙红，李春燕，等．《成人动脉血气分析临床操作实践标准（第二版）》解读［J］．中国护理管理，2022，22（11）：1601－1606.

［4］王玥，吴晓英，袁翠，等．成人动脉血气分析临床操作实践现况调查［J］．中国护理管理，2022，22（11）：1607－1611.

［5］张晓雪，张芝颖，王欣然．《动脉血气分析临床操作实践标准》采血流程的临床应用研究［J］．中国护理管理，2019，19（11）：1711－1715.

第六节　神经功能监测

一、瞳孔观察

瞳孔观察是在自然光线下测量瞳孔直径，以及使用手电筒照射瞳孔来评估其对光反应的灵敏度。

【操作目的及意义】

瞳孔是指虹膜中央的空洞。在自然光线下，正常瞳孔直径为 2~5mm，两侧等大等圆，光反应灵敏。观察时应在室内一般光线下进行，注意两侧瞳的大小、形状、位置、对光反应灵敏度以及两侧是否对称等，并应连续观察其动态变化。

【操作步骤】

1. 核对医嘱及患者。

2. 向患者解释操作目的及方法，取得合作。

3. 评估病情、疾病诊断、颅内病变部位、阳性体征，有无动眼神经麻痹或颈交感神经损伤；了解既往有无眼球外伤、疾患、手术史等；了解有无使用影响瞳孔的药物。

4. 评估病室环境，应为自然光线。

5. 洗手，戴口罩。

6. 准备并检查用物：手电筒、尺子、护理记录单、医嘱单。到患者床旁再次核对。

7. 患者取舒适卧位，嘱其睁眼平视；对于不能自主睁眼的患者，护士应以拇指和示指同时分开其双侧上眼睑，观察双侧瞳孔形状、位置、边缘是否整齐，测量瞳孔直径。

8. 检查直接对光反射：闭合对侧上下眼睑或遮盖，用聚光手电筒，从患者颞侧到鼻侧照射一侧瞳孔，观察反应情况。同方法检查对侧。

9. 检查间接对光反射：用一手鱼际肌垂直放在双眼之间，手电迅速从患者颞侧到鼻侧移向一侧瞳孔并立即离开，观察对侧瞳孔的变化。同法检查对侧。

10. 检查调节反射和辐辏反射：护士以示指放于患者双眼正前方 30cm 处，嘱患者注视护士手指尖，迅速移至患者鼻根部（距眼球约 10mm 处），观察双侧瞳孔是否缩小，眼球是否会聚。

11. 再次核对，若有异常结果及时通知医生。

12. 告知患者操作已完毕，整理床单位，收拾用物。

13. 洗手，记录。

【操作难点及重点】

1. 瞳孔检查是监测、判断脑神经功能，反映病情变化，进行昏迷检查的重要部分。对于神经外科危重症患者应常规、定时检查瞳孔，如遇特殊病情变化更应增加频次，并准确记录。

2. 正常瞳孔在室内自然光线下直径为 2～5mm，儿童稍大，老年人稍小。两侧等大等圆，对光反应灵敏。两侧瞳孔大小不一致，相差 1mm 以上，称为瞳孔不等大。瞳孔直径小于 2mm 为瞳孔缩小，大于 5mm 为瞳孔散大。正常直接对光反射可见照射侧瞳孔缩小，间接对光反射可见对侧瞳孔同时缩小。正常辐辏反射及调节反射可见双眼会聚及瞳孔缩小。

3. 瞳孔形状：青光眼或眼内肿瘤时可呈椭圆形，虹膜粘连时形状不规则。

4. 瞳孔大小

（1）一侧瞳孔散大：见于同侧动眼神经麻痹（或损伤）。颅内占位性病变压迫动眼神经复合体（颞叶钩回疝或后交通动脉瘤）亦可见。

（2）双侧瞳孔散大：病室内环境昏暗、颅内压增高、颈交感神经兴奋、脑疝衰竭期等濒死期可见。

（3）一侧瞳孔缩小：见于交感神经麻痹等，如霍纳征。

（4）双侧瞳孔缩小：室内环境明亮、动眼神经的副交感神经兴奋、虹膜炎症、糖尿病、药物影响（有机磷中毒、毛果芸香碱、吗啡、氯丙嗪等）均可引起。脑桥基底部出血、有机磷、吗啡类药物中毒及碱中毒等可引起双侧瞳孔针尖样缩小。

5. 辐辏反射及调节反射消失可见于动眼神经损伤。

【注意事项】

1. 评估患者病情应全面。详细了解患者用药史、既往史等可影响瞳孔的因素，并评估能否配合检查。

2. 环境光线适宜，应使用黄光聚光手电筒。电源充足，避免使用强光手电。

3. 向患者或其家属告知检查的目的，并指导患者配合检查。

4. 神志清楚患者检查前应告知，意识不清、躁动患者应适当约束。

5. 照射瞳孔时光源距眼睛约20cm，从外向内照射。

6. 观察瞳孔对光反应时，应指导患者向远方注视，用手电光源从侧面照射瞳孔，检查瞳孔是否收缩，收缩是否灵敏、持久，再确定瞳孔大小。

7. 眼睑肿胀患者应以棉签分别扒开上、下眼睑。

8. 瞳孔检查应全面、连续、动态、准确，无法正确判定时应请他人协助共同判定。

9. 瞳孔检查结果应与患者神志、生命体征、病情、颅内压情况等结合以综合判定，发现异常及时通知医生处理。

10. 颞叶钩回疝时同侧瞳孔进行性散大，而小脑幕切迹疝早期瞳孔一过性缩小，后逐渐散大。早期应注意观察病情变化，以防错过最佳抢救时机。

11. 眼球震颤分为水平性、垂直性、斜向性、旋转性及混合性等不同的移动方向，其移动的形式有摆动性、冲动性及不规则性。因此，对震颤的观察应注意其方向及形式。

12. 护理记录单书写方式：如：瞳孔左:右为3mm:3mm，光反应（＋＋，＋＋）。对光反射灵敏表示为（＋＋），迟钝为（＋），消失为（－）。

【操作并发症及处理】

眼部损伤：局部皮肤破损、眼睑肿胀、感染、出血。

（1）确保正确的观察方法：遵循正确的操作流程，可使用准确的标志物测量，比如瞳孔大小测量尺，确保评估的准确性和安全性。

（2）避免对眼睑肿胀明显的患者强行观察：对于颅脑损伤术后伴有眼睑部位肿胀明显的患者，可待局部肿胀消退后，再给予瞳孔监测。应避免强行分开眼睑观察瞳孔，以免导致局部皮肤破损。

（3）密切监测：对于昏迷、惊厥、休克、中毒等患者，应动态、及时、有效地观察瞳孔变化，以便及时发现病情变化并迅速采取措施。

（4）正确判断瞳孔变化的临床意义：了解不同瞳孔变化可能代表的临床情况，如双侧瞳孔散大可能表示中脑动眼神经核受损，一侧瞳孔散大可能表示动眼神经损害等。另外，注意是否给予了镇静药物，或者手术后患者还未苏醒等情况。

（5）避免眼部损伤：进行瞳孔观察时，应轻柔操作，避免对眼部造成不必要的压力或损伤。

（6）处理眼部并发症：如果出现眼部相关并发症，应及时采取措施，遵医嘱使用降压药物、抗生素或止血药物，并密切观察病情变化。

（7）记录和报告：详细记录瞳孔观察结果和任何并发症的发生，并在发现异常时立即报告医生。

（8）患者教育：向患者和家属解释瞳孔观察的重要性，以及可能出现的并发症和预防措施，以获得他们的理解和合作。

（柳　月　　王文爽）

二、意识障碍的评估

意识障碍是指人体对周围环境及自身状态的识别和觉察能力出现障碍。任何病因引起的大脑皮质、皮质下结构、脑干网状上行激活系统等部位的损害或功能抑制，均可出现意识障碍。

【操作目的及意义】

1. 发现或排除局灶性神经系统异常，如颅脑损伤、颅内肿瘤、脑出血等疾病。

2. 动态观察颅内疾病的变化。

3. 确定意识水平和神经系统的功能状况。

【操作步骤】

1. 核对医嘱及患者。

2. 向患者解释操作方法及目的，取得配合。

3. 环境安静、整洁，光线自然。

4. 护士至患者床旁，观察患者。

（1）活动中患者：查看患者注意力、定向力、语言、行动情况，判断患者意识内容的改变。

（2）安静卧床患者：轻声呼唤患者，查看是否能唤醒、睁眼，询问患者简单的问题，查看患者的反应及回答的正确性。

（3）嘱患者运动，观察患者遵医嘱运动的能力。

5. 对不能应答的患者，采取疼痛刺激的方法进行评定，压迫胸骨和眶上切迹、颞颌关节或甲床，观察患者的面部表情及肢体活动的反应。

6. 根据观察情况，判断意识障碍类型（表2-6-1），并与前期情况进行对比，出现变化需通知医生。

表2-6-1 意识障碍的类型及症状表现

类型			症状表现
觉醒状态改变	嗜睡		①病理性睡眠、睡眠时间过度延长 ②呼唤或给予轻微刺激可唤醒，且能正确回答问题或配合检查，但停止刺激后又进入睡眠 ③对周围事物表现淡漠，对环境识别能力较差 ④各种生理反射存在，但较迟缓
	昏睡		①给予较强刺激时方可有短暂的意识清醒 ②当刺激减弱后很快进入睡眠状态，意识障碍程度较嗜睡重
	昏迷	浅昏迷	①意识活动与精神活动消失，任何刺激都不能产生睁眼、语言或有目的的活动，对较强的疼痛刺激（如按压眶上神经）有痛苦表情及躲避反应 ②吞咽、咳嗽、角膜和瞳孔对光反射存在，睁眼反应消失或偶见
		中度昏迷	①意识丧失，对外界一般刺激无反应，强烈疼痛刺激时可见防御反射活动 ②角膜、瞳孔对光反射均减弱，呼吸节律紊乱，可见周期性呼吸或中枢性过度换气，大小便潴留或失禁
		深昏迷	①对任何刺激均无反应，全身肌肉松弛 ②脑干反射消失，瞳孔散大、眼球固定，大小便失禁，全身肌肉松弛，生命体征紊乱
意识内容改变	意识模糊		①注意力减退，定向力障碍为最早外在表现，情感淡漠，随意活动减少 ②对疼痛刺激及声音和光刺激能做出有目的但是比较简单的动作
	谵妄状态		①对客观环境的认识能力及反应能力均有下降 ②注意力涣散、定向力障碍，言语增多，思维不连贯，多伴有睡眠-觉醒周期紊乱 ③因错觉、幻觉而表现紧张、恐惧、兴奋不安、大喊大叫甚至有攻击行为 ④病情呈波动性，白天轻，夜间重

续表

类型		症状表现
意识范围改变	朦胧状态	①意识范围缩小，伴有意识清晰度降低，对很窄范围内的各种刺激能够感知，并作出相应反应 ②常有定向力障碍，可有片断错幻觉、妄想，偶有攻击行为
	漫游性自动症	①不具有幻觉、妄想、情绪改变等特点 ②表现无目的、与所处环境不相适应、甚至无意义的动作
特殊类型	最低意识状态	①意识内容严重损害，意识清晰度明显降低 ②存在微弱而肯定的对自身和环境刺激的认知 ③有自发的睁眼和睡眠 – 觉醒周期
	去大脑皮质状态	①貌似清醒，实无意识，双眼凝视或无目的活动，呼之不应，无自发言语，存在紊乱的觉醒 – 失眠周期，保留原始的反射活动，偶有无意识哭叫或自发性强笑 ②四肢腱反射亢进，大小便失禁，腺体分泌亢进，身体姿势为双前臂内收，腕及手指屈曲，双下肢伸直、足跖屈
	植物状态	①有睡眠 – 觉醒周期，完全没有自我意识和环境意识 ②对自身和外界认知功能完全丧失，有自发性或反射性睁眼，偶可发现视觉追踪，有反射性惊觉和自发无意义哭笑
	运动不能缄默症	①意识障碍可有可无，缄默不语 ②四肢缺乏自主运动，能睁眼但眼球固定，面无表情，大小便失禁
	闭锁综合征	①神志清楚，不能张口及言语 ②面无表情，吞咽反射消失，四肢瘫痪，能以瞬目和眼球垂直运动示意与周围建立联系

7. 昏迷严重程度评定：Glasgow 昏迷评定量表（Glasgow coma score, GCS），能较准确地评估意识障碍的程度（表 2 – 6 – 2）。最高分为 15 分，最低 3 分，分数越低意识障碍越严重。此评估量表可预测病情预后，一般情况下 >8 分预后较好，<7 分预后较差，3 ~ 5 分且脑干反射消失者有死亡危险。

表 2 – 6 – 2　Glasgow 昏迷评定量表

睁眼反应（E）	言语反应（V）	运动反应（M）
自发睁眼 4	回答正确 5	按吩咐动作 6
呼唤睁眼 3	回答错误 4	刺痛能定位 5

续表

睁眼反应（E）	言语反应（V）	运动反应（M）
刺痛睁眼 2	吐词不清 3	刺痛时躲避 4
无反应 1	有音无语 2	刺痛时屈曲 3
	无反应 1	刺痛时过伸 2
		无反应 1

【操作难点及重点】

1. 评估患者疾病诊断、病变部位、生命体征、服用药物情况、基本状态。

2. 评估阳性体征，肢体运动、语言交流能力等。

3. 意识障碍的类型及症状表现。

【注意事项】

1. 创造良好的意识评定环境，病室保持安静、温湿度适宜、光线不宜过强，避免任何不良因素的干扰。

2. 检查前应了解患者有无其他症状，有无受伤史、药物中毒史，有无高血压、糖尿病、癫痫及其他疾病。

3. 向患者或其家属告知检查的目的，采取推动或刺激患者等方式时，注意掌握动作轻重程度，避免对患者造成损伤，同时注意保护患者隐私。

4. 检查时应了解患者病情的严重程度，同时注意患者生命体征是否异常，有无呼吸道梗阻、发绀、抽搐等表现。

5. 当患者病情危重时必须尽快、准确地判断意识状态，同时对患者进行救治。

6. 对于神经外科患者意识的观察要连续、动态，同时意识的变化常伴随着瞳孔的变化，因此在观察意识变化时也要注意观察患者瞳孔的变化，以做出准确地判断。

【操作并发症及处理】

1. 误吸与窒息：患者在评估过程中可能因意识不清、吞咽功能障碍等原因发生误吸，严重时导致窒息。

（1）立即停止评估，清理呼吸道，保持呼吸道通畅。

（2）必要时进行气管插管或气管切开，给予吸氧治疗。

2. 颅内压增高：对于存在颅脑损伤或颅内病变的患者，评估过程中的刺激可能诱发颅内压增高，表现为头痛、呕吐、视乳头水肿等。

（1）立即停止评估，遵医嘱给予降颅压治疗。

（2）密切观察患者病情变化。

3. 癫痫发作：意识障碍患者可能伴有癫痫病史，评估过程中的刺激可能诱发癫痫发作。

（1）立即停止操作，迅速将患者置于安全位置，避免受伤。

（2）保持呼吸道通畅，给予吸氧。

（3）根据癫痫类型遵医嘱给予抗癫痫药物治疗。

4. 感染：评估过程中可能因操作不当导致患者感染，如呼吸道感染、尿路感染等。

（1）严格遵守无菌操作原则，减少感染风险。

（2）对于已发生感染的患者，根据病原体给予抗感染治疗。

5. 管路滑脱：评估过程中，由于患者意识不清、躁动不安或护理操作不当等原因，可能导致各种管路（如气管插管、胃管、尿管等）滑脱。

（1）一旦发现管路滑脱，应立即评估患者的生命体征和病情，判断滑脱事件对患者的影响程度。

（2）基于评估结果，决定是否需要重新置管，并针对患者的症状进行对症治疗与护理。

（袁　媛　　邢娅娜）

三、语言障碍的评估

语言障碍评估是对患者在理解、表达和交流方面的困难程度进行系统的测量和分析的过程，涉及对词汇理解与运用、语法应用和句子构建、听力理解、口语表达、阅读理解和写作能力等方面的综合评估。

【操作目的及意义】

神经功能方面的语言障碍主要包括失语症及构音障碍两方面。它通过全面、系统的语言评定，判断患者语言障碍的类型及其严重程度，了解各种影响患者交流能力的因素，评定患者残存的交流能力，根据评定结果制订治疗计划。

【操作步骤】

1. 核对医嘱及患者。

2. 向患者及家属解释操作目的及方法，取得合作，告知患者及家属操作目的及方法，嘱其尽量放松。

3. 评估患者的意识、病情、主动配合能力，有无运动、感觉障碍。在测试患者阅读和书写前，了解患者有无视力障碍。

4. 洗手，戴口罩。

5. 准备并检查用物：粗黑板笔，写字板，文字和图片清晰的卡片实物（牙刷、硬币、钢笔、梳子、尺子、牙音），至床旁再次核对确认。

6. 协助患者取舒适卧位，将床头桌推至患者胸前并使之稳固。

7. 听：发布简单的指令，如睁眼、闭眼、握拳等指令，让患者配合动作；提供答案为是或否的问题供患者选择，患者可以用点头、闭眼等反应进行作答；发布左右定向指令，如嘱患者"伸出你的左手"让患者执行；发布复杂的指令，如让患者指地板然后再看天花板。

8. 阅读：检查者朗读字、词和句子。出示卡片，让患者找出朗读的字、词和句子，并执行书面命令。

9. 说：采取交流性语言（与患者对话）、描述性语言（让患者看图说话）、复述性语言（让患者跟读）、自发语言（计数、叙述经历）、命名物体、唱歌、解释单词或成语的意义等方法。

10. 写：听写单词、句子，让患者造句、作文和抄写等方式。

11. 与患者交流过程中，仔细听患者语言的节律、音调是否正常，让患者重复较为复杂的句子，仔细听其语言节律、吐字、发音情况，寻找哪些音发得最困难。

12. 综合检查结果，评定语言障碍的类型（表 2-6-3）。

表 2-6-3　语言障碍的类型

分类		症状表现
失语症	运动性失语（Broca 失语或非流利型失语）	①患者能够理解他人语言及书面文字，但言语产生困难，不能言语，用词错误，或不能说出连贯的句子而呈电报式语言 ②患者常有构音障碍
	感觉性失语（Wernicke 失语或流利型失语）	①患者听力正常，不能理解他人和自己的语言，不能对他人的提问或指令做出正确反应 ②患者自己言语流利，但用词错误或零乱，缺乏逻辑性，难以让人理解
	传导性失语	患者的自发言语流畅，理解能力近于正常，但难以复述、转述他人语言
	经皮质运动性失语	口语表达困难，听力理解相对保留，复述好
	经皮质感觉性失语	听觉理解障碍，对简单词汇和复杂语句的理解均有明显障碍
	丘脑性失语	①患者说话少、找词困难、命名障碍、低音调、自主言语少 ②对复杂命令不理解，阅读及书写障碍，复述好，多有记忆障碍

续表

分类		症状表现
失语症	基底节性失语	患者音调低，有错语，命名、阅读及书写均有障碍
	命名性失语（名词性失语）	①患者对语言的理解正常，自发语言和言语复述较流利，但对物体的命名发生障碍 ②能够叙述某物的性状和用途，也能对他人称呼该物品名称的对错做出正确判断，但自己不能正确说出该物名称，言语中虚词较多，但缺乏有意义的名词及动词等实词
	完全性失语	所有语言功能均严重受损，口语表达明显受限，口语理解严重障碍，不能复述、命名、阅读，书写障碍
	失读症	对书写语言的理解能力完全或部分丧失，不能辨识书面文字，不能理解文字意义
	失写症	患者手部运动功能正常，但丧失书写的能力，或写出的内容存在词汇、语义和语法方面的错误
构音障碍	痉挛性	说话含糊不清，患者很难张嘴
	锥体外系性	单一声调，没有韵律，一句话突然开始，突然结束
	小脑性	像醉酒一样含糊而不连续的韵律，有时像教堂内唱诗样语言（每个音节的重音都一样）
	下运动神经元	①腭：鼻音的语言，像患感冒一样 ②舌肌：语音失真，特别是发"特、丝、得"时更明显 ③面肌：发"笔、皮、母和星"时困难
	肌无力	当患者数数时可以证明存在肌肉疲劳现象

13. 告知患者操作已完毕，整理床单位，收拾用物。

14. 洗手，记录。

【操作难点及重点】

失语症类型的鉴别诊断流程见图 2-6-1。

【注意事项】

1. 向患者及家属讲清语言评定的目的和要求，以取得理解与配合。

2. 护士与患者交流时，注意语速、语调，语言清晰，注意患者情绪的变化。

3. 测验时尽量使患者放松，避免引起患者窘迫、紧张的各种诱因发生。

4. 注意观察患者回答问题的能力，语言表达是否完整，是否可以进行自然交流。

5. 评定时患者如连续答错，可将测验拆散分解，先易后难，设法提高患者参与的兴趣。

6. 当患者不能作答时，检测者可做示范。

7. 尽可能借助录音或复读设备，方便检测者准确判断言语障碍的程度和性质。

8. 评定尽量在 1.5 小时内完成。若患者疲劳或极端不配合，最好分几次完成检查，并选择患者状态较佳时检测。

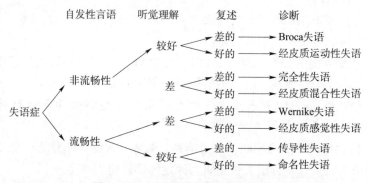

图 2-6-1 失语症类型的鉴别诊断流程

【操作并发症及处理】

沟通障碍是主要操作并发症。

（1）创造舒适的环境：在安静、舒适的环境下进行评估，减少外界干扰。

（2）了解患者的文化、教育水平和语言习惯，与患者沟通时，使用简单、明确的语言，避免使用医学术语或复杂的表达方式。

（3）帮助患者通过其他方式进行沟通交流：对于语言理解障碍的患者，可通过肢体语言、图像和视觉支持工具尽可能地沟通。

（4）鼓励家属参与：尽量利用日常生活的事物、气氛、熟悉的环境和人调动患者说话的主动性。

（5）了解患者心理情况，给予积极的鼓励和支持，注意自己的非语言行为，给予患者充分的时间来表达自己，耐心倾听他们的需求和感受。

（柳　月　　王文爽）

四、运动功能的评估

机体通过运动神经系统中骨骼肌的随意运动、不随意运动及共济运动等，以维持机体精细、协调、复杂的活动。因此，通过对机体肌力、肌张力、共济运动、运动姿势及步态、异常运动等检查，可了解运动神经功能受损的程度及其类型。

（一）肌力

肌力是指骨骼肌的收缩强度。

【操作目的及意义】

肌力测试是肌肉功能评定的重要方法，尤其是对肌肉骨骼系统病损以及周围神经病损患者的功能评定十分重要。同时，肌力测试也可作为评定康复治疗疗效的重要指标之一。

肌力分级采用6级记录法（表2-6-4），正常人肌力为5级，当患者出现肌力减弱或丧失，则称为瘫痪。

1. 依据瘫痪的程度不同，分为不完全性瘫痪和完全性瘫痪，其中肌力减弱称为不完全性瘫痪，肌力丧失称为完全性瘫痪。

2. 依据瘫痪的性质不同，分为上运动神经元瘫痪和下运动神经元瘫痪。

3. 依据瘫痪的部位不同，分为单瘫、偏瘫、截瘫、四肢瘫、交叉瘫。

临床上肌力评定方法有手法肌力评定和器械肌力评定。

1. 手法肌力评定：在特定体位下让患者做标准动作，通过触摸肌腹、观察肌肉对抗肢体自身重力及由检查者用手法施加的阻力，观察患者完成动作的能力，从而评定患者的肌力。

2. 器械肌力评定：某些部位的肌力可用专用器械评定，以获得精确的定量数据。包括握力测定、捏力测定及背部拉力测定。

【操作步骤】

1. 核对医嘱及患者。

2. 洗手，戴口罩。

3. 辨识患者，向患者及家属解释肌力判断的目的及过程，并取得其同意。

4. 向患者解释操作目的及方法，取得其合作。

5. 摆放体位：患者取适当体位，撤去被子。

6. 观察肢体自主活动的活动度。

7. 嘱患者做对抗动作，测试上、下肢伸肌和屈肌，双手的握力和分指力等。

8. 询问患者有无不适主诉。

9. 观察患者神志，测血压、呼吸、心率。

10. 再次核对。

11. 告知患者操作已完毕，整理床单位，收拾用物。

12. 洗手，记录。

【操作难点及重点】

1. 手法肌力测定的基本原则

（1）依据评定者施加阻力大小并与健侧对照进行判断。

（2）依据肌肉或肌群能否做对抗重力运动（垂直运动）进行判断。

（3）依据肌肉能否做全范围的运动进行判断。

（4）如肌肉收缩不能引起关节活动时，依靠目测或触诊肌肉有无收缩进行判断。

2. 掌握肌力6级评分法

表 2 – 6 – 4　肌力检查的分级

分级	肌力收缩力
0 级	肌肉无任何收缩迹象（完全瘫痪）
1 级	仅在触摸肢体时感觉到肌肉有轻微收缩，但关节不能活动
2 级	肌肉收缩时，可引起关节活动，但不能对抗地心引力，肢体不能抬离床面
3 级	肌肉收缩时，肢体能抬离床面但不能对抗任何阻力
4 级	肢体能对抗阻力，但比正常情况差（不能对抗较重阻力）
5 级	肌力正常

3. 掌握 M. R. C. 肌力分级法：如被测的肌力比某级稍强时，可以在此级右上角加"＋"，稍差时则在右上角加"－"，以补分级不足，即 M. R. C. 肌力分级法。

0 级　未触及肌肉的收缩。

1 级　可触及肌肉有轻微收缩，但无关节运动。

1^+级　可触及肌肉有强力收缩，但无关节运动。

2^-级　解除肢体重力的影响，关节活动到最大范围的50%以上，但不能达到最大活动范围。

2 级　解除肢体重力的影响，关节能活动到最大活动范围。

2^+级　解除肢体重力的影响，关节能活动到最大活动范围。如抗重力可活动到最大活动范围的50%以下。

3^-级　抗肢体本身重力，关节能活动到最大活动范围的50%以上，但不能达最大活动范围。

3 级　抗肢体本身重力，关节能活动到最大活动范围。

3^+级　抗肢体本身重力，关节能活动到最大活动范围，且在运动终末可对抗轻微阻力。

4⁻级　能对抗比轻度稍大的阻力活动到最大活动范围。

4 级　能对抗中等度阻力活动到最大活动范围。

4⁺级　能对抗比中等稍大的阻力活动到最大活动范围。

5⁻级　能对抗较充分阻力稍小的阻力活动到最大活动范围。

5 级　能对抗充分阻力活动到最大活动范围。

若检查时有痉挛加"S"或"SS"（S－spaticity），如有挛缩加"C"或"CC"（C－contracture），以示该肢体有特殊情况。

4. 掌握不同性质瘫痪的区别，见表 2－6－5。

表 2－6－5　不同性质瘫痪比较

项目	上运动神经元瘫痪	下运动神经元瘫痪
瘫痪分布	整个肢体为主（出现单瘫、偏瘫或截瘫）	肌群为主
肌张力	增高，呈痉挛性瘫痪	降低，呈弛缓性瘫痪
腱反射	增强	减弱或消失
病理反射	有	无
肌萎缩	轻度失用性萎缩或无	有
肌束性颤动	无	有
肌电图	无失神经电位，神经传导正常	有失神经电位，神经传导异常

5. 对骨折错位或未愈合，骨关节不稳定、脱位、术后尤其是肌肉骨骼结构的术后，关节及周围软组织急性损伤、严重疼痛及关节活动极度受限，严重的关节积液和滑膜炎等疾患应禁止肌力测定检查；疼痛剧烈、关节活动受限、严重骨质疏松、心血管疾病及有骨化性肌炎部位也不适用肌力测定。

【注意事项】

1. 检查前应评估患者有无意识障碍、精神错乱等异常，并评估能否配合检查。

2. 检查前告知患者检查的目的和方法，如果患者仍不够明白，给予必要的示范，以取得患者配合。

3. 减少肌力检查的干扰因素，约束、镇静、疼痛、疲劳、衣服过厚或过紧都会影响检查结果。

4. 为了保证肌力检查的准确性，应防止其他肌肉的代偿出现的假现象。

5. 测试动作应标准化、方向正确，近端肢体应固定于适当位置，防止替代动作。

6. 发现患者肌力异常时，应两侧肢体进行对比，并考虑肢体右利与左利而导致两侧肢体肌力强弱不同。

7. 检查过程中，注意保护患者，防止跌倒及受伤。

8. 避免引起患者的不良反应，如在肌力检查中长时间的等长收缩会引起患者的血压增高，心脏负荷增加，故对有心血管疾病的患者慎用。

【操作并发症及处理】

1. 疼痛：在肌力评估过程中，由于肌肉收缩或伸展，患者可能会感到疼痛。在评估前应向患者详细解释评估过程，并告知可能出现的轻微疼痛。如果患者感到疼痛难忍，应立即停止评估，并检查是否有肌肉拉伤或其他损伤。

2. 肌肉拉伤或扭伤：在肌力评估中，如果动作幅度过大或患者未按照指示正确执行动作，可能会导致肌肉拉伤或扭伤。评估者应确保患者了解并正确执行评估动作，避免过度用力或不当姿势。如果出现肌肉拉伤或扭伤，应立即停止评估，并建议患者休息、冷敷受伤部位。

3. 关节活动范围受限：某些肌肉紧张或缩短可能导致关节活动范围受限，在肌力评估中可能加重这一情况。在评估前应对患者的关节活动范围进行评估，并在评估过程中注意避免过度牵拉紧张的肌肉。对于关节活动范围受限的患者，应谨慎选择评估动作，并在评估后给予适当的伸展和放松练习。

（二）肌张力

肌张力是指安静状态下肌肉的紧张度。

【操作目的及意义】

通过对患者肢体紧张度、阻力等检查，了解运动神经损伤的程度及类型。肌张力分级临床很少使用，主要根据检查者的经验判断肌张力增高或减低以及肌张力障碍。

运动神经由下运动神经元、上运动神经元（椎体系统）、锥体外系统和小脑系统组成。当患者发生铅管样肌张力增高，即肢体伸肌和屈肌张力均增高（被动活动时阻力均增大），且被动活动全程遇到的助力相同，提示锥体外系受损。如果患者合并肢体震颤，即肢体活动过程中出现规律间隔的短时停顿，则称为齿轮样肌张力增高。

【操作步骤】

1. 核对医嘱及患者。

2. 洗手，戴口罩。

3. 辨识患者，向患者及家属解释肌力判断的目的及过程，并取得同意。

4. 向患者解释操作目的及方法，取得合作。

5. 摆放体位：患者取适当体位，撤去被子。

6. 头颈部，嘱患者仰卧，检查者右手在左手之上托住患者枕部，并突然向侧方撤离右手，观察头是否垂落。

7. 肩关节，嘱患者坐位或立位，检查者双手握住患者双肩前后或左右晃动，观察其上肢摆动幅度。

8. 肘与腕关节，检查者握住患者手，做连续屈伸肘、腕及内旋或外旋手腕动作。

9. 髋与膝关节，嘱患者仰卧，检查者握住患者踝部，连续进行屈伸髋关节与膝关节的运动。

10. 询问患者有无不适主诉。

11. 观察患者神志，测血压、呼吸、心率。

12. 再次核对。

13. 告知患者操作已完毕，整理床单位，收拾用物。

14. 洗手，记录。

【操作难点及重点】

1. 掌握被动活动（PROM）肌张力分级，见表 2 - 6 - 6。

表 2 - 6 - 6　被动活动（PROM）肌张力分级

分级	被动活动（PROM）时肌张力
1 级	肌张力轻度增高。在 PROM 的后 1/4 时，即肌肉处于最长位置时出现阻力
2 级	肌张力中度增高。在 PROM 的 1/2 时，出现阻力
3 级	肌张力重度增高。在 PROM 的前 1/4 时，即肌肉处于最短位置时出现阻力

【注意事项】

1. 检查前应评估患者有无意识障碍、精神错乱等异常，并评估能否配合检查。

2. 向患者或其家属告知检查的目的，并指导患者配合检查。

3. 对肌张力增高者，应进行肌张力障碍程度评估。如果患者肌张力明显增高，检查过程中应注意避免强力牵拉肢体，以免发生肌肉损伤。

【操作并发症及处理】

在评估过程中，由于需要被动活动患者的肢体，可能会引起疼痛或不适。

（1）评估前应充分与患者沟通，解释评估过程可能带来的不适。

（2）评估过程中动作应轻柔、缓慢，避免粗暴操作。

（3）若患者出现明显疼痛或不适，应立即停止评估并给予相应处理。

（三）共济运动

共济运动是由主动肌、协同肌与拮抗肌、固定肌共同协调，准确完成有目的的动作，受小脑及其联络纤维控制。

【操作目的及意义】

肢体肌肉不准确、不流畅，以至于不能顺利完成协调运动，称为共济失调。通过对患者完成规定动作时肌肉协调性、准确性等检查，了解共济失调程度及类型。

【操作步骤】

1. 观察患者日常活动的准确性及言语是否流畅，如穿衣、扣纽扣、写字等。

2. 指导患者完成指定检查项目，以了解其是否协调和顺利完成。

（1）指鼻试验：检查者指导患者闭眼，一侧上肢外展伸直，以示指指尖触碰自己鼻尖，然后睁眼做上述动作，并进行双侧上肢比较。

（2）反击征阳性：检查者一手护住患者肩部，另一手握住患者腕部与之屈曲上肢对抗中突然松手，患者无法停止屈臂，并反弹击中自己肩部为反击征阳性。

（3）轮替试验：检查者让患者进行伸手和握拳的快速交替动作，以检查是否完成此动作。或者让患者进行手掌和手背快速交替接触床面和桌面，以检查是否完成前臂的快速旋前及旋后动作。

（4）跟膝胫试验：检查者指导并协助患者仰卧，抬高一侧下肢、下肢屈膝后将足跟置于对侧下肢膝盖上，再沿胫骨向下移动至足踝部，以检查是否协调和顺利。

（5）闭目难立征：检查者指导患者双足直立并拢、双手向前平伸、先睁眼后闭眼，以观察其站立的姿势。

【操作难点及重点】

1. 指鼻试验不准提示患侧小脑半球受损，患者表现为示指接近鼻尖时动作变慢、震颤，且睁眼与闭眼表现相同。患者睁眼时指鼻准确而闭眼时不准确，提示感觉性共济失调。

2. 轮替试验时患者表现为动作缓慢、节律不均匀及不准确等提示小脑性共济失调。

3. 当患者表现为抬腿及接触膝盖时动作幅度大且不准确、沿胫骨下移时摇晃，则提示小脑性共济失调。患者出现触及膝盖困难、足跟沿胫骨向下移动时不能始终保持与胫骨接触，提示感觉性共济失调。

4. 当患者出现睁眼时能稳定地站立，而闭目后站立不稳，称为 Romberg 征阳性。睁眼及闭眼均不能平稳地站立，见于小脑性共济失调；患者站立时向后倾斜提示小脑蚓部受累；患者站立时向一侧倾倒，提示患侧小脑或前庭受累。

【注意事项】

1. 检查前应评估患者有无意识障碍、精神错乱等异常，并评估能否配合检查。

2. 向患者或其家属告知检查的目的，并指导患者配合检查。

3. 发现患者平衡、协调功能异常时，应注意保护患者，防止跌倒及受伤。同时应观察患者言语是否流畅，并了解有无家族史。

【操作并发症及处理】

由于平衡能力受损，患者容易跌倒。

（1）对患者做初步判断，如测量血压、心率、呼吸，判断患者意识状态等。

（2）受伤较轻者，协助患者卧床休息，安慰患者，并监测生命体征，根据病情做进一步的检查和治疗。

（3）皮肤出现瘀斑者进行局部冷敷，皮肤擦伤渗血者用碘伏消毒皮肤后，用无菌敷料包扎；出血较多或有伤口者先用无菌敷料压迫止血，再由医生酌情进行伤口清创缝合；创面较大、伤口较深者遵医嘱注射破伤风抗毒素。

（4）对疑有骨折或肌肉、韧带损伤者，根据受伤的部位和伤情采取相应的搬运方法，将患者抬至病床，配合医生对患者进行检查，协助患者进行辅助检查，并遵医嘱给药。

（四）姿势与步态

姿势是指人体在静止状态下，身体各部分在空间中所处的位置和相互关系。步态则是指人体在行走时，身体各部分特别是四肢的运动方式和姿态。

【操作目的及意义】

通过对患者坐立、卧位及行走姿势等检查，协助诊断病变的部位及性质。

【操作步骤】

1. 步态检查：让患者离开座椅正常行走，尔后脚尖对脚跟地行走并转身，甚至让患者试着单脚跳跃或倒背行走，观察其行走步态，两侧肢体运动时的对称性，躯干与上肢的协调与平衡，以及转身是否灵活等。

2. 姿势检查：观察患者在安静状态时的体位，并让患者维持某种特定姿势，如维持一脚跟在另一脚尖前的站立姿势或从卧位站立起来等。

【操作难点及重点】

不同的姿势及步态，提示病变部位不同。

1. 常见的步态异常

（1）小脑共济失调步态（小脑结构受累）：走路时步基宽，跟跄如醉汉。

（2）感觉性共济失调步态（深感觉受累）：患者眼睛盯着脚，步基宽，落脚重。

（3）偏瘫步态（单侧锥体束受累）：患腿外展内旋，足跖曲，腿以臀为中心自外向内划圈移动。

（4）截瘫步态（双侧锥体束受累）：双腿僵硬，在前方交叉如"剪刀"般缓慢移动。

（5）跨域步态（腓神经受累）：因足下垂而使行走时髋关节和膝关节过度抬高，足底落地如"跨栏"。

（6）肌营养不良步态（腰部和骨盆带肌肉受累）：行走脊柱前凸，髋部左右摆动如"鸭步"。

（7）帕金森步态（锥体外系受累）：身体前倾前屈，起步慢，小碎步随后加速呈前冲状，手臂摆动少。

（8）舞蹈步态：行走时脚步蹒跚而笨拙，并伴上肢不自主、无目的挥舞，但罕见跌跤。

（9）失用症步态（额叶病变）：患者起步难，如粘在地板上，一旦开始行走，步态缓慢且随意改变；但卧位无承重时，相同的腿部运动并无困难。

2. 常见的姿势异常

（1）高娃（Gower）征：从仰卧转为站立过程中，借助双手撑住大腿才能完成站立动作的姿势。

（2）去皮质强直（广泛大脑皮质受累）：表现为双上肢屈曲，双下肢伸直。

（3）去脑强直（中脑受累）：表现为四肢伸直，双臂轻度内旋。

【注意事项】

1. 检查前应评估患者有无意识障碍、精神错乱等异常，并评估能否配合检查。

2. 向患者或其家属告知检查的目的，并指导患者配合检查。

3. 发现患者步态异常时，应注意保护患者，防止跌倒及受伤。同时应观察患者有无痉挛发作、抽动、震颤、舞蹈样动作、手足徐动等不自主运动，询问与休息、活动、情绪、气候等有无关系，并了解有无家族史。

【操作并发症及处理】

同共济运动。

（五）异常运动

异常运动是指不受患者主观意志控制的不随意运动。

【操作目的及意义】

异常运动根据其表现分为震颤、舞蹈样动作、扭转痉挛、手足徐动和偏身投掷等。通过对患者异常运动模式的评估，有助于确定异常运动的类型、原因和严重程度，协助诊断病变的部位及性质。

【操作步骤】

观察患者的运动模式，注意是否有不自主运动、异常姿势或动作不协调等现象。在患者执行特定动作时（如行走、跑步、跳跃等），观察其运动流畅性、稳定性、对称性和协调性。

【操作难点及重点】

1. 震颤：由于拮抗肌交替的不随意、无目的收缩所表现的节律性颤抖动作。按震颤特征分为静止性、运动性和姿势性等。

（1）静止性震颤：是指颤抖动作在安静、放松状态下出现，运动后减轻或消失，如老年性震颤、Parkinson 病和 Wilson 病等的肢体和头部震颤。

（2）运动性震颤：抖动出现在机体运动中，尤其在接近运动目的时更为明显，如小脑损害患者指鼻试验，手指接近鼻尖时抖动幅度增大，因此又被称为"意向性震颤"。

（3）姿势性震颤：是肢体维持在某个姿势时出现的震颤。

2. 舞蹈样运动：是指突然出现的短暂不自主、无目的、不规则、无节律和非对称性的过度运动。舞蹈样运动可出现在一个肢体，半身或全身，上肢更为多见，但也可累及下肢、躯干、面部，甚至唇舌和咽喉部。

3. 手足徐动：是比舞蹈样运动缓慢的过度运动，并以不自主、无规律的扭曲或蠕动为特征，有时也具节律。该异常运动表现为不断变换出现的各种屈伸，外展和旋前旋后的复合动作；肢体、面部、颈部和躯干等部位均可受累，而肢体受累时主要出现在远端的手指、手部和脚趾。

4. 偏身投掷与舞蹈样运动相似，但多出现在一侧肢体、以近端关节为主，面部和躯干多无受累；动作更为迅速、有力，表现为连续粗鲁的摆动、投掷、抢臂动作，行走时仍不终止，深睡眠时消失。

5. 扭转痉挛是肌张力异常导致身体或四肢以躯干为轴的向一侧缓慢而强烈的不随意扭转动作（局限性发作，如颈肌、胸锁乳突肌和斜方肌的收缩则表现为一侧头部的不自主侧转，称为痉挛性斜颈）。

【注意事项】

1. 检查前应评估患者有无意识障碍、精神错乱等异常，并评估能否配合检查。

2. 向患者或其家属告知检查的目的，并指导患者配合检查。

3. 患者执行特定动作或发现患者出现异常运动时，应注意保护患者，防止跌倒及受伤。

【操作并发症及处理】

同共济运动。

（王　琳）

五、感觉功能的评估

感觉是人脑对作用于感受器的各种形式刺激的反应，包括一般感觉及特殊感觉。一般感觉有浅感觉、深感觉及复合感觉，特殊感觉有视觉、听觉、嗅觉及味觉。因此，临床上通过对浅感觉、深感觉及复合感觉等一般感觉的检查，可协助了解神经系统受损的程度及其类型。

（一）浅感觉

浅感觉是指感受疼痛、温度和轻触压的刺激，因感觉器位居机体表浅部位而得名。

【操作目的及意义】

通过对患者痛觉、触觉、温度觉等检查，协助诊断病变的部位及性质。

【操作步骤】

1. 痛觉检查：检查者以大头针刺激患者皮肤，了解患者有无疼痛及疼痛的程度。

2. 触觉检查：检查者以一束棉絮轻触患者皮肤，了解患者有无感觉及感觉的程度。

3. 温度觉检查：检查者将玻璃试管分别盛以 40 ~ 45℃ 的热水及 5 ~ 10℃ 的冷水，再将试管分别接触患者的皮肤，了解其是否有冷或热的感觉。

【操作难点及重点】

1. 一般感觉的传导通路：感觉纤维末梢感受器接受刺激→脊髓后根神经节（一级神经元）→脊髓后角或延髓背部薄束核和楔束核（二级神经元）→丘脑腹后外侧核（三级神经元）→纤维终止于大脑皮质中央后回的感觉中枢。此外，第二级神经元发出的纤维相互交叉，以致感觉中枢与外周的关系为交叉支配。

2. 临床上常见的感觉障碍类型

（1）刺激性表现：即感觉过度、过敏、倒错、异常及疼痛等，提示感觉路径受到刺激或兴奋性增高。

①感觉过度是指在感觉障碍的基础上对外部的刺激阈值增高并出现反应时间延长，提示周围神经或丘脑受累。

②感觉过敏是指轻微的刺激即可引起较强烈的疼痛。

③感觉倒错是指对某种刺激产生错误感觉，如热的刺激产生冷的感觉等。

④感觉异常是指外界无刺激时产生的主观感觉，如麻木感、烧灼感、蚁走感等，客观检查时无感觉障碍。

⑤疼痛是躯体的防御反应，为机体感觉纤维受刺激的表现，主要表现形式有局部疼痛、扩散性疼痛、牵涉痛、灼性神经痛及放射性疼痛等。

（2）抑制性表现：提示感觉路径受损而出现感觉减退或感觉缺失。

①感觉减退是指患者对较强的刺激产生较弱的感觉。

②感觉缺失是指患者对刺激无任何感觉，如患者出现痛觉、温度觉、触觉或深感觉缺失等表现。

【注意事项】

1. 检查者应先评估患者的意识是否清醒、是否配合检查。

2. 向患者或其家属告知检查的目的，并指导患者配合的方法。

3. 检查过程中，发现异常，应注意与不同部位进行比较，以明确感觉障碍的类型及部位。

【操作并发症及处理】

在进行浅感觉评估时，如使用针尖轻刺皮肤进行痛觉检查，或使用冷热水试管接触皮肤进行温度觉检查，若刺激强度或频率不当，可能导致皮肤刺激过度，引起患者不适或疼痛。

（1）调整刺激强度与频率：在进行浅感觉评估时，应根据患者的耐受程度调整刺激强度与频率，避免过度刺激皮肤。

（2）使用温和的刺激方式：对于皮肤敏感的患者，可以考虑使用更温和的刺激方式，如使用羽毛或棉签轻触皮肤进行触觉检查。

（3）给予皮肤适当休息时间：在评估过程中，应给予皮肤适当的休息时间，避免连续过度刺激同一部位。

（二）深感觉

深感觉又被称为本体感觉，是指来自于肌、肌腱、韧带、骨和关节等机体深层结构的感觉。

【操作目的及意义】

通过对患者运动觉、位置觉及振动觉等检查，协助诊断病变的部位及性质。

【操作步骤】

1. 运动觉检查：检查者首先指导患者闭目，然后轻轻捏住患者手指、足趾两侧分别向上、向下移动约5°，再分别让患者辨别移动的方向。

2. 位置觉检查：检查者首先指导患者闭目，然后移动患者的单一肢体至特定的位置，再让患者说出或用对侧肢体模仿肢体所放的位置。

3. 振动觉检查：检查者先将振动的音叉柄置于患者的手指、锁骨、足趾、胫骨、内踝、外踝等骨隆突部位，再询问有无振动的感觉，并两侧对比，以检查患者对振动觉的感受程度及持续时间。

【操作难点及重点】

1. 深感觉减退或缺失提示感觉路径受损（参见浅感觉检查相关内容）。

2. 感觉障碍定位

（1）如受损的某一神经干分布区域内的各种感觉均减退或消失，提示单一周围神经型感觉障碍。

（2）出现四肢对称的末梢各种感觉障碍（浅感觉及深感觉），远端重于近端，且呈手套样、袜套样分布，为末梢型感觉障碍。

（3）节段性感觉障碍，即感觉障碍的范围与神经根的分布一致，则提示为后根型感觉障碍。

（4）患者出现对侧偏身感觉障碍并伴有偏瘫偏盲，则提示为内囊型感觉障碍。

（5）此外，还有脊髓传导型感觉障碍、脑干型感觉障碍、丘脑型感觉障碍及皮质型感觉障碍等。

【注意事项】

1. 检查者应先评估患者的意识是否清醒、是否配合检查。

2. 向患者或其家属告知检查的目的，并指导患者配合的方法。

3. 检查位置觉时，如果患者对手指或足趾移动的方向判断有困难，应加大移动的幅度；如果患者仍然不能感受，则应检查患者对腕关节、膝关节等大关节移动的感受。

4. 患者出现感觉障碍时，应检查感觉传导通路不同部位受损的表现，以明确感觉障碍的位置。

【操作并发症及处理】

在进行深感觉评估时，如振动觉检查、位置觉检查或运动觉检查，患者可能会因为刺激不适、检查时间过长或姿势保持困难而感到不适。

（1）调整刺激强度：对于振动觉检查，可以根据患者的耐受程度调整音叉的振动强度，避免过度刺激。

（2）合理安排检查时间：确保检查时间不会过长，避免患者因长时间保持同一姿势而感到疲劳或不适。

（3）提供适当的休息：在检查过程中，适时让患者休息，以缓解不适。

（4）使用温和的引导语：在进行位置觉或运动觉检查时，使用温和的引导语帮助患者放松，减少紧张感。

（三）复合感觉

复合感觉是大脑皮质对各种感觉的分析、判断后获得的综合感觉，因此须在浅、深感觉正常的基础上进行。

【操作目的及意义】

通过对患者实体觉、定位觉、两点分辨觉及图形觉等检查，协助诊断病变的部位及性质。

【操作步骤】

1. 实体觉检查：检查者指导患者闭目或以深色遮眼布遮住双眼，然后将钢笔、硬币、手表等患者熟悉、常用的物品让其触摸，再要求描述物品的名称、形状、大小。

2. 定位觉检查：检查者指导患者闭目或以深色遮眼布遮住双眼，检查者用棉签触及患者皮肤，再让其指出触碰的部位。

3. 两点分辨觉检查：检查者指导患者闭目或以深色遮眼布遮住双眼，以专用两脚规的两脚同时触及患者皮肤，再让患者描述感受到的两点。依次缩小两脚规两脚间的距离，分别进行检查，直至两脚间的距离被患者感受为一点，此前一次两脚间的距离即是患者所能分辨的最小两点间距离。

4. 图形觉检查：检查者指导患者闭目或以深色遮眼布遮住双眼，用棉签在患者皮肤上分别画方形、圆形、三角形等简单的图形，再让患者一一说出所画图的形状。

5. 重量辨别觉：让患者比较大小相同、重量不同的物品，如塑料球与木球（重量相差50%），不能辨别重量时称为失辨重能。

【操作难点及重点】

复合感觉，是大脑皮质对浅感觉与深感觉分析、比较、整合而形成的感觉，又称皮质感觉。正常人定位觉误差＜10cm；身体不同部位的分辨觉不同，如指尖2～4mm、手掌8～12mm等。患者的实体觉、定位觉、图形觉及两点分辨觉异常，提示感觉传导通路不同部位、不同程度受损（参见浅感觉、深感觉检查相关内容）。

【注意事项】

1. 检查者应先评估患者的意识是否清醒，是否配合检查。

2. 向患者或其家属告知检查的目的，并指导患者配合的方法。

3. 患者出现复合感觉障碍时，应检查感觉传导通路不同部位受损的表现，以明确感觉障碍的位置。

4. 检查两点分辨觉时，每一个体的差异性较大，一旦发现异常应进行两侧对比检查。

【操作并发症及处理】

评估过程中，患者可能会因为长时间的检查、不舒适的刺激或保持特定姿势而感到不适。

（1）调整评估方法：根据患者的具体情况，灵活调整评估方法，如缩短检查时间、改变刺激方式等，以减轻患者的不适感。

（2）提供舒适环境：确保评估环境安静、整洁、舒适，有助于患者放松身心。

（3）适时休息：在评估过程中，适时让患者休息，以缓解疲劳和不适。

（王　琳）

六、吞咽功能的评估

正常的吞咽是由大脑和神经中枢来进行控制的，且由食管、咽部和口腔协同完成，但是当并发脑卒中后，会因吞咽横纹肌麻痹、运动功能障碍，以及吞咽反射延迟等诸多情况诱发吞咽困难。吞咽功能的评估是通过一系列检查和测试来确定个体是否存在吞咽障碍及其严重程度的过程。

【操作步骤】

1. 核对医嘱及患者信息。

2. 洗手，戴口罩。

3. 向患者及家属解释吞咽功能评估的目的及过程，并取得同意。

4. 向患者解释操作目的及方法，取得合作。

5. 帮助患者取半坐卧位，对患者进行唾液反复吞咽指导。

6. 若患者 30 秒内吞咽次数少于 5 次，则需进行洼田饮水试验。

7. 患者保持常规体位饮用温水 30ml，进行洼田饮水试验观察时间：记录患者从饮水到呛咳所需的时间。

8. 观察患者有无不适主诉。

9. 观察患者神志，测血压、呼吸、心率。

10. 再次核对。

11. 告知患者操作已完毕，整理床单位。

12. 洗手，记录，签字。

【操作难点及重点】

1. 唾液吞咽时，如果患者口腔中唾液量较少甚至无唾液，可将少量温水滴于患者舌面，以观察其吞咽状况；反复唾液吞咽试验方法：吞咽治疗师将示指横置于患者甲状软骨上缘，嘱患者尽快反复吞咽，并记录完成吞咽次数。判定标准：当喉头随吞咽动作上举、越过示指后复位，即判定完成一次吞咽动作。老年患者在 30 秒内能达到 3 次吞咽即可。

2. 掌握洼田饮水实验的分级

Ⅰ级　无呛咳状况且 1 次饮完

Ⅱ级　无呛咳状况且分 2 次饮完

Ⅲ级　一次性饮完但发生明显呛咳

Ⅳ级　分 2 次及以上饮完且发生呛咳

Ⅴ级　存在严重呛咳现象而难以完成饮水

3. 适应证

（1）脑卒中及疑有吞咽困难的患者。

（2）鼻饲、气切及生命体征平稳且配合的可能存在吞咽障碍的患者。

（3）有吞咽障碍风险的患者。

4. 禁忌证

（1）消化系统疾病暂时不能进食（如胃溃疡、胃出血）。

（2）生命体征不稳定。

（3）严重认知障碍。

（4）意识不清。

【注意事项】

1. 饮水试验：使用温开水，建议先用一勺温水进行试验。Glasgow 昏迷量表小于 6 分或即使在帮助下也不能维持坐位的患者不适用于此试验。

2. 体位选择：能坐起的患者坐起进食，头略前屈；不能坐起的患者取仰卧位将床头抬高 30°，头下垫枕使头部前屈。

3. 食物选择：选择患者喜爱的、营养丰富、易消化的食物，食物应柔软、密度与性状均一、不易松散、有一定黏度、能够变形。

4. 环境准备：进食环境应安静、舒适，减少分散注意力的干扰因素。

5. 患者准备：告知患者进餐时不要讲话，减少呛咳和误吸的风险。

6. 食物能咽下不等于安全的进食，可能存在隐性误吸风险。吃完食物后没有呛咳不等于没有误吸，可能是咳嗽反射差，注意观察患者的反应。

【操作并发症及处理】

1. 误吸

（1）当发现患者发生误吸后，立即使患者采取侧卧位，头低脚高，并同时通知医生。

（2）使用负压吸引器等工具尽快将吸入物排出，清理口腔内痰液、呕吐物。

（3）若误吸物排出，及时清理。若误吸物未排出、危险未解除，要配合医生做好抢救工作，观察生命体征。

（4）通知家属，向家属交待病情及注意事项，给予心理支持。

（5）做好护理记录，包括误吸发生的时间、经过、采取的措施和患者的反应。

2. 吸入性肺炎

（1）评估患者生命体征，动态监测呼吸、循环等功能。

（2）氧疗：低氧血症患者推荐鼻导管吸氧，严重低氧患者可给予高浓度吸氧或面罩吸氧。

（3）无创机械通气：可降低急性呼吸衰竭患者的气管插管率，改善氧合。

（4）保持呼吸道通畅，使用支气管镜或气管插管吸出胃内容物或异物。

（王艳新）

七、认知功能的评估

认知功能障碍的主要表现为空间能力、注意力、执行能力、记忆力下降等脑功能受损，影响个体的日常生活和社会功能。

【操作目的及意义】

卒中后认知障碍（post – stroke cognitive impairment，PSCI）是脑卒中患者主要并发症之一，简易精神状态检查量表（Mini – mental State Examination，MMSE）主要用于评估和监测个体的认知功能。它可以反映被试者智力状态及认知功能缺损程度，为临床心理学诊断、治疗以及神经心理学的研究提供科学依据，从而做到早发现、早治疗，提高卒中患者的生活质量。

【操作步骤】

MMSE（简易精神状态检查量表）评分操作要点

1. 定向力评估

（1）询问时间，包括日期（年、月、日、星期几）和地点（城市、区/县、街道等）。

（2）注意观察回答的准确性和速度，若患者不确定，可给予适当提示。

2. 记忆力评估

（1）向患者说出三个不相关的词语（如苹果、书本、汽车），让患者重复。

（2）约 3 分钟后，让患者回忆这三个词语。

（3）评估时发音清晰，确保患者听清词语。

3. 注意力和计算力评估

（1）进行连续减法运算，如从 100 依次减 7，直到患者不能正确回答为止。

（2）观察患者计算的速度和准确性，若出现错误及时纠正并记录错误次数。

4. 回忆能力评估

（1）再次询问之前给出的三个词语，检查患者的回忆情况。

（2）注意与记忆力评估部分的衔接，避免间隔时间过长。

5. 语言能力评估

（1）让患者说出一个物品的名称（如手表），然后要求其进行描述。

（2）进行简单的指令执行，如"用右手拿一张纸"。

（3）观察患者的语言表达是否清晰、流畅，理解指令是否准确。

6. 视空间能力评估

（1）让患者临摹一个简单的图形（如圆形、正方形等）。

（2）评估图形的准确性和比例，注意患者的手部动作和协调性。

[附表]

北京天坛医院简易智能状态检查量表（MMSE）

科室	住院号	姓名	性别	年龄	文化程度	诊断	入院时间	评估时间	评估者

定向力（10分）	记忆力（3分）	注意力和计算力（5分）	回忆能力（3分）	命名能力	语言能力（9分）		阅读能力	书写能力	结构能力
					复述能力	三步命令			
请您认真回答以下问题	现在我告诉您三种东西的名称，我说完后请您重复一遍。请记住这三种名称，等一下要再问您的。（注：回答正确即可，顺序不要求）	从100中减去7，然后从所得的数算下去，请您将每减一个7的答案告诉我，直到我说"停"为止。（注：依次减5次，减对几次给几分，如果前面减错，不影响后面评分）	现在请您说出刚才我让您记住的是哪三种住的东西	请问这是什么（注：分别拿出手表、铅笔）	请您跟我说如下一句话（注：只说一遍，正确、咬字清楚才记1分）	我给您一张纸，请您按我说的去做（注：不要重复，也不要示范）	请您读一下这句话并按这句话去做（注：如患者为文盲，也不要示范）	请您写一个完整的句子。句子要有主语、谓语，能表达这一定的意思（注：如患者为文盲，该项目评分0分）	请您照着这个样子把它画下来（注：2个封闭的五边形，交叉处形成一个小四边形才记1分）
题目 / 评分	题目 / 评分	题目 / 评分	题目 / 评分	题目 / 评分	题目 / 评分	题目 / 评分	题目 / 评分	评分	题目 / 评分
星期几 ／ 错误 0 正确 1	皮球 ／ 错误 0 正确 1	100−7 ／ 错误 0 正确 1	皮球 ／ 错误 0 正确 1	回答出"手表" ／ 错误 0 正确 1	"大家齐心协力拉紧绳" ／ 错误 0 正确 1	右手拿起纸 ／ 错误 0 正确 1	请您闭上眼睛 ／ 错误 0 正确 1	错误 0 正确 1	错误 0 正确 1

续表

定向力(10分)			记忆力(3分)			注意力和计算力(5分)			回忆能力(3分)			语言能力(9分)												书写能力			结构能力		
												命名能力			复述能力			三步命令			阅读能力								
题目	错误	正确	题目	错误	正确	题目	错误	正确	题目	错误	正确	题目	错误	正确	题目	错误	正确	题目	错误	正确	题目	错误	正确	题目	错误	正确	题目	错误	正确
几号	0	1	国旗	0	1	-7	0	1	国旗	0	1	回答出"铅笔"	0	1				将纸对折	0	1									
几月	0	1	树木	0	1	-7	0	1	树木	0	1							将纸放在左腿上	0	1									
什么季节	0	1				-7	0	1																					
哪一年	0	1				-7	0	1																					
省市	0	1																											
区县	0	1																											
街道或乡	0	1																											

续表

定向力（10分）			记忆力（3分）			注意力和计算力（5分）			回忆能力（3分）			语言能力（9分）																						
												命名能力			复述能力			三步命令			阅读能力			书写能力			结构能力		
题目	错误	正确	题目	错误	正确	题目	错误	正确	题目	错误	正确	题目	错误	正确	题目	错误	正确	题目	错误	正确	题目	错误	正确	题目	错误	正确	题目	错误	正确
什么地方	0	1																											
第几层楼	0	1																											

1. 适用人群：年龄≥60岁的老年患者，神志清楚，可配合进行问卷评估的患者。

2. 评估频次：入院评估一次。

3. 评价标准：总分范围0~30分，正常与不正常的分界值与受教育程度有关，分界值以下为有认知功能缺陷，分界值以上为正常。认知功能缺陷分界值：文盲组（未受过学校教育）为17分；小学组（教育年限≤6年）为20分；中学或以上组（教育年限>6年）为24分。

4. 初筛方法：护士使用引导语进行初筛；"现在我告诉您三种东西的名称，我说完后请您重复一遍。请记住这三样名称，国旗、皮球、树木。1分钟以后，患者清楚地告诉三个名称无须评估，若回答不准确进行首次评估。"

（王艳新）

【操作难点及重点】

(一) 操作难点

1. 患者配合度问题

(1) 部分患者可能因认知障碍程度较重、情绪不稳定或不理解测试目的而不配合，影响测试的进行。例如，有些患者可能拒绝回答问题或随意作答。

(2) 应对方法：测试前耐心向患者解释测试的意义和过程，尽量消除患者的紧张情绪。对于不配合的患者，可以尝试换一种方式提问或给予适当的引导，但要注意避免过度提示而影响测试结果的准确性。

2. 语言和文化差异

(1) 不同地区的患者可能存在语言和文化差异，导致对问题的理解和回答存在偏差。例如，一些方言词汇可能影响患者对问题的理解，或者某些文化背景下的患者对特定问题的反应方式不同。

(2) 应对方法：测试人员应尽量使用通俗易懂的语言提问，并根据患者的文化背景适当调整问题的表达方式。如果可能，可以准备多种语言版本的测试材料，以满足不同患者的需求。

3. 计时和计算部分的准确性

(1) 在进行注意力和计算力评估时，需要准确计时和记录患者的计算结果。这对于测试人员的操作要求较高，稍有不慎就可能出现误差。

(2) 应对方法：测试人员在进行这部分测试前，应熟悉计时工具的使用方法，并在测试过程中严格按照规定的时间进行操作。同时，要认真记录患者的计算过程和结果，以便准确评分。

(二) 操作重点

1. 定向力评估

(1) 准确判断患者对时间、地点和人物的定向能力是 MMSE 测试的重要环节。

(2) 重点关注患者对日期、星期几、时间、地点等信息的回答准确性。如果患者回答错误，可以适当给予提示，但要记录提示的次数和方式。

2. 记忆力评估

(1) 重点在于清晰地说出三个不相关的词语，确保患者听清并准确重复。

(2) 在回忆环节，要给予患者足够的时间思考，同时注意观察患者的表情和反应，判断其是否在努力回忆。

3. 语言能力评估

(1) 重点关注患者的语言表达是否清晰、流畅，能否准确命名物品、描述其特征以及正确执行指令。

（2）对于语言表达有困难的患者，可以通过观察其肢体语言和表情来辅助判断。

4. 视空间能力评估

（1）重点观察患者临摹图形的准确性和比例，注意患者的手部动作是否协调。

（2）如果患者无法完成临摹，可以尝试给予一些简单的提示，如指出图形的主要特征等。

【注意事项】

1. 环境要求

（1）选择安静、舒适的环境进行测试，避免干扰。

（2）确保光线充足，以便患者看清测试材料。

2. 患者状态

（1）评估前，向患者解释测试的目的和方法，让其放松心情。

（2）若患者身体不适或情绪不稳定，可适当延迟测试。

（3）注意患者的视力、听力等是否影响测试结果，必要时进行调整。

3. 评分标准

（1）严格按照评分标准进行评分，避免主观判断。

（2）对于不确定的回答，可重复问题或给予适当提示，但要记录提示的情况。

（3）总分30分，不同分数段代表不同的认知功能水平。

4. 测试人员要求

（1）测试人员应经过专业培训，熟悉测试流程和评分标准。

（2）测试过程中，态度和蔼、耐心，与患者建立良好的沟通关系。

（3）确保测试的一致性和可靠性，避免不同测试人员之间的差异。

八、颅内压监测

颅内压（ICP）即颅腔内脑脊液压力，疾病情况下可升高或降低，引起不同临床表现。ICP增高可引起严重不良后果，常见于颅脑外伤、颅内感染、脑血管病和脑肿瘤等脑疾病。通过ICP监测，有助于判断颅内组织容积变化，是有效的临床决策及治疗方案依据指标。

ICP监测包括有创监测和无创监测。有创监测通常被认为是"金标准"，可进行脑室内、脑实质、硬膜下、硬膜外等多部位的监测。无创监测方法则包括眼内压测量、视神经鞘直径测量、经颅多普勒超声等，但这些方法的准确性和可靠性仍在研究中。

有创 ICP 监测是一种通过植入压力传感器至颅内，将颅内的压力信号转换为电信号，形成数据和波形的颅内压力监测方法。根据传感器放置位置的不同，可将 ICP 监测分为脑室内、脑实质、硬膜下、硬膜外测压。按照准确性和可行性排序，侧脑室内监测优于脑实质内光纤传感器、硬膜下（蛛网膜下腔）传感器、硬膜外传感器，因此临床上多作为首选。

有创监测操作较简便、技术成熟、测压准确，在临床应用广泛，可信度高，因此为本节重点阐述内容。

【操作目的及意义】

1. 有助于医护人员及时了解患者的病情变化，进行及时干预，改善患者的神经功能预后，降低患者的病死率。

2. 有助于预测患者的预后功能及恢复情况，用于指导患者及家属进行决策。

3. 通过监测 ICP 数值的变化，医生可以及时判断治疗方案的有效性，作为患者个性化治疗的依据。同时，可以间接计算脑灌注压。

【操作步骤】

1. 核对医嘱及患者。

2. 向患者解释操作方法及目的，取得其配合。

3. 环境安静、整洁，光线自然。

4. 评估病情，患者处于平静状态下，避免存在情绪紧张、躁动、咳嗽、腹内压增高等情况或进行翻身、吸痰等操作后。

5. 评估头部引流管通畅情况，无打折及弯曲，可见引流管内液面波动；ICP 监测光纤导线无过度扭曲及硬折，传感器连接紧密。

6. 读取 ICP 监测仪数值，做好记录。

7. 如数值异常，排除干扰因素，综合评价病情，及时通知医生。

8. 严格无菌操作，预防颅内感染。保持监测系统及引流管路的清洁和功能正常，定期更换敷料，每日更换患者枕上无菌小巾。

【操作难点及重点】

1. 能够正确识别正常及异常 ICP 数值。正常 ICP 值：成人 5 ~ 15mmHg；儿童 3.75 ~ 7.5mmHg。异常 ICP 值：16 ~ 20mmHg，轻度增高；21 ~ 40mmHg，中度增高；>40mmHg，重度增高。

2. 能识别 ICP 测量值所对应的临床变化。

（1）ICP 增高：头痛、呕吐、视乳头水肿、意识状态及瞳孔改变，严重可发生库欣三联征（心动过缓、呼吸抑制与血压增高）。

（2）ICP 降低：防止引流量过多，临床表现为：头痛、头昏、恶心、呕吐、疲倦乏力和精神障碍等。

3. 通过 ICP 数值计算脑灌注压数值（CPP）。CPP = 平均动脉压 − ICP，正常脑灌注压为 60~150mmHg。

【注意事项】

1. 对格拉斯哥昏迷评分（GCS）<8 分、有小脑幕切迹疝临床表现、存在发生脑积水风险、病情恶化的脑部疾病患者均建议行有创 ICP 监测。

2. ICP 大小以毫米汞柱（mmHg）表示及记录。

3. 严格无菌操作，防止颅内感染。

4. 应在患者平静后记录测量数值，必要时遵医嘱给予镇静剂。

5. 对患者及家属做好心理护理，向其说明监测方法和目的使之配合。

6. 建议在测压前、改变体位或中断 ICP 监测时对监测仪校零。在监测过程中每 1~2 小时重新校零，零点位置参照室间孔或外耳道水平处。

7. 持续监测与记录 ICP，观察 ICP 的变化趋势。

8. 明确 ICP 与 CPP 干预界值及报告值。

（1）创伤性颅脑损伤（TBI）患者行去骨瓣减压术前 ICP 干预界值为 20mmHg；术后 ICP 干预界值为 15mmHg。应避免 ICP≥20mmHg 持续 30 分钟以上，或 ICP≥25mmHg 持续 10 分钟以上，或 ICP≥30mmHg 持续 5 分钟以上。

（2）大脑半球大面积梗死（LHI）患者行去骨瓣减压术前及术后 ICP 干预界值均为 15mmHg。

（3）颅内出血（ICH）患者 ICP 干预界值为 20mmHg；脑室出血患者 ICP 干预界值为 30mmHg；SAH 的 ICP 干预界值为 20mmHg。

（4）干预 ICP 时，需考虑 CPP 变化。CPP<60mmHg 或>95mmHg 均为参考干预界值。

9. 对于 ICP 轻度升高的患者应排除发热、疼痛刺激、呼吸不畅、腹胀等因素引起；若 ICP 持续进行性升高应警惕是否发生颅内血肿，及时报告主管医生；若 ICP 过低应排除探头脱出、脑脊液引流过度、发生脑脊液漏或脱水药物使用过量等因素。

10. 保持管路通畅，防止管路脱出。可采用方法如下所述。

（1）对管路进行二次固定。

（2）翻身或改变体位时可由专人负责管线管理。

（3）及时更换松脱贴膜。

（4）评估镇静深度及患者配合度，必要时遵医嘱给予镇静剂。

11. 光纤系统避免过度扭曲及硬折。

12. 根据 ICP 测量结果，选择恰当的护理及治疗措施。

（1）对于高 ICP 患者，应将床头抬高 30°，以降低 ICP 数值。

（2）尽可能缩短（<30 分钟）ICP 增高患者胸部物理护理（气管内吸痰、震动排痰、体位引流、叩背）时间，避免 ICP 进一步增高。

（3）甘露醇是降低 ICP 的常规首选药物，也可选择高渗盐作为降低 ICP 的药物。长期、大量输注渗透性利尿剂应注意监测不良反应，如肾前性肾功能障碍、充血性心功能障碍、高钠血症、渗透性脑病等。

（4）低温治疗是降低 ICP 的常用方法。低温的核心温度目标为 33 ~ 35℃，持续时间至少 24 ~ 72 小时。

【操作并发症及处理】

1. 感染：有创性 ICP 监测设备可能导致颅内感染。

（1）ICP 监测期间，应定期监测患者的体温、白细胞计数和脑脊液检查，及时发现感染迹象。

（2）进行 ICP 监测时，应严格无菌操作，防止感染发生。

2. 出血：插入监测设备时可能会损伤血管，导致脑出血。发生脑出血时，立即评估患者损伤部位及出血量，必要时进行手术治疗。

3. 血栓形成：长期留置导管可能增加血栓形成的风险。

（1）每日评估 ICP 监测的必要性，及早撤除 ICP 监测。

（2）定期监测是否形成血栓，形成血栓后建议撤除 ICP 监测，必要时给予抗凝治疗。

4. 设备故障：监测设备的故障或损坏，如导管错位、扭曲、阻塞或换能器位置变化，都可能影响监测的准确性。发生设备故障时立即停止操作，评估操作对患者的损伤，必要时采取相应处理措施。

（袁　媛　易晓平）

【参考文献】

［1］赵继宗. 中华医学百科全书·神经外科学［M］. 北京：中国协和医科大学出版社，2020.

［2］陈兴梅，阳桃鲜，王萍仙，等. 神经外科临床护理管理与实践［M］. 昆明：云南科技出版社，2021.

［3］谭丽萍，黄慧，田凤美. 神经外科临床护理实践［M］. 苏州：苏州大学出版社，2022.

［4］王欣然，孙红，李春燕. 重症医学科护士规范操作指南［M］. 2 版. 北京：中国医药科技出版社，2020.

［5］孙玉梅，张立力，张彩虹．健康评估［M］．5 版．北京：人民卫生出版社，2021.

［6］CAMPOS Y A，RANA P，REYES R G，et al. Relationship between automated pupillometry measurements and ventricular volume in patients with aneurysmal subarachnoid hemorrhage［J］．The Journal of Neuroscience Nursing，2022，54（4）：166－170.

［7］BOWER M M，SWEIDAN A J，XU J C，et al. Quantitative pupillometry in the intensive care unit［J］．Journal of Intensive Care Medicine，2021，36（4）：383－391.

［8］胡爱玲，李琨，余婷．实用康复护理实践［M］．北京：电子工业出版社，2021.

［9］乐革芬，范艳竹，任学芳．神经外科亚专科学丛书．神经外科亚专科护理学［M］．武汉：华中科技大学出版社，2023.

［10］熊旭东，封启明．实用危重症医学［M］．上海：上海科学技术出版社，2023.

［11］中国医师协会体外生命支持专业委员会．体外膜氧合患者脑监测中国专家共识［J］．中华医学杂志，2024，104（09）：662－673.

［12］JACOBS M，BRILEY P M，WRIGHT H H，et al. Marginal assessment of the cost and benefits of aphasia treatment：evidence from community－based telerehabilitation treatment for aphasia［J］．J Telemed Telecare，2023，29（4）：271－281.

［13］中国医师协会神经外科医师分会神经电生理监测学组，中国研究型医院学会临床神经电生理专业委员会，中国人体健康科技促进会重症脑损伤专业委员会．神经重症患者的神经电生理监测与评估专家共识（2024版）［J］．中华医学杂志，2024，104（23）：2113－2122.

［14］国家急诊医学专业医疗质量控制中心，北京市急诊质量控制和改进中心，中华护理学会急诊护理专业委员会．急危重症患者鼻空肠营养管管理专家共识［J］．中华急诊医学杂志，2024，33（06）：761－766.

［15］张通，赵军，李雪萍，等．中国脑血管病临床管理指南（第 2 版）（节选）——第 8 章脑血管病康复管理［J］．中国卒中杂志，2023，18（9）：1036－1048.

［16］中国康复医学会吞咽障碍康复专业委员会．中国吞咽障碍康复管理指南（2023 版）［J］．中华物理医学与康复杂志，2023，45（12）：1057－1072.

［17］El Husseini N，Katzan IL，Rost NS，et al. Cognitive impairment after ischemic and hemorrhagic stroke: a scientific statement from the American Heart Association/American Stroke Association [J]. Stroke, 2023, 54 (6): 272 - 291.

[18] 浙江省医学会重症医学分会. 中国重症患者肠外营养治疗临床实践专家共识（2024）[J]. 中华危重病急救医学, 2024, 36 (07): 673 - 680.

[19] 中华医学会神经病学分会, 中华医学会神经病学分会脑血管病学组. 中国重症卒中管理指南2024 [J]. 中华神经科杂志, 2024, 57 (07): 698 - 714.

[20] EVANGELISTA G G, EGGER P, BRUGGER J, et al. Differential impact of brain network efficiency on poststroke motor and attentional deficits [J]. Stroke, 2023, 54 (4): 955 - 963.

第七节　腹内压监测技术

腹内压（intra - abdominal pressure，IAP）是腹腔密闭腔隙内稳定状态的压力，主要由腹腔内脏器的静水压产生，有间接和直接两种测定方法。直接法为有创操作，临床少用。根据帕斯卡定律，腹部及其内容物具有相对非压缩性、可流动性特点，因而可以间接测量腹内压，方法有经膀胱测压、经胃测压、经直肠测压、经下腔静脉测压等。其中，测量膀胱内压方法简单易行、费用低廉，目前仍被大多数学者推荐为标准的腹内压测量方法。

【操作目的及意义】

评估患者腹腔高压情况，了解病情变化，为患者治疗提供依据。

【操作步骤】

（一）标尺测压法

1. 核对医嘱及患者。

2. 向患者解释操作目的及方法，取得其合作。

3. 评估患者一般情况和导尿管引流及固定情况。

4. 洗手，戴口罩。

5. 准备并检查用物：100ml 生理盐水、一次性三通、50ml 注射器、输液器、治疗盘、测压尺，并核查有效期。

6. 推治疗车至患者床旁，核对患者信息，予以隔离帘遮挡，注意保护隐私。

7. 患者取平卧位，暴露尿管，排空膀胱，腹肌放松，去除使腹内压增高的外来因素。

8. 测压板固定于床边，并以腋中线与髂嵴交点为零点。

9. 生理盐水预冲输液器，将输液器、三通与导尿管相连，输液器固定在测压尺上。

10. 夹闭尿管，关闭测压端三通，严格无菌操作前提下经三通向膀胱内注入 25ml 生理盐水。

11. 关闭三通注液端，打开三通测压端，断开预冲用生理盐水，输液器通大气。

12. 待液面有轻微波动而不再下降时，在呼气末读取测压板上数值，单位为 cmH$_2$O。

13. 开放尿管引流，再次核对信息。

14. 告知患者操作已完毕，整理床单位，收拾用物。

15. 洗手、记录并分析数值变化趋势。

（二）监护仪测压法

1. 核对医嘱及患者。

2. 向患者解释操作目的及方法，取得合作。

3. 评估患者一般情况和导尿管引流及固定情况。

4. 洗手，戴口罩。

5. 准备并检查用物：生理盐水、一次性三通、50ml 注射器、治疗盘、测压组件，并核查有效期。

6. 推治疗车至患者床旁，核对患者信息，予以隔离帘遮挡，注意保护隐私。

7. 患者取平卧位，暴露尿管，排空膀胱，腹肌放松，去除使腹内压增高的外来因素。

8. 生理盐水预充测压组件。

9. 传感器与测压导线连接，监护仪设置压力名称。

10. 传感器与导尿管相连，打开阀门冲洗管路，进行方波实验。

11. 关闭患者端，将传感器与大气相通，按压力模块调零按钮，压力归零。

12. 关闭大气端，压力传感器固定在腋中线与耻骨联合交界点。

13. 严格无菌操作前提下经三通向膀胱内注入 25ml 生理盐水。

14. 停留 30~60 秒，读取呼气末压力数值。

15. 告知患者操作已完毕，整理床单位，收拾用物。

16. 洗手、记录并分析数值变化趋势。

(三) 尿动力仪测压法

1. 核对医嘱及患者。

2. 向患者解释操作目的及方法，取得其合作。

3. 评估患者一般情况和导尿管引流及固定情况。

4. 洗手，戴口罩。

5. 准备并检查用物：生理盐水、治疗盘、测压组件、尿动力仪，并核查有效期。

6. 推治疗车至患者床旁，核对患者信息，予以隔离帘遮挡，注意保护隐私。

7. 患者取平卧位，暴露尿管，排空膀胱，腹肌放松，去除使腹内压增高的外来因素。

8. 安装尿动力仪，拆开一次性压力传感器安装在尿动力仪上。

9. 将传感器与患者连接，确认管路通畅，整体管路充盈、无连续气泡。

10. 开机自检。

11. 将传感器固定在腋中线与趾骨联合交界点。

12. 关闭患者端，将传感器与大气相通。

13. 按压力模块的调零按钮，尿动力仪显示 IAP 波形和数值，数值为零。

14. 关闭大气端，测压。

15. 当压力值稳定，读取压力数值。

16. 告知患者操作已完毕，整理床单位，收拾用物。

17. 洗手、记录并分析数值变化趋势。

【操作难点及重点】

1. 危重症或创伤患者具备引起腹腔高压 (IAH) /腹腔间隔室综合征 (ACS) 的任何高危因素时，应该监测腹内压。

2. 正常人仰卧位腹内压 (IAP) 一般低于 10mmHg。国际腹腔间隙综合征学会 (WSACS) 定义正常为腹内压 5～7mmHg。IAP 持续增高超过 12mmHg 时，提示 IAH，应及时通知医生采取相应措施。

3. 根据 IAP 大小，IAH 严重程度分为 4 级：Ⅰ级，IAP 12～15mmHg；Ⅱ级，IAP 16～20mmHg；Ⅲ级，IAP 21～25mmHg；Ⅳ级，IAP ＞25mmHg。

4. 当床头抬高 30°时腹内压将增加 1.5～5.2mmHg，临床应重视床头抬高引起腹内压升高所带来的潜在影响，建议Ⅳ级腹内高压患者尽量避免床头抬高。

5. 对于腹内高压患者，当腹内压≤20mmHg 时可早期给予胃肠内营养，同时需谨慎监测喂养不耐受和腹内压变化，如积极采取措施仍不能改善喂养不耐受或腹内压进一步增加，应予以减量或暂停喂养；对于腹内压Ⅲ级以上和腹腔间隔室综合征患者，延迟给予胃肠内营养。

【注意事项】

1. 严格执行无菌操作。

2. 测定时建议患者处于仰卧位，须在无腹肌紧张状态下；但若患者病情不允许，则每次测量腹内压时，应使患者处于相同位置下进行测量，并在记录中标注测量体位。

3. 测压时以腋中线与髂脊交点为零点。

4. 成人测压时注入膀胱内无菌生理盐水量不超过 25ml；儿童注水量为1ml/kg（总量 3~25ml）。

5. 膀胱注入生理盐水后 30~60 秒（等待逼尿肌松弛）再测定压力，以呼气末时数值为准。

6. 测压后记录尿量时需减掉注入生理盐水的量。

7. 腹内压以 mmHg 为单位表示，所测得 cmH_2O 的数值需除以 1.36 转换为 mmHg。

【操作并发症及处理】

经膀胱测量腹内压时需要严格执行无菌操作，避免导尿管相关性尿路感染的发生；一旦明确发生导尿管相关性尿路感染，按照相关要求进行处理。

（张晓雪　　王欣然）

【参考文献】

[1] 中国腹腔重症协作组. 重症患者腹内高压监测与管理专家共识（2020 版）[J]. 中华消化外科杂志, 2020, 19（10）: 1030-1037.

[2] 王晓瑾, 黄春荣, 赵慧慧, 等. 重症患者经膀胱腹内压监测管理的证据总结[J]. 中华护理杂志, 2022, 57（15）: 1886-1892.

[3] 郝桂华, 李幼生, 王鹏飞, 等. 成人患者经膀胱腹内压测量的最佳证据总结[J]. 中华急危重症护理杂志, 2023, 4（10）: 936-942.

[4] De Laet IE, Malbrain MLNG, De Waele JJ. A clinician′s guide to management of intra-abdominal hypertension and abdo-minal compartment syndrome in critically ill patients[J]. Crit Care, 2020, 24（1）: 97.

第八节 血 糖 监 测

一、末梢血糖监测

末梢血糖监测（peripheral blood glucose monitoring）是全面了解血糖情况的必要工具，用以保证患者的安全，评价各种治疗的疗效，指导各种治疗方案的调整。方便患者进行自我管理，提高患者生活质量。

【操作目的及意义】

1. 反映实时血糖水平：了解血糖的控制水平和波动情况。及时发现低血糖或高血糖情况，从而采取相应措施避免严重后果。

2. 评估生活事件（饮食、运动、情绪及应激等）以及疾病、药物对血糖的影响，有助于提高治疗的有效性、安全性，改善患者的生活质量。

3. 评价代谢指标，为诊断和治疗提供依据。帮助医生制定和调整用药方案。

【操作步骤】

1. 核对医嘱及患者。

2. 评估患者

（1）询问、了解患者的身体状况，询问患者自我感觉。

（2）评估患者末梢循环及皮肤情况；患者双手手指皮肤的颜色、温度，污染及感染程度；必要时协助洗手，评估空腹或进食时间；基本病情、认知程度、生活自理情况。

（3）向患者解释操作目的、方法、配合的注意事项，询问有无酒精过敏史，取得合作；与患者沟通时态度和蔼，用语得当。

（4）评估环境：清洁，安静，光线明亮，安全，无噪音，无清理活动发生。

3. 洗手，戴口罩。

4. 准备并检查用物：治疗车、血糖监测及记录单、生活及医疗垃圾桶、快速手消毒液、治疗盘、75%乙醇、棉签、快速血糖仪、血糖试纸、一次性采血针、锐器盒。血糖仪需保持清洁，电池工作状态正常，准确度良好（必要时行校准监测）。检查物品效期，合理放置。携用物至患者床旁。

5. 再次核对医嘱及患者，向患者解释操作方法，请患者配合。

6. 再次核对空腹及进食时间。

7. 再次评估穿刺部位皮肤。

8. 协助患者取舒适卧位，选择手指穿刺部位（一般选择无名指、中指、小指的指尖两侧，不在偏瘫输液侧采血，避开水肿感染部位，长期监测者注意交替轮换部位），必要时可以将手臂下垂 5 ~ 19 秒或从指根向指尖处按摩。

9. 打开血糖仪开关，核对血糖试纸号码与血糖仪是否一致，将血糖试纸插入血糖仪。

10. 用 75% 的酒精消毒穿刺部位，以穿刺点为中心，螺旋式消毒。消毒面积至第二指关节。

11. 酒精待干 15 秒，再次核对，持一次性血糖针紧贴穿刺点穿刺。

12. 指血自然流出，将试纸吸血处贴近采血。

13. 血糖仪嘀声倒计时，立即用无菌棉块按压穿刺点 1 ~ 2 分钟。

14. 读取血糖数值，告知患者。

15. 撤出试纸条，试纸条按照医用垃圾处理，关机。

16. 安置患者，整理床单元，再次核对，健康指导。

17. 洗手，记录并分析数值的变化趋势，签字。

【难点及重点】

1. 规范操作：末梢血糖测定是否规范直接影响血糖值结果及临床治疗，需要按照正确步骤进行消毒、采血、测试。

2. 准确测量：采血量、试纸条的保存及使用、血糖仪的校准和维护等都会影响测量结果的准确性。

【注意事项】

1. 血糖试纸保存在阴凉干燥的地方，用后及时将瓶盖盖紧，并按厂家规定的期限用完。严格按照血糖仪操作说明书进行操作，并在血糖仪产品适宜的操作温度范围内进行测量。

2. 消毒液一定要待干后采血，防止血液变稀影响效果。不宜采用含碘消毒剂（如碘伏、碘酒）消毒皮肤。采用葡萄糖氧化酶原理的血糖监测系统（包括以电极法与光化学法为原理的血糖仪），碘酒、碘伏中的碘可以与血糖试纸中的酶发生反应，产生误差。

3. 在手指侧面采血，因该部位血管丰富、痛觉不敏感。若末梢（手指）循环差，可采取温水洗手、垂手臂以利采血。

4. 首先选择无名指，因其有单独肌腱和神经分布，万一受损，不会影响其他手指功能。长期监测血糖的患者，要定时更换穿刺部位，测试时建议一次性吸取足量的血样量。

5. 勿过分挤压，防止组织液渗入进而稀释血液浓度，影响检查结果。

6. 在测试中不要按压或移动血糖试纸和血糖仪。

7. 注意单位 mg/dl 还是 mmol/L。

8. 血糖仪出现黑屏时查找原因，电源、测试区的清洁度和有无跌落现象发生，及时请厂家检修。

9. 专人管理，定期擦拭，记录。

10. 血糖仪的维护和保养注意事项：保持血糖仪清洁，电池工作状态正常，避开强磁场环境。新买的血糖仪、启用新的试纸条及血糖仪更换电池后，需要进行仪器检测。当血糖仪结果与临床情况不符时，或怀疑血糖仪不准确时，可及时联系制造商进行校准检测。

【操作并发症及处理】

1. 疼痛

（1）选用合适的采血针，如超细采血针，以减轻疼痛感。

（2）选择合适的采血部位，如左手无名指末端指腹，该部位神经末梢分布相对较少，疼痛较轻。

（3）采血前进行局部按摩或热敷，以促进血液循环，减轻疼痛。

2. 感染

（1）严格遵守无菌操作原则，采血前用 75% 乙醇消毒采血部位。

（2）采血后及时用无菌棉签按压止血，并用消毒液再次消毒采血部位。

（3）如出现感染症状，如红肿、疼痛加剧等，应遵医嘱使用抗生素进行治疗。

3. 皮下出血：采血后若压迫止血不当，可能导致皮下出血，形成淤青。

（1）正确使用压迫止血法，采血后用无菌棉签按压采血部位 3~5 分钟，直至不再出血。

（2）如出现皮下出血，24 小时内可采用冷敷促进血管收缩，减少出血；24 小时后可采用热敷促进淤血消散。

4. 血糖监测不准确

（1）定期检查血糖监测设备的准确性，确保其正常工作。

（2）使用有效期内、质量合格的试纸进行血糖监测。

（3）按照说明书正确操作血糖监测仪器，避免操作不当导致误差。

（张京芬　　何　茵）

二、动态血糖监测

动态血糖监测（continuous glucose monitoring，CGM）是指通过葡萄糖

感应器连续监测皮下组织间液葡萄糖浓度的技术，可提供连续、全面、可靠的全天血糖信息，了解血糖波动的趋势和特点。因此，CGM 可成为传统血糖监测方法的一种有效补充。动态血糖监测是近年来在临床上出现的一种新型的血糖监测方法，可以连续监测动态血糖变化，有利于控制血糖水平。

【操作目的及意义】

1. 了解血糖波动的趋势，发现不易被传统监测方法所检测到的高血糖和低血糖。

2. 为临床医师选择药物、判断疗效、制订合理的饮食结构提供最科学的依据。

3. 指导胰岛素泵的合理分段、调节剂量，进而达到既严格控制血糖又可避免血糖大幅度波动的目的，使血糖控制接近生理水平，从而有效防止或延缓并发症的发生。

4. 有效地指导超重或肥胖的 2 型糖尿病患者进行热量控制、减重、增加运动时间和改善生活方式。

【操作步骤】

1. 核对医嘱及患者。

2. 向患者解释操作目的及方法，取得合作。

3. 评估患者局部皮肤情况，如弹性、颜色、温度。

4. 环境准备：选择一个干净、安静的环境进行操作，避免在强磁场或辐射热源附近进行监测。

5. 准备并检查用物：传感器、敷贴器、发射器、接收器、75% 乙醇、棉签。

6. 洗手，戴口罩。

7. 检查物品质量、包装、有效期，推治疗车至患者床旁，再次核对医嘱、住院号、床号、姓名、腕带信息。

8. 正确选择佩戴的部位并消毒，用 75% 乙醇消毒并充分待干，植入部位首选腹部肚脐左右 3～10cm，或上臂侧后方，和胰岛素泵的植入点间隔 7.5cm 以上，避开腰带周围、疤痕、妊娠纹及皮下硬结等非正常皮肤部位。

9. 取出传感器：从包装中取出传感器，确保其处于室温下。

10. 再次核对。

11. 植入传感器：①拧：打开包装逆时针旋转拧出贴敷器置于植入部位，椭圆形的长边与腰带或上臂平行。②压：垂直用力下压贴敷器抵住植入部位，腹部植入时要吸气鼓肚子。③按：保持压住贴敷器的同时按侧方按钮进行植入，植入后保持下压状态 3 秒钟，使胶贴完全贴合后移除贴敷器，贴敷器将探头自动植入，植入过程无痛，用手指抚平胶布边缘。

12. 安装发射器与配对：取出发射器安装到传感器上。确保两端的 3 个卡扣均正确扣合，检查外周确保没有过大的缝隙，并用加强贴进行加固，确保其稳定。打开接收器，进行初始设置，输入发射器的序号即可完成配对，也可以通过扫描包装上的序列二维码进行配对。

13. 血糖记录和校准：安装完成后，先测量末梢血糖，输入血糖数值，开始记录，可以在接收器上直观看到血糖波动情况。

14. 再次核对，告知患者操作已完毕，整理床单位，收拾用物。

15. 洗手、记录并分析数值变化趋势。

【操作难点及重点】

1. 传感器植入：探针需稳定植入皮下，操作时应注意进针角度和力度，以免发生针体折断。

2. 设备佩戴与连接：发射器需正确贴合皮肤，并与探针保持良好连接。

3. 初始化与校准：传感器需完成初始化，并在必要时进行准确校准。

4. 准确性受多因素影响：身体自适应期、皮下组织差异、外部环境等都可能影响测量结果。

5. 日常维护：需避免传感器受压、碰撞或胶布松动，保持防水性能。

【注意事项】

1. 末梢血糖监测最好选择固定、稳定的时间段进行，如三餐前及睡前。

2. 尽量避免剧烈运动，以及睡觉期间对传感器附近的皮肤频繁挤压或者扭曲，这些可能会导致传感提前脱落或损坏。

3. 做核磁共振（MRI）以及 X 线、CT 等影像学检查前，请将发射器和传感器一起从身体上取下，不要带入检查室。

4. 不适用于以下患者：酗酒、吸毒、严重精神障碍（如抑郁症、精神分裂症）、对胶布过敏的患者。

5. 加强巡视，如患者感到疼痛、皮肤瘙痒等不适，及时更换部位或停止使用。

【操作并发症及处理】

1. 疼痛：操作前应进行适当的患者教育，确保患者放松。操作时应注意注射技巧，如使用较锐利的针头并确保在皮肤消毒剂干燥后进行注射。疼痛剧烈时，可以使用止痛药。

2. 局部感染：严格执行无菌操作，定期更换传感器，避免佩戴时间过长。一旦感染发生，应进行局部清洁并使用抗生素治疗。

3. 出血：选择适当的注射部位，避免血管丰富区域。穿刺后立即用无菌棉签按压止血，并注意观察是否有迟发性出血。

4. 针体折断：选择质量好的传感器和针头。操作时应注意进针角度和力度。一旦发生针体折断，应立即用止血钳将残留部分拔出，并可能需要在 X 光下处理。

5. 皮肤过敏：在使用前询问患者的过敏史，并使用抗过敏敷贴。如果发生皮肤过敏，应更换敷贴并观察症状。

6. 传感器移位：确保植入部位正确，并使用适当的固定方法。避免在活动量大的区域使用。

（赵海颖　　何　茵）

【参考文献】

[1] 中华医学会糖尿病学分会. 中国血糖监测临床应用指南（2021 年版）[J]. 中华糖尿病杂志，2021，13：936 – 948.

[2] 中华人民共和国国家卫生健康委员会. 便携式血糖仪临床操作和质量管理指南 WS/T 781 – 2021[S]. 北京：中国标准出版社，2021.

[3] 苏若琼，邱锦媚，莫绮雯，等. 末梢采血部位轮换提示卡的设计及应用[J]. 中华护理杂志，2021，54（5）794.

[4] 李菁菁，潘文彦，王晓容，等. ICU 成人危重症患者血糖管理的最佳证据总结[J]. 护理学报，2021，28（12）：21 – 26.

第三章

重症支持技术

第一节　循环支持技术

一、临时起搏器应用技术

临时性心脏起搏器是指脉冲发生器在体外与植入体内的临时心脏起搏电极相连，一定能量电脉冲刺激心脏使之激动收缩起到治疗心律失常作用后撤除起搏器导管的人工心脏起搏。起搏导线电极可在心脏手术中直接经心外膜/心肌穿过胸壁固定于胸壁外；也可经静脉进入心脏内膜放置。临时起搏器能有效按需同步感知 R 波或 P 波，一般放置 1～2 周，最长不超过 1 个月，如仍需起搏治疗则应植入永久性起搏器。

【操作目的及意义】

1. 用于可逆性因素（如急性心肌梗死、急性心肌炎、高钾血症、药物中毒等）所致的缓慢性心律失常，包括频率缓慢的心室逸搏、有症状的 Ⅱ 度房室传导阻滞或 Ⅲ 度房室传导阻滞。

2. 用于反复出现阿 - 斯综合征，有永久起搏器适应证，但因其他原因暂时不能安置永久起搏器的过渡治疗。

3. 因已置入的永久起搏器失灵、电池耗竭等原因需要更换永久起搏器，又存在起搏器依赖的患者。

4. 心脏手术后留置临时起搏导线，可处理手术所致房室传导阻滞，改善心脏的血流动力学障碍。

5. 具有心律失常潜在危险的患者，在施行介入或外科手术时作为保护性措施。

【操作步骤】

1. 核对医嘱及患者。

2. 向患者解释操作目的及方法，取得其合作，评估患者起搏器电极（心房/心室/房室顺延）及固定情况。

3. 使用前起搏器检测

（1）单腔临时起搏器：即开机瞬间 PACE、SENSE、LOW—BATT 同时亮灯；随即 PACE 闪亮。备用。

（2）双腔临时起搏器：即开机瞬间心房（A 端）PACE、SENSE 与心室（V 端）PACE、SENSE 顺序亮灯；随即心房（A 端）PACE 和心室（V 端）PACE 顺序闪亮。备用。

4. 遵医嘱使用单腔临时起搏器流程

（1）中继线与患者体表起搏导线电极连接。

（2）打开起搏器，检查电量（有无低电压报警），设置起搏器参数：①遵医嘱设置起搏频率；②输出电流数值 3～15mA；③心室感知电压数值为 0.8～1mV/心房感知电压数值为 0.6～0.8mV。

（3）连接中继线与起搏器——心室/心房（V/A）起搏插口。

（4）开启心电监测中起搏信号显示功能。

（5）观察起搏器感知 R 波或 P 波的能力并参看患者血流动力学指标变化。

（6）在护理记录中记录起搏器的各项参数。

5. 遵医嘱使用双腔临时起搏器用作单腔起搏——心室/心房起搏流程

（1）中继线与患者体表起搏导线电极连接。

（2）打开起搏器，检查电量（有无低电压报警），调置起搏器参数：①遵医嘱设置起搏频率；②心室/心房输出电流数值为 3～15mA，关闭心房/心室输出——调至 0；③心室/心房感知电压数值 0.8～1mV/0.6～0.8mV。

（3）先点开菜单键再设置心室/心房感知数值。

（4）正确连接中继线——心室/心房（V/A）起搏插口。

（5）开启心电监测中起搏信号显示功能。

（6）观察起搏器感知 R 波或 P 波的能力并参看患者血流动力学指标变化。

（7）按下锁定键，避免误操作。

（8）在护理记录中记录起搏器各项参数。

6. 遵医嘱使用双腔临时起搏器——房室顺延起搏流程

（1）与外科医生确认并标记心房、心室起搏导线电极，正确连接中继线与患者体表起搏导线电极：心房（A）——蓝色，心室（V）——白色。

（2）打开起搏器，检查电量（有无低电压报警）。

（3）起搏器参数：①频率（遵医嘱）；②心房（A）和心室（V）输出电流（遵医嘱）；③灵敏度 0.8～1mV；④A－V 传导时间（遵医嘱）。

（4）协助医生正确连接中继线与心房（A）——蓝色起搏插口；心室（V）——白色起搏插口。

（5）开启心电监测中起搏信号显示功能。

（6）观察起搏器感知 P 波与 R 波顺延起搏的能力，并参看患者血流动力学指标变化。

（7）按下锁定键，避免误操作。

（8）告知患者操作已完毕，整理床单位，收拾用物。

（9）洗手，在护理记录中记录起搏器的各项参数。

【操作难点及重点】

1. 依赖起搏器起搏的患者

（1）起搏器感知不良或低电压报警电力不足：临床有引发患者阿斯－综合征的风险。护理重点：观察起搏器感知，避免感知不良的因素，如参数设定不合理或时间过长没有及时调整参数、中继线或起搏器连接口未有效连接。

（2）电池更换：取另一台起搏器确认工作正常，将中继线更换至确认的起搏器接口上。注意确认心房/心室接口。

2. 起搏器调试不当所致心律失常

（1）非同步起搏，临床也称为强制起搏：多指心脏手术后心外膜放置临时起搏器的患者，由于术终关胸使用电刀，此时起搏器为避免干扰将感知调放在强制起搏状态。关胸后若患者为自主心率，起搏感知应从强制起搏调整至按需同步起搏，即感知为 0.8～1mV，若遗忘调整，会出现 R－ON－T 现象，从而诱发室颤。护理重点：观察患者自主心跳情况；观察起搏器感知参数；遵医嘱调整适合患者心跳情况的频率和感知参数。

（2）起搏器支持治疗中，应使用按需同步起搏，但如果同步起搏不是按需触发，即未同步按需感知自主心跳（R 波/P 波同步），临床会出现起搏脉冲和自主心跳的竞争，严重者可引起血流动力学波动。护理重点：观察血流动力学指标，观察起搏脉冲和自主心跳的按需同步性，发现异常通知医生。

3. 确保起搏器的有效触发

（1）观：随时监测多导联监护仪上显示的起搏心率的同步性、有效性，即符合血流动力学监测指标。

（2）看：起搏器版面设定参数是否正确；起搏器、中极线和电极线连接是否正确、是否紧密，防止电极脱位。

（3）教：确保各班起搏器使用的连续性、准确性和有效性。记录应具有连续性，有问题随时调整、随时交班。

【注意事项】

1. 强制起搏只用于术中或抢救状态无自主心率时，术毕返室或待机时确认感知处于同步起搏区。

2. 完全起搏心律时：双腔起搏器可在工作状态下更换电池，单腔起搏器需另备起搏器且由医生更换。

3. 起搏器需放置妥当、易于观察、避免误操作。起搏导线固定牢固，避免牵拉或脱掉（如拍 X 片或患者躁动等）。

4. 起搏心电图（ECG）触发主动脉内球囊反搏（IABP）时需保证信号良好，触发不良时及时通报医生处理。

5. 除颤时，遵医嘱关闭起搏器（中继线与起搏器断开）。

6. 各班认真做好起搏器连接、参数的核对、交接工作。

【操作并发症及处理】

1. 穿刺并发症：常见的有动脉撕裂、皮下气肿、气胸、血胸、气栓等。护理人员应注意结合患者临床症状和体征，积极发现并配合处理穿刺并发症。

2. 电极移位：最常见的并发症，发生率为 2%～8%，心电图表现为不起搏或间歇性起搏，需要重新调整电极位置。

3. 心律失常：最常见的是室性异位心律，可遵医嘱静脉使用利多卡因等抗心律失常药物进行预防和治疗。

4. 心肌穿孔：起搏电极质地较硬，当患者心脏较大、心肌薄弱时，放置过程中可能导致右室游离壁穿孔。

5. 膈肌刺激：因电极插入位置过深，电极靠近膈神经所致。患者可觉腹部跳动感或顽固性呃逆（打嗝），医生将电极退出少许，症状消失即可。

6. 感染：穿刺局部处理不妥或电极放置时间过长，可引起局部或全身感染，一般较轻。可遵医嘱使用抗生素，或通知医生拔除临时起搏电极，感染即可控制。

（李庆印　马　艳　吴　荣　赵　琳）

二、主动脉内球囊反搏技术

主动脉内球囊反搏技术（intra - aortic balloon pump，IABP）已成为临

床应用较广泛而有效的机械性辅助循环装置之一，通过反搏这一过程改善心肌氧供/氧耗之间的平衡。其反搏技术为：①应用与体表适宜的球囊，经股动脉穿刺，放置降主动脉距左锁骨下动脉开口下 1～2cm 处，球囊介于左锁骨下动脉与肾动脉之间。②通过主动脉内球囊反搏泵驱动，在心脏的舒张期开始充气，增加冠脉灌注，在舒张末期放气，降低心脏后负荷。③获得正确的充放气时相，达到最佳的反搏功效。

【操作目的及意义】

IABP 可以增加冠状动脉、大脑和体循环血供，改善心肌氧供/氧耗之间的平衡以及全身组织灌注。心脏舒张期开始后，主动脉瓣关闭，主动脉内球囊迅速充气，使主动脉舒张期压力较辅助之前提高 30%～70%，被充气球囊挤压的血液流入冠状动脉、大脑和体循环，从而改善心肌氧供，增加平均动脉压和改善循环系统灌注。IABP 在心脏收缩开始后，迅速放气，放气产生的瞬间虹吸作用使主动脉舒张末压较辅助之前降低 5%～30%，降低了心动周期中左心室等容收缩期的持续时间和左心后负荷，使下一个心动周期心脏收缩压低于辅助之前，从而提高左心室射血能力，增加每搏量和心排血量。

【操作步骤】

1. 核对医嘱及患者。

2. 向患者解释操作目的及方法，取得合作。

3. 洗手，戴口罩。

4. 评估患者身高并备好相应型号的主动脉球囊导管。

5. 反搏机准备：检查机器各导线是否齐全、氦气是否充足。

6. 准备并检查用物：缝合包、无菌治疗巾、无菌手套、无菌纱布、消毒液、三通、肝素盐水、利多卡因、注射器等。

7. 床单位准备：去除床上不必要的用物，将患者被操作区域铺垫整洁。

8. 患者准备：协助患者取平卧位，以无菌巾遮盖患者隐私部位，协助医生评估肢体并取穿刺侧肢体外展体位，将尿管放置在不影响操作的位置上。评估置管侧肢体动脉搏动情况并记录。

9. 协助操作

（1）连接心电监测使反搏机获取心电信号（直接连接或采用中继线连接多参数监护仪进行心电信号传输），注意电极片妥善固定，心电线合理摆放。

（2）配合医生消毒皮肤、准备术野。

（3）协助医生配置肝素盐水并预冲压力套组，连接反搏机压力线缆。

（4）协助台上医生连接氦气导管，开机备用。

（5）在医生操作过程中，应严密观察患者心率、血压的变化，发现问题及时向医生反映并做出相应的处理。

（6）医生送导管到理想位置时观察压力波形形态，确认为动脉压力后将换能器放置在心脏水平位校正零点，按"开始"键开始反搏，观察反搏效果，遵医嘱选择有效触发方式。

（7）安装完毕，观察、记录各项生命指征的变化。

（8）告知患者操作已完毕，整理床单位，协助患者摆舒适体位，床头不可大于45°，收拾用物。

（9）洗手，记录患者。

【操作难点及重点】

1. 观察心电监测，确保最佳的反搏效果

（1）选择心电监测中可靠的 R 波信号或血压波形，以自动分析心动周期实施球囊的充、放气搏动调节，护理重点：可靠的、主波向上的 R 波信号，电压大于 0.5mV；确保电极片粘贴牢固。

（2）维持好的心率/律，即心跳低于 100 次，反搏频率 1∶1 效果好，窦性心律能取得最佳反搏效果。

（3）严重房室传导阻滞、R 波小于 0.5mV、不能获得可靠的 R 波信号，均可应用心房或心室起搏信号为反搏触发时相调节点。注意调整触发模式，建议应用半自动模式触发，评估反搏效果。

（4）心率大于 120 时，可选择 1∶2 反搏频率配合医生药物治疗，提示有起搏器保护治疗。

（5）心律不齐、特别快速的心律不齐严重影响反搏效果，配合医生药物治疗，提示有起搏器保护治疗。

（6）如"R"与"T"波幅同高，影响 R 波辨识触发时，找医生调整触发模式。

（7）如心房起搏信号与 R 波同高，影响 R 波辨识触发时，选用心房起搏触发，选择半自动模式触发。

（8）如药物治疗仍出现心律失常所致触发时相不良，找医生调整触发模式或配合药物治疗干预。

（9）依赖 IABP 触发维持循环稳定的患者，用除颤器上的一次性除极板牢固粘贴于患者的心尖和心底部，Paddles 导联获取稳定的心电波形，中继线与 IABP 连接，保证 IABP 的有效触发。

2. 其他可预防、可排除的影响 IABP 反搏效果的护理

（1）护士协助医生连接电源、气源，确保连接患者与设备的管道接口连接紧密且妥善固定。护理过程中防止牵拉、搬抬患者导致的反搏中断。

（2）协助医生拍 X 线片，确定球囊位置（位置过低影响反搏效果和肾动脉供血），防止任何原因导致的球囊管移位。

（3）确保患者卧床体位小于 45°，防止屈膝导致的反搏中断。

（4）反搏压不能达到预期充气压时，观察是否存在球囊漏气、氦气浓度低、管道破损（管道内有血液流出）。

（5）保证各班 IABP 穿刺点的干燥、无菌；观察导管外露保护套内部无血和无破损；置 IABP 超过 1 周时，当内科转为急诊外科手术且术后继续应用 IABP 的，不得随意调整球囊位置，避免污染。

（6）IABP 抗凝标准：遵医嘱，建议 ACT 150～180 秒，APTT 50～70 秒，PLT > 150×10⁹/L，可选择肝素、低分子肝素抗凝。

3. 床旁实施 IABP 抢救的护理配合

（1）记录安装 IABP 前的血流动力学各参数指标；记录血管活性药物使用情况；描记 ECG，留取心肌酶、出凝血指标等化验，评估下肢动脉搏动情况，上述指标需与安装后做评估比较。

（2）按操作步骤配合医生快速床旁安装。护理重点为确保所有医护人员严格执行无菌操作。

（3）观察安装后的循环改善情况。

【注意事项】

1. 拍床旁 X 片确定插管位置：球囊管的顶端应位于第 2 或第 3 肋间隙（主动脉弓降部下 1cm 处）。

2. 确保 QRS 波幅 >0.5mV（<0.5mV，不宜触发）。

3. 预防并防止发生心动过速、心动过缓或严重的心律失常，以免影响反搏的效果。

4. ECG 不能有效触发时可改用压力触发（注意停电时）。

5. 严密观察插管患肢的末梢温度、皮肤颜色、足背动脉波动情况。

6. 预防局部感染。

7. 观察球囊破裂。

8. 做好同期的体疗、皮肤护理、基础护理和营养支持。

【操作并发症及处理】

1. 肢体缺血

（1）观察双下肢颜色、粗细、活动强度，特别是脚底的颜色，定时记

录在观察单上。

（2）评估双下肢温度、感觉、张力、动脉搏动，定时记录在观察单上。

（3）上述异常，配合应用多普勒超声仪监听动脉搏动情况；留取出凝血化验；必要时做床旁血管超声。

2. 穿刺部位出血

（1）观察出血量、穿刺点有无红肿、分泌物、外渗。

（2）保持穿刺部位干燥，敷料随脏随换。

3. 血小板减少

（1）观察局部或全身出血倾向。

（2）每日依据血小板减少危急程度，确定查血小板频次。注意是否出现危急值，配合医生及时预约并补充血小板，及时复查结果。

4. 血栓形成

（1）观察 IABP 停、搏交替频次、时间长短，交替时间过频、过长应及时向医生汇报。

（2）按医嘱加强抗凝治疗及出凝血指标和临床表现观察。

5. 感染

（1）观察局部 - 穿刺点，有无红、肿、热，分泌物；球囊保护套，有无渗血和破损；全身，有无寒战，体温、循环是否稳定，有无酸中毒，抗生素应用效果。

（2）遵医嘱查血常规、内环境、分泌物、降钙素原、微生物等，以及撤除导管后导管尖端培养检查。

6. 主动脉撕裂

（1）观察球囊位置、反搏波形显示充气不足、患者临床胸痛表现等。

（2）做 X 线片、CT 检查，查血细胞比容是否出现明显下降。

7. 球囊破裂

（1）观察导管气路回血，气体泄漏报警，反搏波形改变。

（2）观察是否出现反搏压波形改变，同时反搏各压力数值下降，循环波动。此时停搏，迅速找医生处理。

（李庆印　马　艳　吴　荣　赵　琳）

三、体外膜肺氧合技术

体外膜式氧合器氧合（extracorporeal membrane oxygenation，ECMO），也称体外生命支持，是体外循环技术（cardiopulmonary bypass，CPB）范围

的扩大和延伸，主要用于心脏功能不全和（或）呼吸功能不全的支持。ECMO 是将血液从体内引到体外，经膜肺氧合后再用血泵将血液灌注入体内，部分或全部代替心肺做功，达到让心肺充分休息、为其功能恢复或下一步治疗赢得时间。目前，ECMO 已成为治疗难以控制的严重心力衰竭和呼吸衰竭的关键技术。

【操作目的及意义】

ECMO 是通过驱动泵将患者静脉血引流至膜式氧合器，完成血液氧合和二氧化碳排除，随后通过一根中心或外周插管将动脉化血液重返患者的动脉或静脉系统，完全或部分替代心脏和（或）肺脏功能，使其得到充分休息，为治疗原发病争取时间。

【操作步骤】

1. 核对医嘱及患者。

2. 向患者解释操作目的及方法，取得其合作（若患者清醒可解释、告知），通知 ECMO 安装团队（外科医生、麻醉医生、体外循环医生及手术室护士）携仪器设备及手术用物至床旁。

3. 迅速清理床单位，保证操作空间宽敞、洁净，准备负压装置及充足的电源、气源（空气、氧气）。

4. 洗手，戴口罩。

5. 留取血标本，配合完成各项检查，包括血气、电解质、生化、血常规、细菌培养、尿常规、激活全血凝固时间（ACT）、凝血酶原时间（PT）、肝肾功能、游离血红蛋白、胶体渗透压、心电图、床旁 X 线片和超声心动图等。

6. 配合手术室护士粘贴手术负极板，协助外科医生调整床体高度。

7. 配合体外循环医生连接设备电源、气源，妥善摆放仪器设备。

8. 协助患者保持平卧位。

9. 应用多参数监测仪、肺动脉导管、连续心排仪和 12 导心电图监测并记录心排、心率、心律、血压、肺动脉压、肺动脉楔压、中心静脉压、氧饱和度、体温等指标。

10. 记录安装前血管活性药物用量。

11. 安装过程中遵医嘱给予抗凝剂并密切观察患者血流动力学变化。

12. 安装完毕，评估循环支持效果，及时调整血管活性药使用剂量，记录各项生命指征变化。

13. 与体外循环医生确认 ECMO 流量并做好记录及每班交接工作。

14. 整理床单位，垃圾分类处理。

【操作难点及重点】

1. 记录 ECMO 运行后的各项血流动力学参数，如循环好转的指标：心率（心律）稳定，血压稳定或逐渐升高，肺动脉压逐渐下降，右房压和肺动脉楔压逐渐下降，尿量增加等。

2. 动态监测并比较呼吸指标，如呼吸功能好转的指标：动脉血氧分压升高、氧饱和度升高、二氧化碳分压下降、酸碱紊乱逐渐纠正，根据临床监测结果调整呼吸机参数。

3. 监测手术创面及插管处渗血情况，出血和渗血严重的患者及时请外科医生探查止血或更换敷料。

4. 监测肢体血运情况：通过观察末梢皮肤颜色、温度及末梢血氧饱和度来评估组织灌注情况及机体缺氧状况的改善程度；检查置管后肢体动脉波动、皮肤颜色、温度、感觉与置管前的变化，准确记录发生异常的时间、部位及时报告医生。

5. 依据 ECMO 转速高低、ECMO 氧合器有无凝血等情况遵医嘱使用肝素，调整 ACT 为 160～200 秒，同时监测并补充血小板。

6. 对照动脉血气与氧合器血气的参数，评估心肺功能状态和氧合器的效果。

7. 协助医生完成各项检查：每日监测游离血红蛋白、血浆胶体渗透压、肝肾功能、心肌酶、淀粉酶，每日检查床旁心电图、胸片与超声等，以评价 ECMO 辅助效果，机体是否存在多脏器功能不全的情况。

8. 严格各项无菌操作，常规每日监测血常规 2～3 次，观察有无寒战、高热等感染征象，同时做好相关细菌学监控培养，主要监测痰、尿、血、分泌物，无菌导管拔除时管道的培养，及时追踪培养结果，配合医生调整治疗方案，及时反馈治疗效果。

9. 确保管道固定妥当，避免牵拉、打折、移位，确保机器正常运转。

10. 保持体温在 36.5℃左右，可应用调温水箱通过 ECMO 运行降温，也可应用变温毯调整体温。

11. 依据临床循环指标进行液体出入量调整，通常量出为入，早期多为负平衡。

12. 监控并评价胃内排空，胃肠蠕动，肠胀气、排气等情况，观察胃液的颜色、有无反流，如有异常及时实施胃肠减压并留取胃液标本鉴定，配合医生药物治疗并观察疗效，必要时进行通便护理。

13. 加强营养支持，静脉营养治疗以氨基酸、糖类等晶体液为主，不可使用脂肪乳，以防 ECMO 膜肺堵塞。

14. 基础护理需完善、到位，各班重点完成口、鼻、咽、耳、肢体、皮肤（头、颈背、臀、足跟）、会阴等部位的观察、清洁。

15. 观察神志变化，特别是瞳孔变化、能否准确应答，认真做好记录，配合医生排查神志不清的因素，给予必要的药物治疗。

16. 做好心理疏导与情绪安抚；症状严重的患者需做好安全防护，给予适当约束，配合抗焦虑、镇静等药物的治疗，防止意外事件的发生。

17. 保持环境清洁，每日定时消毒。

【注意事项】

1. 床旁 ECMO 安装需做到团队中各环节信息畅通、监护人员相对固定，可使监护工作具有连续性，避免不必要的疏漏。

2. ECMO 是机械辅助，可造成红细胞的破坏，表现为游离血红蛋白增高，血红蛋白尿，继发肺、肝、肾功能等多脏器损害。护理中严密观察、监控溶血指标，即游离血红蛋白、血生化、血常规、尿色、尿常规、患者皮肤有无黄染等，做到早发现、早报告、早处理，配合医生将溶血造成的并发症降低到最小程度。

3. 准备撤除 ECMO 时，当流量小于 1.5L/min，特别是接近 1L/min 时，遵医嘱应用肝素维持 ACT 在 300 秒左右，同时实施撤机；一旦告知停机，护士应迅速配合医生给予鱼精蛋白中和肝素，即刻和 15 ~ 30 分钟查 ACT，直至医生要求水平。

4. 撤除 ECMO 时适当加大血管活性药物用量，并将呼吸机参数调整至正常范围，观察患者血流动力学有无波动，重点观察心率、血压、氧饱和度、肺动脉压、中心静脉压、血气等，观察循环指标对血管活性药物的反应，观察血气及内环境的变化。

5. 加强体温监测，ECMO 运行时体温控制在 35 ~ 36℃。停机后体温极易反跳，需观察并实施护理干预。

【操作并发症及处理】

1. 缺血

（1）严格执行抗凝治疗策略，监测出凝血功能及体温变化。

（2）观察置管侧肢体皮肤颜色、温度和感觉，动脉搏动情况等，必要时行肢体血管超声检查。

（3）注意观察置管侧肢体有无血流灌注不足（花斑、皮温低）和灌注过度（皮肤温度高、水肿），每 4 小时测量肢体周径，并与之前测量数据及对侧肢体做比较。

（4）加强肢体主动或被动功能锻炼。

（5）缺血肢体恢复血供后，密切监测水、电解质及酸碱平衡，尿量，尿色，肌红蛋白及肾功能。

2. 溶血

（1）每日监测游离血红蛋白、血生化、血常规、尿常规等化验指标（游离血红蛋白浓度＞500mg/L 时，提示医生更换 ECMO 管路）。

（2）监测尿液、皮肤、巩膜有无黄染等，及早发现溶血并配合医生将溶血造成的危害降低到最小。

（3）严重溶血患者，需遵医嘱输血并碱化尿液，进行血液透析等治疗，严重溶血危及生命时可能需要停用 ECMO。

3. 感染

（1）每日定时清洁、消毒患者床位及周围设备。

（2）严格执行无菌操作，动静脉有创管路实施封闭管理，按流程规定 5～7 天进行更换并同时进行尖端微生物培养。

（3）做好机械通气患者气道管理。

（4）保持伤口敷料清洁、干燥。

（5）及早促进胃肠功能恢复，预防肠道菌群移位。

（6）注意新发感染的细微症状和体征，如患者体温和 ECMO 水箱设置的温度差异达到 0.3～0.5℃、皮肤花斑、伤口有脓性分泌物和血流动力学异常等，同时结合血培养、导管尖端培养、痰液微生物培养、尿培养、胸部 X 线、淋巴细胞亚群和 G 实验等，调整抗生素并观察治疗效果。

（李庆印　马　艳　吴　荣　赵　琳）

【参考文献】

[1]（意）法比奥·桑加利（Fabio Sangall），（意）尼古拉·帕特罗尼蒂（Nicolo Patroniti），（意）安东尼奥·佩森蒂（Antonio Pesenti）. ECMO：成人的体外生命支持［M］. 诸杜明，钟鸣，译. 长沙：中南大学出版社，2020.

[2] 李庆印. 心血管专科护士规范化培训手册［M］. 北京：人民卫生出版社，2023.

[3] 李庆印，张辰. 心血管病护理手册［M］. 北京：人民卫生出版社，2022.

[4] Asber S R, Shanahan K P, Lussier L, et al. Nursing Management of Patients Requiring Acute Mechanical Circulatory Support Devices［J］. Critical Care Nurse, 2020, 40（1）：1-11.

[5] Schroeder S E. Mechanical Circulatory Support Therapy in the Cardiac Intensive Care Unit［J］. The Nursing Clinics of North America, 2023（3）：58.

[6] HADAYA J, BENHARASH P. Extracorporeal Membrane Oxygenation

[J]. JAMA, 2020, 323 (24): 2536.

[7] ASGARI P, JACKSON A C, ESMAEILI M, et al. Nurses' experience of patient care using extracorporeal membrane oxygenation[J]. Nursing in Critical Care, 2022, 27 (2): 258 - 266.

[8] 石丽, 李庆印. 冠状动脉旁路移植术后置入主动脉内球囊反搏护理专家共识[J]. 中华护理杂志, 2017, 52 (12): 1432 - 1439.

[9] 刘华芬, 周佳莉, 黄峥, 等. 经静脉临时心脏起搏器置入术患者术肢管理专家共识[J]. 中华护理杂志, 2024, 59 (13): 1581 - 1583.

[10] 闵苏, 敖虎山. 不同情况下成人体外膜肺氧合临床应用专家共识 (2020 版) [J]. 中国循环杂志, 2020, 35 (11): 1052 - 1063.

[11] 倪伟伟, 邹辉煌, 李龙, 等. "英国成人静脉 - 静脉体外膜氧合治疗住院患者物理疗法共识" 解读[J]. 中国护理管理, 2019, 19 (09): 1422 - 1426.

[12] 梁江淑渊, 曾妃, 黄冰瑛, 等. 体外膜肺氧合支持下患者院内转运安全管理的最佳证据总结[J]. 中华护理杂志, 2022, 57 (12): 1456 - 1461.

第二节 氧疗技术

一、鼻塞与面罩吸氧技术

氧气疗法是通过在常压下, 利用连接管道向患者气道内增加氧浓度, 以治疗低氧血症引起的缺氧状态, 旨在纠正低氧血症, 进而改善由此导致的生理功能紊乱。

【操作目的及意义】

1. 提供氧气治疗: 鼻塞吸氧是通过将鼻塞置于患者鼻孔内, 为患者提供持续、稳定的氧气供应。

2. 适用于有自主呼吸且氧疗需求较低的患者, 如轻度低氧血症患者。

3. 方便患者活动: 鼻塞吸氧装置轻便、易于携带, 方便患者在不同场合下接受氧气治疗。

4. 鼻塞不易脱落, 减少了因装置脱落而导致的无效吸氧风险。

5. 提高氧气浓度: 面罩吸氧能够提供更高的氧气浓度, 适用于缺氧较严重的患者。

6. 面罩能够覆盖患者的口鼻部, 减少氧气泄漏, 确保氧气有效供给。

7. 保持恒定吸氧浓度：面罩吸氧可以根据患者的需求调节氧气浓度，保持恒定的吸氧浓度。

8. 这对于需要长时间接受氧气治疗的患者尤为重要，可以确保治疗效果的稳定性。

9. 适用于张口呼吸患者：对于张口呼吸患者，面罩吸氧能够确保氧气通过口鼻同时进入体内，提高吸氧效率。

10. 面罩还能够减少口部干燥和不适感，提高患者的舒适度。

11. 辅助其他治疗措施：面罩吸氧可以与其他治疗措施相结合，如雾化吸入、气道湿化等，提高治疗效果。

【操作步骤】

1. 核对医嘱及患者信息。

2. 向患者详细解释吸氧的目的、方法及可能的不适感，取得患者的理解和配合。

3. 评估患者的病情、年龄、意识状态、呼吸状况、缺氧程度、自理能力及合作度，同时检查患者的鼻、口腔状况。

4. 洗手，戴口罩。

5. 准备并检查用物：治疗车、一次性吸氧鼻导管或面罩、氧气流量表、湿化瓶及灭菌注射用水、无菌纱布、棉签、一次性口杯、治疗记录本、吸氧记录单、手消毒剂。

6. 在治疗室内检查所有用物是否齐全，并确保湿化瓶内灭菌注射用水填充至适宜水位（通常为 1/2 至 2/3）。

7. 携带用物至患者床旁，再次核对床号、姓名、吸氧时间、吸氧流量。

8. 再次向患者解释吸氧的目的和具体方法。

9. 安装氧气表：确保氧气流量表正确安装并固定于氧气源上。

10. 协助患者漱口，并用温水棉签轻轻清洁鼻腔。

11. 洗手，再次核对患者姓名及氧流量。

12. 连接一次性吸氧管，打开流量开关，调节至适当流量。

13. 将鼻塞或面罩妥善放置于患者鼻孔或面部，并适当调整固定，确保密封性良好且不影响患者舒适度。

14. 再次核对并告知注意事项，记录吸氧起始时间，并密切观察患者的给氧效果及生命体征变化。

15. 当达到预定时间或医嘱要求停止吸氧时，先向患者解释原因，询问治疗效果，然后取下鼻塞或面罩，关闭流量表，分离氧气导管，清洁患者面部，协助患者取舒适体位。

16. 整理床单位，收拾用物，洗手并记录。

【操作难点及重点】

1. 给氧方式选择

（1）氧流量需求在 1~5L/min 时，宜选择鼻导管给氧。

（2）氧流量需求在 5~10L/min、不存在高碳酸血症风险时，宜选择普通面罩。

（3）氧流量需求在 6~15L/min、不存在高碳酸血症风险时，宜选择储氧面置。

（4）氧流量需求在 2~15L/min、存在高碳酸血症风险时，宜选择文丘里面罩。

（5）氧流量需求在 8~80L/min、pH > 7.3 时，可选择经鼻高流量湿化氧疗，氧流量需求 > 15L/min 时尤其适用。

2. 鼻塞给氧：需注意鼻塞易受患者呼吸模式影响，导致 FiO_2 不稳定且可能堵塞。氧流量超过 4L/min 时需加湿，以防鼻黏膜干燥。超过 6L/min 时，患者多有不适感，建议鼻塞给氧不超过 40% FiO_2。

3. 面罩给氧：面罩需紧密贴合口鼻，氧流量 6~10L/min 时，吸入氧浓度可达 35%~55%。为防 CO_2 积聚，氧流量应不低于 6L/min，适用于严重缺氧而无 CO_2 潴留的患者。睡眠时需注意面罩移位或脱落问题。

【注意事项】

1. 严格遵守操作规程，确保用氧安全，做到防震、防火、防热、防油。

2. 供氧时先调节流量再连接导管，停氧时先分离导管再关流量表，防止气流冲击呼吸道。

3. 密切监测患者的生命体征变化，如脉搏、血压、精神状态、皮肤颜色及呼吸方式等，必要时进行动脉血气分析，以评估氧疗效果并调整氧浓度。

【操作并发症及处理】

1. 氧中毒：FiO_2 为 100% 的时间宜 < 6 小时；$FiO_2 \geqslant 60\%$ 的吸氧时间不宜超过 24 小时。患者出现胸骨后灼热感、疼痛、呼吸增快、恶心、呕吐、烦躁、干咳、进行性呼吸困难、血氧饱和度下降等疑似氧中毒情况时，应立即通知医生，遵医嘱处理。

2. 高碳酸血症：应加强气道管理，保持气道通畅。存在高碳酸血症风险者，应给予控制性氧疗。如患者出现 SpO_2 下降、神志改变、呼吸变快进而变慢、心率变快或减慢、尿量减少等变化，则有高碳酸血症可能，应根据医嘱给予动脉血气分析。应在血气分析指导下调整氧疗方案，维持目标 SpO_2，密切监测 $PaCO_2$ 变化，必要时遵医嘱给予呼吸兴奋剂或机械通气以增加通气量从而纠正高碳酸血症。

3. 医疗器械相关压力性损伤：应选择适宜型号的鼻导管、面罩，正确佩戴，对器械下方和周围受压皮肤进行评估。对易发生压力性损伤者，应增加皮肤评估频次，并采取有效预防措施。

（井　杰　李尊柱）

二、高流量湿化氧疗技术

高流量湿化氧疗（high – flow nasal cannula oxygen therapy，HFNC）是指通过高流量鼻塞持续为患者提供可以调控并相对恒定吸氧浓度（21% ~ 100%）、温度（31℃ ~ 37℃）和相对湿度的高流量（8 ~ 80L/min）吸入气体的治疗方式。

【操作目的及意义】

高流量湿化氧疗技术操作在于改善患者的氧合状况、减少呼吸做功、冲刷生理性解剖学死腔以及维持气道正压。其意义则在于提高治疗效果、提升患者舒适度、降低并发症风险以及拓宽适用范围。这一技术为临床提供了更为高效、安全且舒适的氧气治疗方式，对于患者的康复具有重要意义。

【操作步骤】

1. 核对医嘱及患者信息，向患者解释操作目的。

2. 全面评估者的病情、年龄、意识状态、呼吸状况、缺氧程度、自理能力及合作度，同时检查患者的鼻、口腔状况，确保无禁忌证。

3. 洗手，戴口罩。

4. 连接设备，打开电源开关，根据患者病情和医嘱，调节氧气流量、温度和湿度等参数。

5. 将鼻导管的两个孔分别插入患者的两个鼻孔，确保鼻导管固定稳妥，避免过紧造成患者不适。

6. 在治疗过程中，需密切观察患者的反应和血氧饱和度等指标，确保治疗效果。

7. 监测与记录：在治疗过程中，持续监测患者的生命体征，如心率、呼吸频率、血氧饱和度等。记录治疗过程中的关键信息，如氧气流量、治疗时间等。

8. 达到预定时间或患者病情改善时，可逐渐降低氧气流量，直至停止治疗。拔除鼻导管，关闭氧气供应装置。对患者进行必要的观察和护理，确保无不良反应。

9. 整理床单位，收拾用物，洗手并记录。

【操作难点及重点】

1. 严密监测患者生命体征、呼吸形式运动及血气分析的变化，及时通知医生并做出针对性调整。

2. 为克服呼吸管路阻力，建议最低流量最好不小于 15L/min。

3. 注意调节鼻塞固定带松紧，避免固定带过紧引起颜面部皮肤损伤。

4. 避免湿化过度或湿化不足，密切关注气道分泌物性状变化，按需吸痰，防止痰堵窒息等紧急事件的发生。

5. 注意管路积水现象并及时处理，警惕误入气道引起呛咳和误吸，应注意患者鼻塞位置高度高于机器和管路水平，一旦报警，应及时处理管路冷凝水。

【注意事项】

1. 对张口呼吸患者，需嘱其配合闭口呼吸；如不能配合且不伴有二氧化碳潴留，可应用转接头将鼻塞转变为鼻/面罩方式进行氧疗。

2. 舌后坠伴 HFNC 效果不佳者，先予以口咽通气道打开上气道，后将 HFNC 鼻塞与口咽通气道开口处连通，如仍不能改善，可考虑无创通气其他呼吸支持方式。

3. 若出现患者无法耐受的异常高温，应停机检测，避免灼伤气道。

4. 使用过程中如有机器报警，及时查看并处理，直至报警消除。

5. 使用过程中出现任何机器故障报错，应及时更换并记录报错代码，提供厂家售后，严禁报错机器继续使用。

【操作并发症及处理】

1. HFNC 使用中应密切监测，尽早识别出对 HFNC 治疗反应不佳的患者，以避免延迟呼吸支持升级，从而恶化临床预后。在 HFNC 开始的 1～2 小时内应密切观察，如果出现以下任何一个失败预测指标，应及时进行呼吸支持升级（无创或有创通气）：①呼吸频率 > 35 次/min。②$SPO_2 \leq 88\%$。③ROX 指数 < 2.85（SPO_2/FiO_2 与呼吸频率的比值）。④胸腹部矛盾运动或使用辅助呼吸机等。

2. 若使用 HFNC 48 小时呼吸情况仍无改善，仍存在任何一个上述失败预测指标，或 ROX 指数进行性下降，或血流动力学不稳定，视为 HFNC 治疗失败，建议升级为有创通气。

3. HFNC 不良反应：HFNC 治疗耐受性和舒适性较好，临床不耐受少见。少数患者可能会出现鼻出血、气流过冲、黏膜干燥、耳鸣等不适，可根据患者耐受性调节温度、气体流量等设置。

（井　杰　李尊柱）

三、无创正压通气

无创正压通气（non‑invasive positive pressure ventilation，NIPPV）是指不需要侵入性或有创性的气管插管或气管切开，只是通过鼻罩、口鼻罩、全面罩或头罩等方式将患者与呼吸机相连接进行正压辅助通气的技术。可在一定程度上开放塌陷的上气道，提高肺通气容积，改善通气与通气/血流比值，改善氧合及二氧化碳潴留等。临床常用的 NIPPV 模式有持续气道正压（continuous positive airway pressure，CPAP）、双水平气道正压（bi‑phasic positive airway pressure，BIPAP），以及保证平均容量的压力支持（average volume assured pressure support，AVAPS）等。

【操作目的及意义】

1. 提供呼吸支持：改善通气，提高气体交换效率。
2. 减少并发症：避免气管插管或气管切开带来的伤害。
3. 促进康复：减轻呼吸肌疲劳，加速患者恢复。
4. 高效治疗：迅速提升血氧，降低二氧化碳分压。
5. 提升舒适：无需人工气道，患者体验更佳。
6. 降低成本：减少有创通气使用，降低医疗费用。
7. 广泛适用：适用于多种呼吸系统疾病及术后康复。

【操作步骤】

1. 核对医嘱及患者。
2. 向患者解释操作目的及方法，取得患者配合。
3. 评估患者有无无创正压通气的禁忌证；对患者进行宣教，其内容包括：无创正压通气的连接和拆除方法，治疗过程中可能会出现的问题及相应措施，指导患者放松，有规律地呼吸以便人机协调，指导患者一旦出现不适及时通知医务人员。
4. 操作前准备
（1）洗手，戴口罩。
（2）体位选择：协助患者摆放舒适体位，最常用为半卧位。
（3）面（鼻）罩选择：根据患者的脸型、口腔支撑能力及配合程度选择适合大小及形状的面（鼻）罩。

5. 佩戴步骤

（1）面部清洁：清洁面部皮肤，面（鼻）罩轮廓接触皮肤处粘贴皮肤保护膜，以对患者面部可能受压部位皮肤进行保护。

（2）固定：将面（鼻）罩置于患者面部用头带将面（鼻）罩固定。

（3）调节：调节面（鼻）罩位置和固定带松紧度，固定带松紧度以可插入1~2根手指为宜，面（鼻）罩若有移位及时调整。

6. 协助医生调节好呼吸机参数设置后，将呼吸机管路与患者面（鼻）罩相连接。

7. 观察呼吸机监测参数和患者的舒适度，密切监测患者的生命体征及呼吸机的监测参数，评估患者的耐受及配合程度，随时调整固定带松紧度。及时调整头带松紧以保证漏气量最小。

8. 将呼叫器置于患者手中，嘱咐患者一旦出现不适及时通知医务人员。告知患者操作已完毕，协助患者取舒适卧位。

9. 整理床单位收拾用物。

10. 洗手记录无创正压通气参数。

【操作难点及重点】

1. 患者应用NPPV的必备基本条件：①较好的意识状态。②咳痰能力。③自主呼吸能力。④血流动力学稳定。⑤良好的配合NPPV的能力。

2. 持续气道正压和双水平正压通气是最常用的两种通气模式，后者最为常用。BIPAP的参数设置包括吸气压（IPAP）、呼气压（EPAP）及后备控制通气频率。

3. NPPV治疗过程中，应关注患者痰液黏稠度，加强患者气道湿化。《2012AARC气道湿化指南》建议NPPV患者进行主动湿化，从而增加患者的依从性和舒适度。

【注意事项】

1. 患者准备：NPPV需要患者的合作，强调患者的舒适度。

（1）部分患者对面（鼻）罩有恐惧心理，常出现紧张、焦虑甚至不接受NPPV治疗。合适的教育和解释能减轻或消除恐惧，音乐疗法也能够减轻患者焦虑，以提高依从性。加强对患者的宣教以消除患者恐惧心理，提高患者依从性和配合能力。

（2）佩戴面（鼻）罩的过程会影响患者舒适度，建议在吸氧状态下先佩戴面（鼻）罩，再连接呼吸机管路，以避免因在较高的吸气压力状态下佩戴面（鼻）罩从而给患者带来的不适。

2. 体征变化：NPPV实施过程中密切监测患者的腹部体征变化，指导患者行 NPPV 过程中尽量避免说话或张口呼吸，以避免胃胀气。必要时可留置胃管并持续开放或者负压引流以减轻胃胀气。

3. 漏气：漏气是实施 NPPV 过程中最常见的问题。漏气会导致呼吸机触发困难、人机不同步和气流过大等问题报警，影响治疗效果。因此护士需关注呼吸机监测参数，检查是否存在漏气并及时调整面（鼻）罩的位置和固定带的松紧度。

【操作并发症及处理】

1. 面部压力性损伤：患者发生面部压力性损伤的危险因素与体温、血清白蛋白、合并糖尿病、使用激素、使用心血管药物、缺氧、使用总时间和单次使用时间相关。

（1）在无创机械通气过程中，应综合评估判断患者的高危因素，病情允许时可上机 2 ~ 4 小时取下面罩，持续通气患者可将鼻罩和全脸面罩交替使用以减轻局部压力。

（2）通过测量患者脸型选择合适的面罩，有益于提高患者舒适度和面罩的密闭性及降低压力性损伤的发生。

（3）应用水胶体敷料及泡沫敷料可降低面部压力性损伤的发生，还可以和液体敷料联合使用降低局部摩擦力，提高皮肤修复能力。

（4）对于已经发生压力性损伤的患者，可以暂时停用无创呼吸机，用生理盐水清洁之后，保持局部的清洁，勤换药，防止继发感染。

（5）在压力性损伤的预防和 2 期压力性损伤的治疗中使用凝胶。

2. 胃肠胀气：胃肠胀气发生的非疾病因素主要与上机使用前宣教不到位、呼吸压力过大、过度通气、面罩类型相关，也与患者消化不良、意识障碍等相关。腹胀可以导致或者加重限制性通气障碍，从而影响机械通气的效果以及患者的预后。

（1）体位：上机时取半卧位，头部抬高 15° ~ 30°，同时使患者下颌抬高，使气道处于开放状态。

（2）呼吸方式：对患者加强指导，嘱患者闭口，用鼻呼吸，避免张口呼吸、说话，减少吞咽动作，防止气体进入胃肠道引起腹部胀气。

（3）进食：减少产气食物的摄入。

3. 误吸

（1）呼吸：避免张口呼吸，防止胃内容物反流，引起呛咳和误吸。

（2）体位：抬高床头 30° ~ 45°。

（3）对于咳痰无力的患者，可使用机械振动辅助排痰后吸痰的方法，使痰液引流通畅。

（4）处理：误吸发生后，需要用床边吸引器迅速将气管内的误吸物吸出，保持呼吸道通畅。为了防止患者进食后呕吐所引起的误吸，在进食后需要在床边观察 10～15 分钟。

（5）对于病情比较危重、咳嗽反射比较差及不能长时间脱机的患者，可以给予置胃管行肠内营养治疗。

4. 二氧化碳潴留：面（鼻）罩使无效腔量增加，有可能造成二氧化碳重复吸入而致二氧化碳潴留，普通面罩的无效腔量大约是 250ml，鼻置约为 150ml。因此在无创正压通气过程中应进行动脉血气采样以监测动脉血中二氧化碳分压。

5. 肺部感染：痰液阻塞往往会影响 NPPV 的疗效，不利于控制肺部感染。因此，在 NPPV 治疗期间应鼓励患者间歇主动咳嗽排痰。

6. 口咽干燥

（1）保证呼吸机贮水湿化罐内充足的水分及呼吸机加温、湿化功能的正常运行。

（2）指导患者正确配合呼吸机呼吸，避免张口呼吸，适当调节室内的温湿度，在使用间隙及时给予水分的补充。

（井　杰　　李尊柱）

四、机械通气

机械通气（mechanical ventilation，MV）是重症监护室（intensive care unit，ICU）患者辅助呼吸的重要支持手段，是 ICU 常用且重要的改善通气的方式，在患者正常呼吸无法代偿或部分代偿时，利用机械装置的辅助/控制或改变自主呼吸来替代患者呼吸功能，维持肺泡内压，减轻肺间质水肿，用机器增加肺容量或无法进行自主呼吸做功的部分。机械通气主要通过提高氧输送，改善危及生命的缺氧情况，纠正进行性呼吸性酸中毒，保护肺脏，改善内环境等途径成为治疗多器官功能障碍综合征（MODS）的重要治疗手段，为患者提供生命支持。

【操作目的及意义】

机械通气的应用技术操作目的在于纠正低氧血症、高碳酸血症，防治肺不张，维持呼吸功能等。其意义在于挽救生命，为基础疾病治疗创造条件，改善呼吸功能，减少并发症，拓宽应用范围等。这一技术为临床提供了更为安全、有效且舒适的呼吸支持方式，对于患者的康复具有重要意义。

【操作步骤】

1. 核对医嘱及患者。

2. 向患者解释操作目的及方法，取得其合作，

3. 评估患者气道情况、人工气道类型（经鼻或经口气管插管、气管切开）。

4. 洗手，戴口罩。

5. 准备并检查用物：500ml 灭菌注射用水、500ml 盐水、冲洗负压管用小碗、可调节输液器、小红桶及含氯消毒剂 500mg、气囊压力表、牙垫、气管插管固定胶布。检查用物有效期，保证用物均处于完好备用状态。

6. 呼吸机在使用前检查其工作性能及运作情况：医生用膜肺与呼吸机连接进行试通气，确认呼吸机无异常。

7. 开启主机开关，医生根据患者病情、体重、性别预设呼吸模式及各参数等，调整参数报警的上下限，如潮气量、分钟通气量、气道压等。

8. 对意识清醒患者，向患者说明使用呼吸机的必要性和重要性。向患者解释使用呼吸机的目的及安全性。消除患者对呼吸机的恐惧心理，以取得患者的配合。建立有效静脉通路，根据情况适当约束双手。

9. 正确连接呼吸机管路与患者的人工气道。听诊两侧肺部呼吸音是否对称；用蝶形胶布有效固定气管插管；开启加温装置并加入灭菌注射用水至标记线内，评估气道情况，选择合适温度。用呼吸机管路固定架妥善固定呼吸机管路，防止牵拉使呼吸机管路低于人工气道，使回路端的集水罐处于最低位置以进行有效的冷凝水引流。

10. 呼吸机管路保持连接紧密，无漏气。

11. 使用呼吸机后监测动脉血气分析，严密监测各项生命体征的变化，尤其是氧和、呼吸等情况。

12. 保持呼吸道通畅，按需吸痰，吸痰前后常规予纯氧吸入 2 分钟。

13. 心理护理：将呼叫器交给患者，告知患者操作已完毕；向清醒患者宣教人工气道的重要性，采取如写字板、图示、认字板等有效的交流与示意方法进行健康宣教，方便患者表达自己的想法和要求，实现护患间的有效沟通。

14. 洗手，准确记录呼吸机参数，密切观察呼吸机的工作状态，确保其正常运行。

【操作难点及重点】

1. 预防 VAP 发生患者如无特殊体位要求，床头应抬高≥39°~45°。加强对镇静的评估，避免镇静过浅或过深。吸痰时严格无菌操作，加强口腔护理等。

2. 定时评估气道情况、湿化罐温度，合理温湿化，利于痰液引流。

3. 根据气管插管型号选择合适的吸痰管，保持呼吸道通畅，及时吸净气道及口鼻腔分泌物同时结合肺部物理治疗。

4. 若患者自主呼吸与呼吸机对抗，及时查找原因，调整呼吸模式，必要时给予镇静剂或肌松剂。

5. 评估患者情况，适当给予镇静、镇痛，减少患者不适，预防患者意外拔管。

6. 熟练掌握呼吸机各种报警原因及处理方法。

【注意事项】

1. 气囊压力检测：气囊压力维持 25~30cmH$_2$O，需用气囊压力表每4小时进行一次监测。若出现压力不足或气囊漏气情况，查找原因并及时处理，必要时更换人工气道。

2. 冷凝水处理：及时倾倒冷凝水，防止逆灌回气道。呼吸机下准备500ml 容积的小桶，内放置含氯消毒剂 500mg（用少量水溶解），用于倾倒冷凝水。

3. 呼吸机

（1）呼吸机报警后要立即检查报警原因并通知医生做出相应的处理。

（2）呼吸机参数必须由医生设定及调节。

4. 应急装置：床旁备有简易呼吸器及氧气吸入装置。若发生停电或呼吸机突然发生故障，应立即将患者的人工气道与呼吸机脱离，用简易呼吸器接墙壁氧源为患者进行人工呼吸，通知医生检查处理故障或更换备用呼吸机。

【操作并发症及处理】

1. 呼吸机相关性肺损伤

（1）张力性气胸是危及接受机械通气患者生命的重要原因之一。无论哪种类型的气胸，一旦确诊，应立即放置胸腔引流管排气减压，以避免向张力性气胸的转化，并同时实施压力—容量限制型通气模式，减少漏气量和支气管胸膜瘘的形成。

（2）对于其他类型的呼吸机相关性肺损伤，虽然不会危及患者的生命，也应该调整通气参数以减少肺脏过度牵拉，而且应密切随访胸壁 X 线，防止发生气胸。

2. 呼吸机相关性肺炎

（1）患者病情危重，常出现应急性溃疡，上消化道出血引起呕吐，易引起误咽，患者应取半卧位，夹角≥30°为宜，避免误咽引起吸入性肺炎。为利于痰液引流或预防压力性损伤，可采用交换体位，仰卧位－左侧卧位－

仰卧位-右侧卧位，每1~2小时变更一次。

（2）留置胃管，胃肠减压，减少呕吐，降低误咽发生率，避免误吸引起吸入性肺炎。

（3）氧中毒：根据不同疾病的不同时期给予不同的吸入氧浓度（FiO₂）。如心肺复苏开始人工通气前1~2小时给 FiO₂ 1.0L/min，一般不超过6小时，以免氧中毒。然后根据血气分析调整 FiO₂ 以0.4~0.5L/min 为宜。

（井　杰　李尊柱）

五、呼吸机撤离

呼吸机撤离是指导致呼吸衰竭的基础病因改善或缓解后，突然或逐渐离断通气支持的过程。撤机时间延长会增加机械通气并发症的发生机会和住院费用，但过早地撤机可能会影响患者的治疗及预后，所以一旦对患者进行机械通气，则应开始注意撤机的相关问题。ICU 机械通气的撤离是呼吸机应用成败的关键，研究显示 ICU 患者撤机时程序化可能减少机械通气时间、降低呼吸机相关肺炎等并发症的发生。撤机包括脱离呼吸机和拔除气管导管两个过程。

【操作目的及意义】

呼吸机撤离的主要目的是在患者原发病得到控制，通气与换气功能得到改善后，逐渐地撤除机械通气对呼吸的支持，使患者恢复完全自主呼吸。这是呼吸机应用管理中的一个重要环节，也是患者康复过程中的一个重要步骤。

【操作步骤】

1. 核对医嘱及患者信息。

2. 向患者解释操作目的及方法，取得其合作。

3. 评估患者年龄、意识状态、合作情况、咳嗽反射能力、分泌物量、气管插管时间、既往肺部疾病史及当前呼吸状况。确保患者具备气道保护能力后，方可考虑拔出气管插管。

4. 洗手，佩戴口罩。

5. 准备并检查用物：雾化面罩或双鼻导管、灭菌注射用水、10ml 注射器、氧气表头及湿化罐等。

6. 确认患者满足以下条件：机械通气病因改善，血流动力学稳定，存在自主呼吸，FiO₂≤40%~50% 且 PaO₂>60mmHg（或根据具体情况调整），PEEP≤5~8cmH₂O。

7. 再次向患者解释脱机过程，缓解其紧张情绪。

8. 开始脱机训练，采用 T 管或人工鼻吸氧。

9. 训练 30 分钟后，抽血进行动脉血气分析。

10. 患者取半卧位，吸净气管插管及口鼻腔分泌物，进行漏气试验。若漏气试验阳性，可考虑拔除气管插管。

11. 揭去气管插管固定胶布，嘱患者深呼吸。使用 10ml 注射器抽尽气囊内气体，然后轻柔拔出气管插管。拔除过程中持续吸引，确保吸净口腔残余分泌物。给予面罩或双鼻导管吸氧，并根据医嘱使用雾化面罩加入灭菌注射用水进行气道湿化，同时关闭呼吸机。

12. 拔管过程中严密监测患者的血氧饱和度、心率、呼吸频率和血压。

13. 拔管后继续观察患者的呼吸状况及痰液引流情况。

14. 告知患者操作已完成，协助其取舒适卧位，整理床单位，收拾用物。

15. 呼吸机悬挂污染标志牌，并通知相关部门更换管路。

16. 执行手卫生，记录操作过程及患者情况。

【操作难点及重点】

1. 对于气道高危患者（如困难气道、甲状腺术后、声门水肿、COPD、肺部感染、OSAHS 等），在拔除气管插管前后需严密观察呼吸情况，对症药物治疗，评估气道状况，并做好紧急预案以保障患者安全。

2. 长时间气管插管（＞36 小时）或气道高危者在拔管前建议进行漏气试验（cuff leak test）。试验包括定性评估和定量评估，阳性判断标准需结合绝对漏气量和相对漏气量进行综合考虑。漏气试验阳性结果预计上气道梗阻（UAO）或再插管具有较高敏感性，但阴性结果不能排除 UAO 或再插管的可能性。

【注意事项】

1. 加强肺部物理治疗，定时评估患者痰液引流情况。根据痰液性状及量选择合适的湿化方法，确保痰液引流通畅。

2. 脱机前做好心理护理，适当约束患者双手，防止气管插管意外滑脱。

3. 若患者出现呼吸频率增快（＞35 次/分）、血压异常（90mmHg≤收缩压≤180mmHg）、血氧饱和度降低（SpO_2≤90%）、烦躁、焦虑或大汗等情况，应终止脱机尝试。

4. 拔除气管插管后保持患者半卧位，并密切监测其有无急性气道梗阻情况。

5. 对于特殊患者，拔除气管插管后可能需要无创通气或高流量吸氧过渡。应提前准备好所需仪器设备及应急准备。

【操作并发症及处理】

1. 肺不张：当肺部没有完全扩张时，可能会发生肺不张，导致进入血液的氧气量减少。通过调整气管插管位置、加强呼吸道管理、进行物理治疗等方法，促进肺部扩张，改善通气状况。

2. 气道阻塞：包括气管插管阻塞和气道分泌物阻塞等，可能导致患者呼吸困难。及时吸净气管插管及口鼻腔分泌物，保持呼吸道畅通。对于气管插管阻塞，可尝试更换插管或进行紧急处理。对于气道分泌物阻塞，可使用吸痰器等工具进行吸痰操作。

3. 再插管风险：对于某些患者，如气道高危患者，拔除气管插管后可能存在再插管的风险。对于气道高危患者，拔除气管插管前后需严密观察呼吸情况，评估气道状况，并做好紧急预案。如出现呼吸困难等异常情况，应立即进行再插管操作。

4. 心理创伤：长时间使用呼吸机可能导致患者产生心理创伤或创伤后应激障碍。加强患者的心理护理，缓解其紧张情绪。通过沟通、解释等方式，增强患者对治疗的信心，减轻其心理负担。

（井　杰　　李尊柱）

【参考文献】

［1］张剑. 呼吸科医师经鼻高流量湿化氧疗技术的临床教学［J］. 中国卫生产业，2020，17（18）：161 - 163.

［2］于卓男，李雪松，薛平. 成人经鼻高流量湿化氧疗治疗失败预测因素的研究进展［J］. 现代临床医学，2023，49（2）：154 - 157.

［3］魏益梅，鲍永霞，许尤松. 经鼻高流量湿化氧疗对呼吸衰竭患者治疗的研究进展［J］. 中华老年多器官疾病杂志，2021，20（9）：712 - 715.

［4］中国医师协会急诊医师分会，中华医学会急诊医学分会，中国急诊专科医联体，等. 急诊成人经鼻高流量氧疗临床应用专家共识［J］. 中华急诊医学杂志，2021，30（9）：1041 - 1050.

［5］李芮柯，魏珂. 术后无创呼吸支持的研究进展［J］. 临床麻醉学杂志，2024，40（6）：639 - 643.

［6］齐晓玖，王慧婷，徐钰，等. 成人氧气吸入疗法护理团体标准临床实施情况的调查研究［J］. 中华护理杂志，2024，59（14）：1726 - 1731.

［7］陈媛媛，董霄松，曹照龙．如何正确使用无创正压通气治疗［J］．中华全科医师杂志，2024，23（2）：196－200.

［8］陈盛松，白宇，詹庆元．呼吸机相关性肺损伤发生发展机制研究进展［J］．国际呼吸杂志，2023，43（1）：21－27.

［9］赵辉，陈雪梅．有创机械通气患者撤机结局预测指标的研究进展［J］．临床医学进展，2024，14（4）：1670－1674.

［10］贺荣，伍民生，陈春玲，等．呼吸机依赖的治疗进展［J］．中国中西医结合急救杂志，2022，29（6）：758－761.

第三节 气道净化技术

一、体位引流技术

体位引流技术指将患者放于特殊体位，借助重力作用，使肺与支气管所存积的分泌物流入较大的气管并咳出体外的技术。它主要适用于支气管扩张、肺脓肿等有大量浓痰的患者。有效的体位引流有利于排菌、排毒、排变应原，保持呼吸道通畅，更有利于改善高碳酸血症和低氧血症，从而改善症状、减少并发症的发生。

【操作目的及意义】

1. 促进痰液排出，使病肺处于高位，其引流支气管的开口向下，促使痰液借重力作用，顺体位引流至气管咳出，有助于痰液引流。

2. 改善肺通气，保持呼吸道通畅，减少肺部感染的发生。

【操作步骤】

1. 核对医嘱及患者。

2. 向患者解释操作目的及方法，取得其合作。

3. 通过听诊、胸片等检查，确认气道分泌物的滞留部位，评估患者神志状态及配合程度，监测生命体征及呼吸状态。

4. 洗手，戴口罩，备齐用物。

5. 根据病变部位指导或协助患者采取适当姿势并以枕头适当支撑，使分泌物积聚部位处于最高处（图3－3－1）。

6. 将弯盘或卫生纸置于患者下颌处，以收集排出的分泌物。

7. 引流前嘱患者深呼吸及咳嗽，轻轻拍击患者相应部位，以助脓液引出。

8. 每次引流不应少于15分钟，每日可引流2～4次，当患者感觉疲乏时，停止引流。

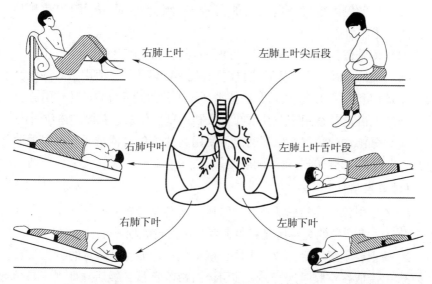

右肺上叶　　　左肺上叶尖后段

右肺中叶　　　左肺上叶舌叶段

右肺下叶　　　左肺下叶

图 3 - 3 - 1　体位引流示意图

9. 引流完毕协助清除患者流出的分泌物，指导患者漱口，保持口腔清洁。

10. 若尚有其他部位积聚痰液，可重复步骤 4 至步骤 8，必要时给予口腔护理或吸痰护理。

11. 协助患者取舒适体位，躺卧休息。

12. 告知患者操作已完毕，整理床单位，整理用物，按标准预防措施处理引流出的痰液。

13. 洗手，记录患者分泌物积聚肺叶呼吸音的变化、呼吸型态和分泌物性状，以及操作过程中患者反应及执行程度。

14. 评价体位引流的效果。

【操作难点及重点】

1. 使用呼气压迫法：把手放在可以促使患者排痰的部位，在患者呼气的同时缓慢增加压迫力度；在呼气终了时，施加压力以达到最大呼气的目的。

2. 促进有效咳嗽法：在开始前先进行腹式呼吸，然后慢慢深吸气，憋气 2 秒，接着将气体尽最大力量"哈"的一声强行呼出。

3. 体位引流时间：饭后或暂停鼻饲 2 小时以上；在排痰最多的时段实施。

4. 体位的选择：选择适合分泌物从潴留部位向气管移动的体位。

（1）仰卧位：适用于肺上叶的尖段和前段，肺下叶背段的体位引流。

（2）后倾侧卧位（侧卧位附加向后45°倾斜）：适用于肺中叶和肺上下舌段的体位引流。

（3）侧卧位：适用于两肺下叶的外基段和患侧肺叶的体位引流。

（4）前倾俯卧位（从侧卧位再向前倾斜45°体位）：适用于右肺上叶后段，左肺下叶背段和内基段以及后基段（用于替代俯卧位）的体位引流。

（5）俯卧位：适用于左肺下叶背段和内基段以及后基段的体位引流。

（6）分泌物的滞留部位不确定，使用其他体位有困难时，可以采取将患侧向上保持40~60°夹角的侧卧位。

【注意事项】

1. 体位引流操作禁忌证：大量咯血、胸廓及脊柱骨折、严重心肺功能不全及其他疾病导致全身情况衰弱患者，不支持此项操作。

2. 护士要了解病变部位，采取正确体位，才能得到满意的引流效果。

3. 引流应在空腹时进行，饭前引流可影响食欲，饭后立即引流易引起恶心和呕吐，故在两餐之间为宜，操作后患者需卧床休息30分钟。

4. 引流体位必须是患者易于将痰咳出的体位。

5. 在引流过程中密切观察患者有无病情变化及不适反应，如出现心律失常、血压异常等情况，立即停止引流，及时通知主管医生予以处理。

6. 注意保暖，勿使患者受凉。

7. 坚持治疗，每日总痰量减少到30ml以下可停止体位引流操作。

8. 临床比较常用的体位引流为头低脚高位；但对于颅内病变患者应避免使用，因其头部静脉回流减少，可引起颅内压增高。

【操作并发症及处理】

1. 血氧饱和度降低：操作过程中如患者 SpO_2 低于88%，应立即停止体位引流操作，恢复原体位，SpO_2 进行性下降时立即通知医生，必要时给予氧疗及气道吸引。

2. 头痛或眼部压迫等颅内压升高表现：应立即停止体位引流操作，恢复原体位或抬高床头30°，促进静脉回流，降低颅内压，缓解症状。

3. 心率/律异常或低血压：应立即停止体位引流操作，恢复体位，持续不缓解者应立即通知医生持续心电监测及对症处理。

4. 呕吐、误吸或咯血：应立即停止体位引流操作，恢复体位，必要时行机械通气气道吸引，清除口腔及气道分泌物。

（朱明珂）

二、胸部叩击排痰技术

胸部叩击排痰术是一种通过有节律地叩拍胸背部，借助振动和重力作用，使分泌物松脱而排出体外的方法，即手背隆起、手掌中空，自上而下、由外向内规律叩击，边叩边鼓励患者进行咳嗽。适用于长期卧床、年老体弱、排痰无力的患者。

【操作目的及意义】

1. 从支气管壁松动分泌物并通过纤毛运动和咳嗽将分泌物移动到近端支气管并排出体外，提高痰液排出率，促进机体康复。

2. 预防呼吸系统疾病，如肺炎、肺脓肿、肺不张等疾病的发生。

3. 对其他疾病或手术前后患者进行呼吸道护理，预防呼吸道感染等并发症的发生。

【操作步骤】

1. 核对医嘱及患者。

2. 向患者解释操作目的及方法，取得合作。

3. 评估：患者的年龄、体重、病情、肢体活动能力、心功能情况及叩击体位（坐位或侧卧位）；呼吸深度、频率及节律，有无胸腹矛盾呼吸运动，有无呼吸困难及其程度；患者的咳嗽咳痰能力，痰液量和痰液黏稠度；有无胸部手术或外伤、引流管、骨折和牵引等；有无胸痛及疼痛的部位、性质和程度；患者合作能力。

4. 洗手，戴口罩。

5. 听诊肺部痰液积聚状况。

6. 依据痰液积聚部位，协助患者采取适当引流姿势并予以枕头适当支撑。

7. 屏风遮挡患者，妥善处理各种管路，固定床脚刹车。

8. 在患者下颌处放置弯盘或卫生纸。

9. 给予患者拍背促进排痰。

（1）叩击：五指并拢呈空杯状，以手腕为支点，有节奏地屈曲和伸展手腕叩拍患者的背部/胸部，背部从第十肋间隙、胸部从第六肋间隙开始向上。重点叩拍需引流部位，沿着支气管走向由外周向中央叩拍，叩拍频率120~180次/分钟，每个治疗部位3~5分钟，双手交替拍打或单手叩击。

（2）叩击原则：从肺底自下而上，由外向内。

（3）治疗频率：每日叩击3~4次；患者明显咳痰费力或可闻及明显

痰鸣音时，或使用祛痰类药物雾化后应立即给予叩击。

10. 鼓励患者做深呼吸咳嗽，让患者深吸一口气，屏气 3~5 秒，从而用力把痰咳出；需要时予以吸痰。

11. 病情允许情况下给予患者抬高床头 30°~45°。

12. 协助患者清除痰液，必要时做口腔护理。

13. 观察痰液的性质、颜色、量，排痰后听诊肺部呼吸音。

14. 协助患者取舒适体位，告知患者操作已完毕，整理床单位，收拾用物。

15. 洗手，记录患者治疗前后呼吸音的改变及分泌物清除状况和呼吸型态变化，以及患者的反应和家属的态度。

【操作难点及重点】

1. 叩拍应沿着支气管走向由外周向中央叩拍，手掌要弯曲呈弓形，五指并拢，以手腕为支点，从肺底自下而上、由外向内、迅速而有节奏地叩击胸壁，叩拍幅度以 10cm 左右为宜，保证叩拍效果，每次胸部叩击治疗时间以 15~20 分钟为宜。

2. 若患者能够配合，可在叩击胸部的同时让其咳嗽，以利于痰液的排出；痰液黏稠者无禁忌应保证充足的液体摄入，咳痰前可先行雾化吸入。

3. 为取得较好的引流效果，胸部叩击宜与胸部振动及体位引流联合应用。

【注意事项】

1. 操作过程中应密切观察病情、生命体征及呼吸情况。

2. 翻身过程中注意患者安全，避免拖拉患者，保护局部皮肤，正确使用床档，防止坠床和碰伤，对于躁动患者必要时使用约束带。

3. 叩击宜在餐后两小时或餐前 30 分钟进行。

4. 应避免叩击创伤或外科手术部位，避免直接在骨突起（如锁骨、椎骨）上叩击，避开乳房和心脏。叩击不适宜于婴幼儿及儿童。

5. 近期行肺切除术，有活动性内出血、咯血、气胸、肋骨骨折、肺水肿、肺部血栓、低血压等禁止叩击背部。心律失常、血流动力学不稳定患者，安置心脏起搏器或者血流动力学稳定后方可实施胸部叩击排痰。

6. 胸部叩击后及时进行呼吸道吸引。

7. 机械通气患者，翻身行胸部叩击时，要注意防止气管插管脱出和通气管路断开，影响患者通气。

8. 若患者咳嗽反应弱，则可在吸气后给予刺激：按压及横向滑动胸骨上窝的气管，以使咳嗽。

【操作并发症及处理】

1. 皮肤红肿：由于背部叩击用力过大、患者皮肤敏感或操作时手法不正确导致皮肤出现发红、青紫。

（1）处理流程：停止背部叩击→观察皮肤色泽→记录。

（2）预防方法：①对年老体弱背部叩击时不能用力过大，力度以皮肤不发红为宜。②背部叩击时不可在裸露的皮肤上进行。③护士五指并拢弯曲，使手指（掌）呈弧形，利用腕关节的力量，自下而上、自外向内叩击患者的后背肺部。

2. 病情突变：由于过度的叩背刺激使患者出现病情变化或背部叩击适应证掌握不当而出现，表现为烦躁不安、心率增快、喘憋、发绀加重。

（1）处理流程：停止背部叩击→采取舒适体位→吸氧→通知医生→遵医嘱对症处理→严密观察病情变化→记录。

（2）预防方法：①实施治疗前，应充分了解患者病情，是否存在禁忌证。②体质虚弱、心功能不全等患者，应充分评估病情，实施扣背要谨慎。③叩击时要注意观察患者的呼吸、心率变化、皮肤及口唇是否青紫。

（吴　斯　　李宇轩）

三、高频胸壁振荡技术

高频胸壁振荡（high—frequency chest wall oscillation，HFCWO），又称高频胸壁压缩（high—frequency chest wall compression）或高频胸部压缩（high—frequency chest compression），是胸部物理治疗的一种方式。它利用能充气的胸带和空气脉冲主机相连接，在胸部和肺部产生高频率振荡运动，从而产生较强的剪切力，通过迅速地充气和放气，达到挤压和放松胸壁的目的，属于振荡性气道廓清装置的一种。

【操作目的及意义】

1. 协助卧床、体弱、术后患者增加排出气道分泌物的能力。

2. 增加机体血氧饱和度，维持肺泡功能，预防及降低肺部感染等并发症的发生。

【操作步骤】

1. 核对医嘱及患者。

2. 向患者解释操作目的及方法，取得患者配合。

3. 评估患者病情，意识状态，肺部情况（听诊双肺呼吸音、了解胸部X线片病变部位），咳嗽能力、活动能力及配合程度，有无操作禁忌证。

4. 准备并检查用物：高频振荡排痰仪（排痰背心、排痰束带）处于良好备用状态。对于咳痰无力患者，床旁备好吸痰用物及负压吸引装置。

5. 洗手，戴口罩。

6. 操作过程

（1）备齐用物，携用物及高频振荡排痰仪至患者床旁。

（2）根据患者病情，协助患者采取合适体位，常见采取坐位或侧卧位。

（3）选择型号合适的背心或束带：能够自行翻身的患者选择背心式，不能自行翻身的患者选择束带式。

（4）连接电源，打开主机开关，接好通气管路。

（5）根据患者具体情况，如年龄、体重、病情严重程度等，选择合适的频率、强度和时间。一般成年人选择 10 ~ 14Hz，强度 1 ~ 4 档，治疗时间控制在 15 ~ 30 分钟，治疗频率以 2 ~ 3 次/日为宜。

（6）点击"开始"键进行振荡排痰治疗。

（7）在治疗开始 5 ~ 10 分钟后，嘱有自主咳痰能力的患者开始咳嗽，排出已松解的分泌物，无自主咳痰能力的患者给予吸痰。在整个治疗过程中观察患者生命体征，痰量、颜色及性质，及时关注患者不适主诉，如有不适或异常立即停止操作。

（8）治疗结束后，协助患者脱下背心或束带，嘱患者有效咳嗽或给予吸痰，观察治疗效果，包括：痰量、颜色、性质等变化。

（9）操作完毕关机，拔出电源，整理用物，协助患者取舒适体位，整理床单位。

（10）操作结束后对使用仪器和物品进行整理、擦拭、消毒，放至指定位置备用。

（11）洗手，记录患者生命体征、使用参数及治疗效果。

【难点及重点】

1. 适合的背心或束带：根据患者病情选择，一般情况良好的患者采用背心式；危重患者由于全身管路较多，采用束带式。

2. 振荡频率：振荡频率以 Hz 为单位，一般选择 10 ~ 14Hz，平均12Hz。频率低于 10Hz，由于振荡产生的剪切力不够，不能达到治疗效果，且舒畅度也不如 10Hz 以上者。

3. 振荡强度：调节范围分为 1 ~ 10 档，一般选择 1 ~ 4 档。振荡强度对应振荡压力，而振荡压力是不固定的，受到患者舒适度和配合度的阻碍。配合度越好，振荡压力越稳固，反之振荡压力波动越大，因此在实施 HFCWO 时应多与患者沟通，提高患者的配合度。

4. 振荡时间：一般患者振荡时间以 15 ~ 30 分钟/次为宜，2 ~ 3 次/天；

但临床危重患者耐受性较差，以减少每次振荡时间、增加振荡次数为佳，以 15 分钟/次，4 次/天为宜。

【注意事项】

1. 绝对禁忌证包括：①血流动力学不稳固的活动性出血。②尚未固定的头部和颈部外伤。相对禁忌证包括：①颅内压超过 20mmHg（1mmHg = 0.133kPa）。②近期脊柱手术或急性脊柱损伤。③支气管胸膜瘘。④急性心力衰竭引发的肺水肿。⑤大量胸膜渗液或脓胸。⑥肺栓塞。⑦肋骨骨折，伴或不伴连枷胸。⑧胸部外伤或胸部皮肤移植。⑨未控制的高血压。⑩气腹。⑪近期食管手术。⑫存在误吸高风险者。⑬皮下气肿或气胸。⑭近期硬脊膜外注射或脊椎麻醉。⑮胸部烧伤、开放性创伤或皮肤感染。⑯近期安置了经静脉或皮下的起搏器。⑰肺挫伤。⑱骨质疏松症或肋骨骨髓炎。⑲凝血功能障碍或存在深静脉血栓。⑳胸部疼痛。㉑新近发生的心肌梗死。

2. 治疗应选择在患者餐前 1~2 小时或餐后 2 小时进行，避免患者因食物尚未消化即反复咳嗽导致误吸。

3. 在进行胸壁振荡排痰操作前 10~20 分钟可选用雾化吸入治疗，与雾化吸入联合治疗，可提高排痰效果。

4. 在治疗过程中，随时观察患者病情变化及咳痰情况，及时协助患者清理呼吸道分泌物，如有不适或异常立即停止操作。

5. 在仪器工作过程中，可能会对心电监护产生干扰，如产生干扰可暂停设备使用，一般 5 秒内心电监护仪数值可恢复正常。

6. 束带穿戴：振动气囊的位置尽可能向上包裹在胸前（束带漏气为防止压力过大的正常现象），背心穿戴松紧度以可容纳一指为宜。

【操作并发症及处理】

1. 反流、呕吐：振荡操作能够导致反流、呕吐，尤其是胃潴留明显的患者。处理措施：嘱患者采取坐位或半卧位，减少反流的风险。必要时还可以遵医嘱为患者进行胃肠减压。一旦发生反流、呕吐，应当立即停止 HFCWO，给予高流量氧气吸入，吸痰操作，及时清除呼吸道内的分泌物。

2. 心律失常：胸内压增加、紧张等因素能够导致患者出现心律失常。处理措施：在初始使用 HFCWO 时应常规评估患者的心率和血压，并给予患者操作前解释沟通，让患者保持心情放松，不断调剂参数以选择最正确的个体化值。一旦发生心律失常，应当立即停止 HFCWO，监测心律，如仍无好转，遵医嘱给予患者对症处理。

3. 循环障碍：HFCWO 可引发胸内压增加，心脏泵血、回心血量及血压会受到阻碍，在循环障碍患者中表现尤其明显。可出现血压下降或升高，心率增快或下降。处理措施：循环障碍患者应在循环相对稳定的前提下使用 HFCWO 治疗。

4. 呼吸和氧合：HFCWO 治疗可阻碍患者自主呼吸，呼吸频率受到振荡的阻碍。处理措施：在实施振荡期间，观察患者呼吸型态、是不是存在反常呼吸、有无辅助呼吸、SpO_2、呼吸机工作情况等。出现异常，应停止 HFCWO，给予高浓度吸氧，直到患者症状缓解。

5. 皮肤损伤：充气背心压迫胸背部皮肤，容易导致皮肤损伤。处理措施：在使用期间应注意佩带背心及束带的松紧度，如本身存在皮肤损伤，应评估其皮肤损伤的风险后再进行操作。

6. 骨折：骨肿瘤及骨质疏松等患者存在肋骨骨折的风险。处理措施：操作前评估患者病情，已存在肋骨骨折不能使用 HFCWO，有骨折风险的患者应从低强度开始实施，使用过程中患者出现疼痛不适时应立即停止操作，及时处理。

（朱明珂）

四、振动排痰机使用技术

振动排痰机是一种根据物理定向叩击原理设计的，通过振动达到松动痰液从而利于痰液咳出的仪器。它具有低频振动、穿透性强、叩振结合等特点，对排出和移动肺内及细小支气管等小气道分泌物和代谢废物起到明显的效果。临床主要适用于痰液黏稠、不易咳出，需要机械辅助排痰的患者。

【操作目的及意义】

1. 促进排痰，改善肺通气功能，提高氧分压，减轻缺氧症状。

2. 预防和减少坠积性肺炎的发生。

【操作步骤】

1. 核对医嘱及患者。

2. 向患者解释操作目的及方法，取得合作。

3. 评估患者病情、肺部情况、咳嗽能力、活动能力及配合程度，有无禁忌证等。

4. 检查振动排痰机的功能状态。

5. 洗手，戴口罩。

6. 操作过程

（1）备齐用物，携用物及振动排痰仪至患者床旁。

（2）根据患者病情，协助患者采取合适体位，常规采取坐位或侧卧位。

（3）根据患者病情及个人耐受程度个性化选择合适的叩击头。

（4）正确连接叩击头，并套上一次性叩击套。

（5）接通电源，打开开关，设置频率及时间，频率一般小于 60 次/秒，以 20～30 次/秒为宜，时间一般 8～10 分钟/次，2～4 次/天为宜。临床可根据患者耐受度，振动频率由低到高循序渐进调节。

（6）操作时将叩击头贴靠于患者胸背部，由肺底部开始，按照由下向上、由外向内的顺序振动，每个部位叩击 30 秒左右。在肺下叶及重点感染部位，可适当延长叩击时间，增加叩击频率，稍加叩击力度，促进痰液排出。

（7）在操作过程中随时观察患者主诉及生命体征变化，如有不适或异常立即停止操作。

（8）操作结束告知患者，指导及协助患者有效咳嗽咳痰，观察治疗效果，包括患者痰量、颜色、性质等变化。

（9）操作完毕关机，拔出电源，整理用物，协助患者取舒适体位，整理床单位。

（10）操作结束后对物品进行分类处理，将使用后的一次性叩击帽放入医疗垃圾筒内，将排痰机机身表面用消毒湿巾或 75% 乙醇擦拭后放至指定位置备用。

（11）洗手，记录。记录患者生命体征、排痰机使用参数、治疗效果。

【难点及重点】

1. 操作前评估：评估患者神志、生命体征、血氧饱和度、凝血功能，询问患者有无躯干骨折；了解病变部位，患者痰量、颜色、痰液黏稠度及咳嗽咳痰能力。

2. 选择治疗时机：了解患者进餐时间，治疗应选择在患者餐前 1～2 小时或餐后 2 小时进行，避免患者因食物尚未消化而反复咳嗽导致误吸。

3. 掌握排痰手法：叩击顺序由肺底部开始，由下向上，由外向内振动，叩击头避开心脏、胃、肠等脏器。操作过程中，叩击柄上的箭头始终向着支气管方向，在痰液多且黏稠的部位可延长叩击时间。

4、观察生命体征：操作过程中关注患者呼吸、心率、血氧饱和度及主诉；如果操作部位出现出血点、皮下瘀斑、新发血痰及生命体征不稳定等情况及时停用。

【注意事项】

1. 排痰禁忌证：胸部接触部位皮肤及皮下感染、肺部肿瘤及血管畸形、未局限的肺脓肿、肺结核、肺部出血及咯血、肺栓塞、胸腔积液、气胸及胸壁疾病；出血性疾病或凝血功能异常存在出血倾向者；急性心肌梗死、房颤、室颤、心脏内附壁血栓者；不能耐受振动排痰及疾病所致生命体征不稳定者。

2. 使用前充分了解患者病情，听诊呼吸音，通过胸片了解肺部感染的部位、患者体质等，合理选择患者体位，根据患者病情选择排痰机使用频率及治疗时间。

3. 采用侧卧位治疗时，先做一侧后给予患者翻身，再做另外一侧；对于不能翻身的患者，可选择前胸、两肋部位进行治疗。

4. 在使用排痰机前 10～20 分钟可选用雾化吸入治疗，排痰机与雾化吸入联合，可提高排痰效果。

5. 对于外科伤口和皮肤破损患者应避开患处 10cm 以上进行操作。

6. 排痰机叩击头选择一次性叩击套，避免交叉感染。

【操作并发症及处理】

1. 窒息：窒息是振动排痰常见的并发症之一，由于患者体弱痰液多且黏稠、无力咳出体外而积聚在气管内，造成痰液堵塞支气管道，引起患者窒息，处理措施如下所述。

（1）在叩击过程中观察患者有无发绀、胸闷、呼吸困难等不适，如有以上情况，立即停止操作并通知医生。

（2）对于痰液黏稠患者可先进行雾化吸入，稀释痰液，适当湿化气道，在振动排痰过程中如听到患者痰鸣音，可暂停操作，指导和协助患者咳痰，必要时给予吸痰操作，待患者稳定后再继续排痰操作。

（3）对于昏迷或气管插管患者，应密切注意管路的固定、呼吸机工作情况及患者生命体征的监测。

（4）如果出现痰液堵塞气道，应立即给予高流量氧气吸入，给予吸痰操作，及时清除呼吸道内的分泌物。

2. 咯血：由于振动强度及频率过大、过快，使患者不耐受，造成支气管黏膜损伤。处理措施如下所述。

（1）进行机械排痰时，叩击头要使用一次性叩击罩，叩击部位给予浴巾等覆盖，减轻排痰强度的刺激。

（2）当患者在操作过程中突感咽喉发痒、胸闷加剧、胸部发热、心窝部灼热、咳嗽咳痰及痰中带血时，应立即停止排痰操作，嘱患者卧床休息，头偏向一侧，立即通知医生，遵医嘱给予止血药物，同时备好负压吸引装置，避免误吸的发生。

3. 气胸：排痰过程中如排痰部位不正确，致使靠近肺表面的微小肺泡破裂，肺和支气管内的空气进入胸膜腔造成气胸的发生。发生气胸应立即停止操作，嘱患者卧床休息，判断气胸程度，遵医嘱给予氧疗以及酌情给予镇痛、镇静、止咳等药物。体弱、营养状态欠佳者适当给予支持治疗。

（朱明珂）

五、自体引流技术

自体引流技术（autogenic drainage）是由医务人员指导患者，利用膈式呼吸控制呼气气流，移动周围气道的分泌物，并将其集中清除的气道分泌物清除技术。其通过一系列控制呼吸的方式，如调整呼吸的深度和速度以变换呼气气流，使分泌物从小气道转移到大气道。

【操作目的及意义】

掌握自体引流技术的正确方法，有助于气道远端分泌物痰液排出，从而有利于改善肺通气，保持呼吸道通畅，减少反复感染，改善患者肺功能。

【操作步骤】

1. 核对医嘱及患者。

2. 向患者解释操作目的及方法，取得其合作。

3. 评估患者（通过听诊、胸片等检查，确认分泌物的滞留部位），并监测生命体征和呼吸状态。

4. 洗手，戴口罩，备齐用物。

5. 协助患者坐在床上或椅子上，给予必要的支撑。注意力集中在呼吸技术上。

6. 告知患者通过呵气或用擤鼻子清除口鼻腔分泌物。

7. 护士一只手放在患者腹部感受腹肌的收缩，另一只手放在患者胸部上方。

8. 指导患者基本呼吸技巧。

（1）嘱患者进行三种不同深度的呼吸，尽量行膈式呼吸。

（2）第 1 阶段（松动）：利用膈式呼吸进行潮气量吸气，吸气末屏气 2~3 秒，收缩腹部，尽可能地深呼气，直至气体呼尽。重复 3~4 次，进入第 2 阶段。

（3）第 2 阶段（聚集）：缓慢深吸气至中等水平吸气量（低至中肺容量呼吸）。重复"吸气—屏气 3 秒—用力呼气"的过程 3~4 次，促进黏液从中等大小的气道中移动到大气道。

（4）第 3 阶段（排出）：利用膈式呼吸缓慢深吸气，直至肺容量接近肺总量为止（中高肺容量呼吸）。然后通过咳嗽或用力呼气，提高呼气速度，从大气道排出黏液，可重复进行。

9. 引流完毕漱口，协助清除流出的分泌物。

10. 若尚有其他部位积聚痰液，必要时给予口腔护理或吸痰。

11. 协助患者躺卧休息。

12. 告知患者操作已完毕，整理床单位，收拾用物。按标准预防措施处理排出的痰。

13. 洗手，记录患者分泌物积聚的肺叶呼吸音的变化、呼吸型态和分泌物性状以及操作过程中患者反应与执行程度。

14. 评价自体引流效果。

【操作难点及重点】

1. 在各个阶段，吸气应缓慢进行，通过鼻腔，利用膈肌进行膈式呼吸。吸气末屏气 2~3 秒，通过侧支通气把黏稠分泌物松动剥离。保持口腔和声门主动打开，适当用力呼气（哈气）。可以用放在胸部上的手感受黏液的振动。振动的频率显示了黏液的位置。高频率的振动提示分泌物位于小气道；低频率的振动提示分泌物已经转移到了大气道。

2. 自体引流技术要求患者有一定的认知能力，配合度较高，应在操作前充分为患者讲解操作原理、目的及步骤，使患者充分理解操作过程，达到高度配合。

3. 自体引流技术操作前应充分评估患者病情及适合体位，排除禁忌证。

4. 要求患者痰量为中上水平，过少痰液无法使用自体引流技术。

5. 慢性、黏液高分泌患者宜每天进行两次自体引流，根据患者痰量动态调整引流频次。

【注意事项】

1. 气道阻塞严重或者有动态气道塌陷的患者，可适当降低呼气流速防止气道塌陷。初学者可使用缩唇呼吸，以避免压缩呼吸道。

2. 自主引流每个阶段的持续时间取决于分泌物的位置。

3. 每个周期的持续时间取决于分泌物的数量和黏稠度。平均治疗时长 30~45 分钟。

4. 一般情况下操作应安排在进餐前 1~2 小时或餐后 2 小时。持续鼻饲患者，操作前 30 分钟停止鼻饲。

5. 有脑血管破裂、栓塞或血管瘤病史者应避免用力咳嗽。

6. 如果胸腹部有伤口，应轻轻按压伤口部位，亦可用枕头按住伤口，以抵消或抵抗咳嗽引起伤口局部的牵拉和疼痛。

7. 遵循节力、安全的原则，如有不适立即停止训练。

8. 在分泌物被移至大气道之前，避免进行反复咳嗽。

9. 采用本治疗技术的患者年龄需 8 岁以上，不适合婴幼儿。

【操作并发症及处理】

1. 复张性肺水肿：由于大量胸腔积液、积气、引流过快、过多或剧烈咳嗽使气体过快排出胸腔导致，具体表现为：剧烈咳嗽、呼吸困难、胸闷、烦躁、心悸等，继而出现咳大量白色或粉色泡沫痰，有时伴发热、恶心及呕吐，甚至出现休克或昏迷。

预防及处理：剧烈咳嗽者勿用力过度；保持呼吸道通畅，吸氧，必要时予呼吸机辅助通气。

2. 疼痛：由于伤口牵拉导致，表现为伤口疼痛、咳嗽及深呼吸时疼痛加剧、呼吸浅快、听诊双肺可闻及痰鸣音。

预防及处理：保持病房安静，协助患者采取舒适体位；体位改变时固定伤口，避免刺激胸膜引起疼痛；分散注意力，必要时使用止痛药物。

（吴 斯 李宇轩）

六、开放式吸痰技术

开放式吸痰技术是利用机械吸引，经口、鼻腔或人工气道将呼吸道分泌物吸出，保持呼吸道通畅，预防吸入性肺炎、肺不张的一种方法。适用于无力咳嗽、年老体弱、危重、昏迷、气管切开、麻醉未清醒等各种原因所致的不能有效自主咳嗽的患者。

【操作目的及意义】

开放式吸痰是将吸痰管直接插入气道或口、鼻腔内进行吸引，有效清除呼吸道分泌物，保持呼吸道通畅。

【操作步骤】

1. 护士准备：仪表端庄，服装整洁，语言柔和恰当，态度和蔼可亲。

2. 核对医嘱及患者。

3. 评估患者病情、意识状态、咳痰能力及合作能力；评估患者呼吸频率、呼吸困难及发绀程度，血氧饱和度；评估患者有无吸痰指征，做到适时、按需吸痰。

4. 向清醒患者解释操作目的、方法及注意事项，取得其合作。

5. 评估病室环境，安静整洁，宽敞明亮。

6. 洗手，戴口罩。

7. 准备并检查用物：负压吸引装置/电动负压吸引器、负压引流管、一次性无菌吸痰管、听诊器、无菌生理盐水（瓶装）、快速手消毒液，人工气道患者需准备气囊压力表。仪器设备性能良好，一次性物品包装完好，在有效期内，物品放置位置合理。

8. 快速手消毒，吸痰前给予高浓度氧气吸入，以提高血液中的氧气含量，防止吸痰时产生缺氧情况。

9. 检查负压吸引装置/电动负压吸引器性能，调节负压。

10. 吸痰。

（1）无人工气道的患者：检查患者口、鼻腔，取下活动义齿，协助患者取平卧位。打开吸痰管包装，取出无菌手套，戴无菌手套，取出吸痰管缠绕于一手。一手清洁，持与负压吸引装置相连的负压引流管，与另一手所持吸痰管连接，进行试吸检查，检查吸痰管是否通畅。嘱患者张口，经口腔在无负压状态下迅速并轻柔地将吸痰管插入到气道。

（2）有人工气道的患者：检查呼吸机管路，倾倒呼吸机管路冷凝水，协助患者取半卧位。打开螺纹管圆锥接头盖帽，将吸痰管无负压状态迅速并轻轻地经螺纹管圆锥接头插入气管插管内；遇到阻力时往外回提 1cm，加负压同时左右旋转，向上提拉吸痰管吸引痰液，吸痰动作轻稳，吸痰时间 <15 秒。

11. 吸痰过程中观察患者呼吸、脉搏、血压、面色及血氧饱和度等变化情况，以及痰液的性质、量、颜色，鼓励患者咳嗽，促进痰液排出。

12. 吸痰后迅速撤出吸痰管，人工气道患者关闭螺纹管圆锥接头盖帽，用生理盐水冲洗吸痰管，将吸痰管缠绕于手中，翻折手套包裹吸痰管，弃入医用垃圾桶。

13. 快速手消毒，再次给予高浓度氧气吸入。

14. 再次听诊呼吸音，调回原氧气流量设置，人工气道患者监测气囊压力，观察患者有无不适反应，协助患者取舒适体位。

15. 告知患者吸痰后的注意事项，将呼叫器放至患者触手可及处。

16. 按医疗废物分类处理原则处理用物。洗手，记录痰液的量、颜色、黏稠度、气味及患者的反应等。

【操作难点及重点】

1. 吸痰指征

（1）呼吸音粗或听诊啰音。

（2）容量控制模式时气道峰压增加或压力控制模式时潮气量减少。

（3）呼吸机流量曲线/V – P 曲线上的锯齿图案。

（4）气道阻力急剧增加。

（5）血氧饱和度下降和（或）动脉血气值恶化。

（6）人工气道内明显有分泌物。

（7）患者无有效的自主咳嗽能力，或患者报告需要。

（8）急性呼吸窘迫。

（9）怀疑胃内容物或上呼吸道分泌物误吸时。

（10）额外的影像学发现。

（11）收集支气管分泌物用于微生物学/病理学检查。

2. 吸痰前后给予预充氧，FiO_2 高于基线 20%。

3. 吸痰时间不超过 15 秒。

4. 吸痰，已提出的吸痰管避免再次进入人工气道；如需再次吸引需更换痰管重新吸引。

5. 吸痰深度：常规使用浅吸痰技术以避免潜在的气道损伤，在浅吸痰无效时使用深吸痰。

（1）浅吸痰：吸痰管插入深度为人工气道的长度。

（2）深吸痰：将吸痰管插至有抵抗处（即气管隆嵴处），再往外回提 1cm。

【注意事项】

1. 严格无菌操作，插管动作轻柔、敏捷。

2. 吸痰时动作要轻、稳、准、快，切不可动作粗暴导致气道黏膜出血。一次吸痰时间不宜超过 15 秒，吸痰间隔予以高浓度氧气吸入。

3. 吸痰管外径以小于各种气管内套管内径的 1/2 为宜，负压不可过大，进吸痰管时不可给予负压，以免引起气道损伤。

4. 观察痰液的性质、颜色、量，判断痰液的黏稠度。

5. 痰液黏稠可配合雾化吸入、叩击等方法，不推荐气道内滴入湿化。

6. 吸痰管一次性使用，避免交叉感染。

7. 痰液收集器内吸出液达容积的 2/3 时，应及时更换。

8. 病情危重，分泌物多，对缺氧耐受差，吸痰时不宜一次吸净，应分次吸痰（间隔时间应大于 3~5 分钟）或使用密闭式吸痰管。

9. 吸痰过程中应当密切观察患者的病情变化，如有心率、血压、呼吸、血氧饱和度发生明显改变时，应当立即停止吸痰，接呼吸机通气并给予纯氧吸入。

【操作并发症及处理】

1. 氧饱和度降低：吸痰前、后预充氧，FiO_2 高于基线 20%，吸痰时

间 <15 秒。

2. 气道黏膜损伤：成人吸痰负压为200mmHg以下，吸痰时间 <15 秒，且尽可能在有效清除分泌物的前提下设置较低的负压水平；按需吸痰，常规使用浅吸痰技术以避免潜在的气道损伤。

3. 心率升高、心律失常、血压升高：给予患者适当镇静，吸痰前、后预充氧，FiO_2 高于基线20%，吸痰时间 <15 秒。

4. 下呼吸道微生物定植：在开放式抽吸过程中，应采用无菌技术，密闭式吸痰能通过减少外源性微生物经气管内导管进入下呼吸道，而使呼吸道微生物定植率更低。

5. 颅内压升高：给予患者适当镇静，吸痰时间 <15 秒。

（王鹤扬）

七、密闭式吸痰技术

密闭式吸痰法是一种通过封闭式吸痰装置在不断开呼吸机连接的情况下进行气道分泌物清除的技术。其核心在于通过密闭式吸痰装置，在维持机械通气和气道正压的同时完成吸痰操作。

【操作目的及意义】

使用密闭式吸痰技术有利于维持良好的气道压力，对肺换气功能以及血流动力学影响较小，对呼吸系统顺应性无影响；使用该技术还可以尽量减少脱机操作从而保证通气，减少肺不张的发生。在医院感染方面，密闭式吸痰器在吸痰过程中保证了气道封闭性，降低了气溶胶的吸入，减少了操作的污染机会，降低了医院感染发生率。多重耐药菌感染患者使用密闭式吸痰器，能有效阻断传播途径。

【操作步骤】

1. 护士准备：仪表端庄，服装整洁，语言柔和恰当，态度和蔼可亲。

2. 核对医嘱及患者。

3. 向清醒患者解释操作目的、方法及注意事项，取得其合作。

4. 吸痰前评估

（1）患者有无吸痰指征。

（2）评估患者病情、咳痰能力、呼吸频率、呼吸困难及发绀程度、血氧饱和度等。

（3）吸痰前给予高浓度氧气吸入2分钟，以提高血液中的氧气含量，防止吸痰时产生缺氧情况。

（4）协助患者采用半坐卧位，头侧向一方。

（5）评估病室环境，安静整洁，宽敞明亮。

5. 洗手，戴口罩。

6. 准备并检查用物：负压吸引装置/电动负压吸引器、负压引流管、一次性密闭式吸痰管、听诊器、无菌生理盐水（袋装）、一次性输液器、一次性塑料手套、快速手消毒液、气囊压力表。仪器设备性能良好，一次性物品包装完好，在有效期内，物品放置位置合理，调节负压。

7. 吸痰

（1）检查呼吸机管路，倾倒呼吸机管路冷凝水。

（2）佩戴一次性塑料手套。旋转打开隔离阀，左手握着密闭式吸痰装置双旋转弯头，右手执吸痰管外薄膜封套用拇指及示指将吸痰管移动插入气管插管或气管切开套管内所需的深度，左手固定密闭式吸痰装置双旋转弯头，避免管路脱落移位，右手按下吸入阀控制器，缓慢提拉密闭式吸痰管吸引痰液，吸痰动作轻稳，吸痰时间 <15 秒。

（3）吸痰过程中观察患者呼吸、脉搏、血压、面色及血氧饱和度等变化情况，以及痰液的性质、量、颜色，鼓励患者咳嗽，促进痰液排出。

（4）吸痰完成后，抽回吸痰管直至看到吸痰管头端（黑带标记）进入薄膜封套时，可停止退管，关闭隔离阀，经灌注口注入无菌生理盐水，以冲洗导管内壁，冲洗完成后方可松开密闭式吸痰管的吸入阀控制器。

8. 再次给予高浓度氧气吸入，调回原氧浓度设置。

9. 监测气囊压力，观察患者有无不适反应，协助患者取舒适体位，整理床单位。告知患者吸痰后的注意事项，将呼叫器放置在患者触手可及处。

10. 按医疗废物分类处理原则处理用物。洗手，记录痰液的量、颜色、黏稠度、气味及患者的反应等。

【操作难点及重点】

1. 密闭式吸痰装置安装准确，连接牢固，保证呼吸机有效通气。

2. 动作轻柔、稳、准、快，每次抽吸时间不超过 15 秒。

3. 应选择在有效清除分泌物的前提下设置较低的负压水平，建议吸引器负压 <200mmHg。如果痰液黏稠可适当增加吸引器的负压。

4. 吸痰管到达适宜深度前避免负压，逐渐退出的过程中提供负压。

5. 吸痰过程中密切观察患者病情变化，尤其要注意血氧饱和度和心电变化，防止心搏骤停及严重缺氧。

6. 痰液收集器内吸出液达容积的 2/3 时应及时更换，以免影响痰液吸引。

【注意事项】

1. 吸痰时应密切观察患者的生命体征、血氧饱和度和吸痰时的反应，有无发绀情况。当心率明显减慢或血氧饱和度下降至90%以下时，应立即停止吸痰并给予高浓度氧气吸入，进一步观察病情变化。

2. 观察痰液的颜色、性质、量和黏稠度，正确记录。

3. 严格无菌技术操作。

4. 吸痰前整理呼吸机管路，倾倒冷凝水。

5. 注意吸痰管插入是否顺利，遇到阻力时，应分析原因，不得粗暴操作。

6. 密闭式吸痰管应专人专用，定期更换，并做好日期标志，但在受到痰液、血渍等明显污染时应及时更换。

【操作并发症及处理】

1. 氧饱和度降低：吸痰前、后预充氧，FiO_2高于基线20%，吸痰时间<15秒。气道黏膜损伤

2. 气道黏膜损伤：成人吸痰负压为200mmHg以下，吸痰时间<15秒，尽可能在有效清除分泌物的前提下设置较低的负压水平；按需吸痰，常规使用浅吸痰技术以避免潜在的气道损伤，而深吸痰通常在浅吸痰无效时使用。

（王鹤扬）

八、膨肺吸痰技术

膨肺吸痰法是一种结合肺部膨胀技术的气道管理方法，旨在通过暂时增加肺泡压力和容积，使肺内外形成压力差，促使细支气管的痰液松动，流向大气管便于吸出。

【操作目的及意义】

膨肺吸痰法是以简易呼吸器与患者的气管插管相连接，给患者进行人工呼吸，吸气时深而缓慢，随即有10~30秒的呼吸暂停，然后快速呼气。膨肺吸痰时，缓慢吸气使通气量增加，扩张了小气道，使原有塌陷萎缩的肺泡扩张，屏气一定时间可使气体在不同肺泡之间均匀分布，肺泡充分开放。复张的肺泡稳定性和肺的顺应性增加，有利于自主呼吸的加强和锻炼。随着参与气体交换的肺泡增加，通气血流比例改善，使氧合指数上升，症状体征改善。膨肺后迅速而无障碍的呼气，促进了支气管分泌物的排出。

【操作步骤】

1. 护士准备：仪表端庄，服装整洁，语言柔和恰当，态度和蔼可亲。

2. 核对医嘱及患者。

3. 评估患者病情、意识状态、咳痰能力及合作能力。评估患者呼吸频率、呼吸困难及发绀程度、血氧饱和度，评估患者有无吸痰指征。

4. 向患者解释操作目的、方法及注意事项，取得合作。

5. 洗手，戴口罩。

6. 准备并检查用物：负压吸引装置/电动负压吸引器、负压引流管、一次性无菌吸痰管、听诊器、无菌生理盐水（瓶装）、简易呼吸器、快速手消毒液、一次性塑料手套、气囊压力表。仪器设备性能良好，一次性物品包装完好，在有效期内，物品放置位置合理。

7. 检查吸痰管有效期及包装，检查负压吸引装置/电动负压吸引器性能，调节负压，连接简易呼吸器。

8. 抬高床头，暂停持续鼻饲肠内营养，取合适卧位。

9. 两人配合，护士甲将简易呼吸器接氧气，开启氧气开关，流量为10L/min。

10. 护士乙备好吸痰装置，右手戴一次性手套连接吸痰管。

11. 护士甲分离呼吸机与气管插管接头。

12. 护士乙按无菌操作开放式吸痰 1 次，时间 < 15 秒，吸净呼吸道分泌物。

13. 护士甲从气管插管注入生理盐水 3 ~ 5ml 后连接简易呼吸气囊与气管插管，以 10 ~ 12 次/分的频率，均匀挤压球囊（对有自主呼吸者挤压呼吸气囊开始的时间与患者的吸气动作同步）3 ~ 5 次，每次挤压屏气 2 秒，潮气量为患者平时潮气量的 1.5 倍，频率为 10 ~ 15 次/分，持续 2 ~ 3 分钟。同时护士乙可拢掌心呈空心状态，自患者两侧腋中线自下而上叩击 1 ~ 2 分钟，按无菌吸痰操作吸痰，如此反复数次，直至听诊双肺呼吸音清晰对称为止，接呼吸机辅助呼吸。

14. 操作过程中动态评估患者心率、呼吸、血压及血氧饱和度等情况。

15. 操作后听诊呼吸音，监测气囊压力，观察患者有无不良反应，评价膨肺效果。

16. 协助患者取舒适体位，整理床单位，告知患者膨肺吸痰后的注意事项，将呼叫器放置在患者触手可及处。

17. 按医疗废物分类处理原则处理用物。

18. 洗手，记录痰液的量、颜色、黏稠度、气味、患者的反应等。

【操作难点及重点】

1. 需掌握好膨肺吸痰的时机。

2. 需双人配合，所需要时间较长，过程较普通吸痰复杂。

3. 膨肺吸痰过程中心输出量降低，因此对心功能差的患者应严格掌握适应证。

4. 叩背时严格掌握操作方法，使痰液有效排出。

5. 做好评估，准确掌握潮气量及通气频率。

6. 注意无菌操作。

【注意事项】

1. 膨肺前需彻底吸净呼吸道分泌物，以免将分泌物挤进远端小支气管。

2. 膨肺吸痰对循环有一定影响，期间应注意观察有利于维持良好的气道压力，对肺换气功能以及血流动力学影响较小，对呼吸系统顺应性无影响，使用密闭式吸痰术还可以尽量减少脱机操作从而保证通气，减少肺不张的发生。

3. 操作过程中应密切观察患者的心率、心律、血压、血氧饱和度和吸痰时的反应，有无发绀情况等。

4. 膨肺时间为 2 分钟，膨肺吸痰过程中要严密监测生命体征的变化，如患者出现不适，应立即停止操作。

5. 操作结束连接呼吸机后应检查各项参数。

6. 负压应选择能够吸出痰液的最小压力，在有效清除分泌物的前提下设置较低的负压水平，建议吸引器负压 <200mmHg，如痰液黏稠可适当增加吸引器的负压。

7. 操作前半小时禁食，防止操作中患者反流、误吸。

8. 严格执行无菌操作。

9. 颅内压高（大于 $200cmH_2O$）的患者；肺大疱、肺气肿、气胸等肺功能差的患者禁止膨肺吸痰。

【操作并发症及处理】

1. 气压伤：高峰值气道压力可能导致气压伤，尤其是有肺部基础病变（如肺大疱）的患者。

预防及处理：操作时应注意观察患者的心率、血压、血氧饱和度及面色等变化，如有异常立即暂停操作。

2. 低血压：胸腔内压升高导致静脉回心血量减少，心输出量降低，尤其在低血容量情况下。

预防及处理：操作前应评估患者血容量，操作过程中密切监测血压变化。

3. 血流动力学波动：膨肺操作可能干扰呼吸机的正常运行，导致血流动力学异常波动。

4. 心率升高、心脏心律失常：密切观察患者生命体征，根据心律失常的类型和严重程度采取相应措施，如药物治疗或电复律。

（王鹤扬）

九、手法辅助咳痰技术

手法辅助排痰是辅助咳痰功能障碍患者咳嗽的一种气道廓清的方法。主要过程是在患者咳嗽的过程中，对腹部施加一定的压力并帮助患者排出痰液。主要应用于咳嗽功能障碍的清醒非人工气道患者。

【操作目的及意义】

辅助因疾病致呼吸肌肉无力而咳痰功能障碍的患者咳痰。通过腹部挤压，患者可有效排出痰液，可以有效提高患者气道廓清能力，对于气道保护能力较差患者有重要意义。

【操作步骤】

1. 核对医嘱及患者。

2. 向患者解释操作目的及方法，取得其合作。

3. 评估患者的病情及咳痰能力、肺部听诊、痰液蓄积情况、腹部是否有伤口。

4. 洗手，戴口罩。

5. 患者取仰卧位，如有鼻饲需暂停。

6. 操作过程

（1）嘱患者平静呼吸3~5个循环，告知患者配合方法。

（2）指导患者做深呼吸，嘱其在深吸气末进行咳嗽动作，同时将双手置于患者腹部并斜向上进行推腹，协助患者将痰液咳出。

（3）观察患者痰液咳出情况，适当增加推腹的频率。

7. 在治疗过程中观察患者生命体征变化情况。

8. 治疗结束后评估治疗效果，如排痰量、肺部听诊是否有啰音等。

9. 洗手，记录。

【操作难点及重点】

本操作的主要难点是操作者与患者的配合，保证在患者咳嗽开始时给予推腹进行手法辅助排痰。在治疗操作前和患者充分沟通操作步骤，保持推腹与患者咳嗽同步进行，达到最大的咳嗽效能从而更好地排出肺部的痰液。

操作重点是推腹和患者咳嗽动作的同步性。

【注意事项】

1. 推腹力量的大小以患者未感到不适为宜，防止力量过小影响痰液排出效果。

2. 手法辅助排痰应在患者进食前或饭后2小时后进行。

3. 治疗过程中重视患者的主诉，如有不适反应暂停此项治疗，待患者平稳后继续治疗。

4. 推腹治疗过程中注意手部用力方向，应斜向上推动腹部用力。

5. 本治疗的相对禁忌证：不可逆的气道阻塞或气道狭窄，血流动力学不稳定。绝对禁忌证：活动性上消化道出血、气胸、肺大疱、外科腹部手术后、腹部存在开放性伤口、孕妇。

【操作并发症及处理】

1. 呕吐：手法辅助用力时，腹部施压过大压力传导至胸腔导致胃部不适致呕吐发生。

预防及处理：手法辅助排痰应注意辅助加压力度，不要过度用力。发生呕吐时及时终止该治疗，保护患者气道防止误吸，如采用头偏向一侧。

2. 疼痛：用力手法及力度过大导致。

预防及处理：可采用循序渐进的力度增加的方式进行辅助排痰，及时和患者沟通其反应及耐受性。

（薛　磊）

十、主动循环呼吸技术

主动循环呼吸技术（active cycle of breathing techniques，ACBT），是指存在气道廓清障碍的清醒患者，按照指令进行的呼吸训练。它主要由反复循环的三部分组成：呼吸控制、胸部扩张训练、用力呼吸。呼吸控制是放松上胸部和肩部，同时进行轻柔的潮式呼吸；胸廓扩张阶段包括深吸气，同时可由治疗者对患者进行的叩击或振动，可以帮助松动分泌物；用力呼气技术包括一个或两个呵气，像把窗户吹雾或像用呼气清洁眼镜一样。从中等肺容积下降到低肺容积的呼气可以将分泌物从外周移动到上呼吸道，然后通过高肺容积或深吸气时更快的呼气来排出。

【操作目的及意义】

通过反复主动循环呼吸技术，可以迅速清除呼吸道分泌物，增强咳嗽排痰能力，增强肺功能。

【操作步骤】

1. 核对医嘱及患者。

2. 向患者解释操作目的及方法，取得其合作。

3. 评估患者的年龄、病情、咳痰能力及合作能力。

4. 洗手，戴口罩。

5. 患者取端坐位或半卧位，双肩放松。

6. 操作过程

（1）呼吸控制：先深慢呼吸 3 次，最后 1 次吸气后屏住 3 秒，然后进行中低等程度的缩唇式呼气，使得吸呼比达 1∶（2～3）。连做 4～6 次，以清理周围呼吸道分泌物。

（2）胸部扩张训练：主动深吸气后，感受胸廓隆起，被动式放松呼气，连做 3～5 次振动分泌物。

（3）用力呼气技术：深吸气，用腹部力量主动用力回收腹部，同时张口呼气时发出 2～3 个低等程度哈气（被迫式的叹气），再重复深吸气，呼气时努力发出 2～3 个用力哈气，连做 3～5 次后，再进行呼吸控制。

（4）每次重复 3～5 个呼吸循环，每次治疗 15～20 分钟。

7. 在治疗过程中观察患者生命体征变化及患者主诉情况。

8. 治疗结束后观察患者治疗效果，如排痰量等。

9. 告知患者操作已经完毕，整理床单位，收拾用物。

10. 洗手，记录。

【操作难点及重点】

1. 患者的配合：治疗操作前将操作步骤详细和患者沟通，并得到患者的信任。

2. 操作细节：在实施胸部扩张训练时，可将双手放至患者胸廓两侧使其更好地感知胸廓扩张并增强呼吸运动的效果。

3. 操作过程的观察：注意动态观察操作过程中的变化，如是否达到了有效的胸廓扩张，用力呼气过程中是否有痰液排出，患者的主诉等。

【注意事项】

1. 患者有效配合是保证治疗效果的前提，在治疗前、治疗中需要与患者进行反复、耐心、细致的沟通。

2. 使用正向引导的方式肯定患者呼吸训练的效果，增强患者自信心。

3. 在治疗过程中观察患者生命体征的变化，主要是呼吸、脉搏血氧饱和度、心率等，如有异常及时暂停治疗，待患者平稳后继续治疗。

4. 本治疗相对禁忌证：因局部不适或疾病无法完成治疗者，如腹部外伤、胸部外伤骨折等；无法有效沟通者。

【操作并发症及处理】

1. 胸腹呼吸配合欠佳：患者因紧张或无法按照正确的方式进行呼吸控制导致。

预防及处理：可以采用现场演示的方式进行呼吸的控制及呼吸运动，并让患者进行反复练习，从而达到标准动作。

2. 焦虑：患者因操作步骤操作繁琐，临床效果欠佳导致情绪低落。

预防及处理：安慰患者，此操作只是气道廓清的辅助治疗，增强患者应对疾病的信心。

（薛　磊）

十一、机械吸 – 呼辅助技术

机械吸 – 呼技术（mechanical inspiration expiration，MIE）通过无创手段，吸气时通过正压加压充盈肺部，呼气时快速切换成负压形成强吸引力，使得深部分泌物向大气道移动，充分排出；而 MIE 产生的振荡性气流能松动黏稠的分泌物，增加黏稠分泌物的排出率和使用的舒适性。本文以气管插管患者使用咳痰机辅助排痰为例来说明本技术。

【操作目的及意义】

咳痰机是一种排出痰液的设备。它通过模拟人的咳嗽过程，先经气道给予特定大小的正压，产生足够的容积变化，气流进入小气道，松动各支气管堵塞的分泌物，然后快速转换成一定大小的负压，产生呼出气流从而排出痰液。

【操作步骤】

1. 核对医嘱及患者。

2. 对清醒患者解释操作目的及方法，取得其合作。

3. 评估患者的病情及咳痰能力，生命体征变化如心率、血压、呼吸、脉搏、血氧饱和度等。

4. 洗手，戴口罩。

5. 患者取仰卧位，如有鼻饲应暂停。

6. 先呼吸机吸纯氧 2 分钟，而后断开呼吸机管路 30 秒，观察 SPO_2 下降 <5% 且 >90%，确认患者安全后，将呼吸机管路连接咳痰机管路开始治疗。

7. 操作过程

（1）设置参数：模式设为自动模式，吸气压力 35～45cmH_2O，吸气时间 2～3 秒，呼气压力 35～45cmH_2O，呼气时间 2～3 秒，打开 Cough – Trak 开关。

（2）"吸气 – 呼气"为一个咳嗽周期，连续 4～5 个咳嗽周期为一个循环，让患者休息 20～30 秒。休息期间清理口腔及气道分泌物。

（3）1 次治疗包括 4～6 个循环，治疗完成后取下咳痰机管道，呼吸机管路接呼吸机继续机械通气。

8. 在治疗过程中观察患者生命体征变化情况。

9. 治疗结束后观察治疗效果，如排痰量等。

10. 清理用物：咳痰机管路单人单用，设备表面按照说明书要求消毒。

11. 洗手，记录。

【操作难点及重点】

1. 操作细节：咳痰机发挥最大的作用需要患者吸气时正压送气，呼气时负压送气，为了最大限度达到此效果，建议将咳痰机设置为自动模式并打开 Cough – Trak 开关。

2. 观察操作过程中痰液排出的效果，如痰液排出不畅可适当增加负压。

3. 采用手动模式进行操作时，需要观察患者呼吸的节律，保证吸气时正压送气，呼气时负压送气。

【注意事项】

1. 为更好地实施消毒隔离，每次治疗开始前，需要在咳痰机机器端口加装呼吸过滤器后方可使用。

2. 治疗过程中，咳痰机管路中有患者痰液等分泌物时需要及时清理，管路清理后方可继续治疗。

3. 在排痰治疗过程中，若患者脉搏血氧饱和度下降 >5%，及时暂停治疗，待患者平稳后继续。

4. 本治疗的相对禁忌证：不可逆的气道阻塞或气道狭窄，血流动力学不稳定。绝对禁忌证：活动性上消化道出血、气胸、肺大疱、严重气道反应性疾病、呕吐、近期肺叶切除术。

【操作并发症及处理】

1. 血氧饱和度下降：治疗过程中由于呼吸机断开，导致患者供氧不足，血氧饱和度下降。

预防及处理：治疗前应给予患者吸纯氧 2 分钟，并且保证患者血氧饱和度正常后方可进行治疗。如治疗过程中发生血氧饱和度下降的情况，应该及时终止该治疗，接呼吸机通气，待患者稳定后方可继续该治疗。

2. 血流动力学不稳定：治疗需要断开呼吸机，并且由负压抽吸的力量易导致患者呼吸心率的变化。

预防及处理：治疗开始前充分评估患者生命体征的变化，保证患者在安全的前提下进行此项操作。如果发生心率、呼吸的急剧变化应该及时终止该操作，待患者平稳后再评估。

（薛 磊）

【参考文献】

[1] 王欣然, 孙红, 李春燕. 重症医学科护士规范操作指南[M]. 2 版. 北京: 中国医药科技出版社, 2020.

[2] 赵坚, 陶惠琳, 许梅芳. 高频胸壁振荡排痰仪在危重症患者排痰中的应用效果[J]. 医疗装备, 2021, 34 (4): 164 – 165.

[3] 中华医学会呼吸病学分会, 中国老年保健医学研究会呼吸病学分会, 中国呼吸医师分会呼吸职业发展委员会呼吸治疗师工作组, 等. 机械气道廓清技术临床应用专家共识[J]. 中华结核和呼吸杂志. 2023, 46 (9): 866 – 879.

[4] 中国医师协会呼吸医师分会, 中华医学会呼吸病学分会, 中国康复医学会呼吸康复专业委员会, 等. 中国慢性呼吸道疾病呼吸康复管理指南 (2021 年) [J]. 中华健康管理学杂志, 2021, 15 (6): 521 – 538.

[5] 段明珉, 梁宗安, 王凯霖. 高频胸壁振荡排痰治疗对慢性阻塞性肺疾病急性加重期合并肺炎患者排痰效果的临床观察[J]. 四川医学, 2019, 40 (10): 1047 – 1049.

[6] 葛慧青, 孙兵, 王波等. 重症患者气道廓清技术专家共识[J]. 中华重症医学电子杂志 (网络版), 2020, 6 (3): 272 – 282.

[7] 李葆华, 童素梅. 重症监护临床专科护理操作技术[M]. 北京: 北京大学医学出版社, 2023: 174 – 180.

[8] 薛鹏扬, 高健, 周文华, 等. 机械通气患者人工气道内吸痰护理研究进展[J]. 护理研究, 2019, 33 (14): 2446 – 2448.

[9] 丁亚平, 夏姗姗, 童祥飞等. 2022 版《AARC 临床实践指南人工气道内吸痰》解读[J]. 护理研究, 2022, 36 (22): 3953 – 3957.

[10] 邵欣, 王霞, 刘晨霞等. 194 所三级医院 ICU 呼吸机相关性肺炎护理实践现状与对策[J]. 中华护理杂志, 2023, 58 (21): 2617 – 2623.

[11] Krüger L, Mannebach T, Wefer F, et al. Suctioning in intubated and tracheotomized patients: A narrative review[J]. Anaesthesiologie, 2024, 73 (5): 340 – 347.

[12] 黄慧敏, 王艳. 密闭式和开放式吸痰系统预防呼吸机相关性肺炎效果的 Meta 分析[J]. 中国循证医学杂志, 2021, 21 (1) 21 – 27.

[13] Blakeman TC, Scott JB, Yoder MA, et al. AARC Clinical Practice Guidelines Artificial Airway Suctioning[J]. Respir Care, 2022, 67 (2): 258 – 271.

[14] 黄蕾. 密闭式吸痰的临床应用进展[J]. 上海护理, 2021, 21

（7）：62 - 64.

［15］王欢欢，王莹，陈艳丽，等．密闭浅层呼吸机膨肺吸痰对心脏术后患者吸痰效果、呼吸循环状态及气道损伤风险的影响［J］．全科护理，2023，21（33）：4719 - 4721.

［16］朱纪荣，刘丹丹，葛建军．密闭浅层呼吸机膨肺吸痰法在心脏术后患者中的应用及效果评价［J］．中华全科医学，2022，20（9）：1612 - 1614.

［17］杨湘英，徐月花，石焱，等．膨肺吸痰联合穴位注射对预防气管切开术后成年患者肺不张的护理观察［J］．护士进修杂志，2021，36（1）：87 - 89.

［18］杜美艳．多维度协同护理配合密闭式气管内吸痰在 ICU 气管切开行机械通气患者治疗中的应用［J］．国际护理学杂志，2022，41（20）：3764 - 3767.

［19］袁聪，王海播．两种膨肺技术在肌萎缩侧索硬化机械通气患者中的应用［J］．临床肺科杂志，2023，28（7）：979 - 983.

第四节　胃肠外营养输注系统护理

一、留置针应用

静脉留置针又称外周静脉导管 PVC（peripheral venous catheter），是静脉输液的一种输液工具，其使用材料主要是医用不锈钢针芯和聚氨酯塑料套管。通过穿刺血管，使导管头端进入血管，与血管壁紧贴，减少药物外渗和血管损伤，减轻患者痛苦，使用时将导管和针芯一起穿刺入血管内，当导管全部进入血管后，回撤出针芯，仅将柔软的导管留置在血管内从而进行输液治疗。

【操作目的及意义】

1. 减少频繁穿刺的痛苦。

2. 方便及时给药或抢救。

3. 便于患者活动。

4. 降低感染风险。

【操作步骤】

1. 置管前评估

（1）评估患者的年龄、病情、自理能力、合作程度、过敏史、用药史、静脉治疗方案、药物性质等，选择合适的输注途径和静脉治疗工具。

（2）评估穿刺部位皮肤情况和静脉条件，选择粗直、弹性好、血流丰富的前臂血管，避开静脉瓣和关节，在满足治疗需要的情况下，宜选择管径细的导管。

（3）所选择的静脉必须能够容纳导管的长度，并至少是导管粗细的两倍以上，以保障充分的血流，并满足静脉输液治疗。

（4）评估患者是否有乳腺癌手术史和腋下淋巴结清扫手术史，此类患者应选健侧肢体进行穿刺，肿块侧、安装起搏器侧不宜进行同侧置管。

2. 操作前准备

（1）操作者洗手、戴口罩。

（2）核对医嘱及患者。

（3）向患者解释操作目的、方法及注意事项，嘱患者如厕。

（4）准备并检查用物：输液瓶（玻璃瓶、塑料袋、塑料瓶），输液器，透明贴膜，连接配件，留置针、安尔碘、棉签、止血带、垫巾、污物碗。

（5）推治疗车携用物至患者床旁，再次核对患者信息。

3. 操作步骤

（1）协助患者取舒适、安全卧位，暴露穿刺部位皮肤，铺垫巾，手消毒，戴清洁手套。

（2）将输液瓶挂于输液架上，第一次排气至输液器乳头处，连接输液器与留置针。

（3）选择静脉血管：首选前臂静脉，其次是手背静脉；扎止血带，嘱患者握拳，选择血管，松止血带，进行第一次穿刺部位消毒，直径≥8cm，待干。

（4）在穿刺部位上10cm处扎止血带，进行第二次消毒，待干，第二次排气至针尖，再次核对患者姓名。

（5）垂直向上移除护针帽，左右松动针芯，绷紧皮肤，针尖斜面朝上，直刺静脉，以15°~30°进针，进针要慢，见回血后再次进入少许，固定针芯，送外套管入静脉，将导管全部送入静脉内，退出针芯，松止血带。

（6）嘱患者松拳，调节滴速，再次核对患者姓名。

（7）无菌透明贴膜以穿刺点为中心妥善固定，U形固定，与血管平行。输液接头（肝素帽）端高于导管尖端水平，Y形接口朝外。

（8）透明贴膜外应注明穿刺日期，标签完全覆盖隔离塞。

（9）整理用物，撤垫巾，按医疗垃圾分类处理用物，告知患者操作已完毕。

（10）脱手套，七步洗手法洗手，记录。

【操作难点及重点】

1. 必须严格遵循无菌操作原则和手卫生规定。

2. 宜选择上肢静脉作为穿刺部位，避开静脉瓣、关节部位以及有疤痕、炎症、硬结等处的静脉。

3. 绷紧皮肤，直刺静脉，插入针头时保持手稳，夹角适中以 15°~30°进针，进针要慢，见回血后再进针少许，固定针芯，送外套管入静脉，将导管全部送入静脉内，退出针芯。

4. 穿刺时，确保针芯在血管内，再推送塑料导管。

5. 穿刺维护时应选择符合国家要求的皮肤消毒剂，至少消毒两边。

6. 定期冲洗导管，保持其通畅，并减少凝血和堵塞的风险。

【注意事项】

1. 外周静脉留置针宜用于短期静脉输液治疗，不宜持续静脉输注具有刺激性或发疱性的药物。

2. 成年人不宜选择下肢静脉进行穿刺，小儿不宜首选头皮静脉。

3. 接受乳腺癌根治术和腋下淋巴结清扫术的患者应选健侧肢体进行穿刺，有血栓史和血管手术史的静脉不宜进行置管。

4. 经 PVC 输注药物前应确定导管在静脉管腔内，给药前后宜用生理盐水脉冲式冲洗导管，如果遇到阻力或者抽吸无回血，应进一步确定导管通畅性，不应强行冲洗导管。

5. 输入刺激性、腐蚀性药物过程中，应注意观察回血情况，确保导管在静脉管腔内。

6. 输液过程中，应定时巡视，观察患者有无输液反应，应根据药物及病情调节滴速，穿刺部位有无红、肿、热、痛、渗出等表现，一旦出现上述表现，及时告知医务人员。

7. 输液完毕应用导管容积加延长管容积 1.2 倍以上的生理盐水或肝素盐水正压封管。

8. 外周静脉留置针宜 72~96 小时拔除导管，外周静脉留置针附加的输液接头宜随外周静脉留置针一起更换，输液接头内有血液残留、完整性受损或取下后，应立即更换。

9. 穿刺点有渗血或渗液，随时更换敷料。

【操作并发症及处理】

1. 静脉炎

（1）应拔除 PVC，及时通知医生，给予对症处理。

（2）应抬高患肢，避免受压，必要时应停止在患肢静脉输液。

（3）应观察局部及全身情况变化并记录。

（4）有脓液流出时，需要紧急手术治疗。

2. 药物渗出与药物外渗

（1）应立即停止在原部位输液，抬高患肢，及时通知医师，给予对症处理。

（2）观察渗出或外渗区域的皮肤颜色、温度、感觉等变化及置管侧关节活动和远端血运情况并记录。

3. 导管相关性静脉血栓

（1）抬高患肢并制动，不应热敷、按摩、压迫，立即通知医生对症处理并记录。

（2）应观察置管侧肢体、肿胀、疼痛、皮肤温度及颜色、出血倾向及功能活动情况。

4. 导管堵塞

（1）静脉导管堵塞时，应分析堵塞原因，不应强行推注生理盐水。

（2）确认导管堵塞时，PVC 应立即拔除。

5. 导管相关性血流感染

（1）应立即停止输液，拔除 PVC。

（2）遵医嘱给予抽取血培养等处理并记录。

6. 空气栓塞

（1）立即停止输液，采取左侧卧、头低脚高位，给予高流量吸氧，遵医嘱给药。

（2）密切观察患者生命体征的变化并记录。

7. 医用粘胶相关性皮肤损伤

（1）发生皮肤损伤时，应分析原因对症处理，不应在穿刺部位涂抹外用药膏。

（2）观察皮肤颜色、温度、完整性等情况并做好记录，可使用水胶体敷料覆盖破损皮肤上。

（孟　敏　　何　茵）

二、经外周中心静脉导管留置技术

经外周中心静脉导管留置技术是经上肢贵要静脉、肘正中静脉、头静脉、肱静脉、颈外静脉（新生儿还可以通过下肢大隐静脉、头部颞静脉、耳后静脉）穿刺置管，其尖端位于上腔静脉或下腔静脉的导管。

【操作目的及意义】

1. 减少药物对外周静脉的刺激,保护血管。

2. 避免重复穿刺静脉。

3. 提高患者生活质量。

【操作步骤】

1. 置管前评估

(1) 患者年龄、病情、过敏史、静脉治疗方案、药物性质等,选择合适的输注途径和静脉治疗工具。

(2) 穿刺部位皮肤情况和静脉条件,在满足治疗需要的情况下尽量选择较细、较短的导管。

(3) 胸廓是否畸形、是否乳腺癌根治术后、纵隔淋巴瘤。

(4) 手臂、肩部、胸部是否有外伤史。

(5) 是否上腔静脉压迫综合征、起搏器。

(6) 血常规、凝血功能、白蛋白等。

2. 操作前准备

(1) 操作者洗手,戴口罩、圆帽。

(2) 核对医嘱及患者,签署知情同意书。

(3) 核对解释:向患者解释操作目的、方法、置管过程及置管后注意事项以取得合作,嘱患者排尿、排便。

(4) 关闭门窗,环境清洁,光线充足,保证患者舒适、安全。

(5) 备齐用物、检查所需物品有效期和质量。

1) PICC套件一个;超声系统1台及相关附件。

2) 无菌物品:无菌生理盐水、20ml注射器2~3支、2%利多卡因1支、1ml注射器1支、输液接头1个。

3) PICC穿刺包(纸尺1条、垫巾1块、压脉带1根、无菌手术衣1件、治疗巾1块、孔巾1块、大治疗单1块、无菌手套2副、镊子2把、直剪1把、纱布6块、大棉球10个、弯盘3个、10cm×12cm透明敷料、无菌胶布2块)。

4) 其他必需品:基础治疗盘(含碘剂、75%乙醇)、止血带、胶布、砂轮1个。

5) 根据需要准备弹力绷带。

3. 操作步骤

(1) 摆体位,患者平卧,术侧手臂外展90°。暴露穿刺区域,根据病情,患者可戴口罩、帽子。

（2）涂抹超声耦合剂，用超声系统查看双侧上臂，选择最适于置管的血管（评估穿刺血管走形、深度、直径等，选择导管/静脉管径比≤45%的血管）。

1）正确使用探头：将超声探头垂直于血管（拇指和示指握紧探头，小鱼际肌和探头均平放轻贴于模拟血管，使探头与模拟血管垂直）。

2）握探头力度：以血管呈圆形为合适，如果变为椭圆形提示用力过大。使静脉血管的前后壁都清晰显像，避免选择硬化和有血栓的静脉。

3）如果可能的话，尽量选择患者非利手一侧进行穿刺。

4）避免在可能发生侧支循环的肢体（如可能发生淋巴水肿和静脉堵塞的肢体）穿刺。

5）选择肘部以上穿刺，避免日后肘部活动影响导管使用。

6）选择静脉及穿刺点：①根据患者的静脉情况，首选贵要静脉；其次为肱静脉，最后为头静脉。②穿刺点的选择：根据上臂深静脉穿刺区域选择方法（zone insertion method，ZIM）选择"绿区"（上臂的中1/3段）进行穿刺。

（3）测量定位：手消毒，打开 PICC 置管包，夹层取出防水垫巾置于患者手臂下，取纸质尺子，测量置管长度及臂围。

1）上腔静脉测量法：术侧手臂外展与躯干呈45°～99°从预穿刺点沿静脉走向到右胸锁关节再向下至第三肋间隙。

2）测双侧上臂围：肘窝以上 10cm 处（患儿 5cm）。

3）记录。

（4）建立无菌区

1）免消毒液洗手，夹层处取出第一副无菌手套。

2）打开 PICC 置管包最后一层，完全打开置管包。

3）取出消毒盘，并将无菌隔离衣、第二副手套至于置管包内边缘。

（5）穿刺点的消毒

1）助手协助抬高患者置管侧手臂，以穿刺点为中心环形消毒，先75% 乙醇 3 遍（顺、逆及顺时针），直径≥20cm（推荐整臂消毒）。

2）75% 乙醇待干后，再用碘剂消毒 3 遍（方法及范围同酒精），待干。

3）铺治疗巾于患者臂下，放无菌止血带（放于穿刺点上 10cm）。

（6）脱手套，手消毒，穿无菌手术衣，更换第二副无菌手套。

（7）铺无菌大单及孔巾覆盖术肢，暴露穿刺点，最大化无菌屏障。

（8）助手按无菌原则投递 PICC 穿刺套件、注射器、输液接头等到无菌区内。20ml 注射器抽吸生理盐水，1ml 注射器抽吸 2% 利多卡因。

（9）按无菌原则打开 PICC 穿刺套件预冲所有的管腔并湿润支撑导丝，生理盐水浸润导管，检查导管完整性，预充输液接头。

（10）准备好插管鞘套件，去掉导引导丝前端的蓝色外套帽，拉出部分导引导丝，使其外露长度比穿刺针长 2cm（约等于导丝前段柔软部分）。

（11）超声准备及静脉穿刺

1）助手在超声探头上涂抹适量耦合剂，并协助罩上无菌保护套。

2）将探头和导线套入无菌保护套内。①耦合剂与保护套充分贴合，勿有气泡。②使用无菌皮筋固定保护套。③在预穿刺点皮肤上涂抹一层无菌耦合剂。

3）扎止血带：在上臂扎止血带，使静脉充盈，嘱患者握拳。①根据血管距离皮下的深度选择合适的导针架（若血管中心不在标准刻度上，则宁浅勿深）。②将导针架安装到探头上（安装好导针架后可将探头前后稍倾斜而调节进针深度）。③将导针架大头推至导针架上，使其咬合在导针架的沟槽上。④将针尖斜面垂直于探头，放入导针架，将针稍退回，使其不要超过导针架。⑤将探头放在手臂上，使导针架贴紧皮肤。⑥将探头垂直于目标血管，并使其显像于超声仪屏幕上，将血管移至屏幕中心的圆点标记上。

4）穿刺针行血管穿刺：①穿刺针斜面朝上，将探头垂直于模拟血管，将血管移至屏幕中心标记线上；眼睛看着超声屏幕，一边用手缓慢穿刺，当针触到目标血管时，可以在屏幕上看到针尖挤压血管上壁，一旦针尖刺破血管，血管壁会恢复到原来的状态。②观察回血，良好的回血为均匀往外一滴滴冒。③注意观察回血的性质非常重要，这有助于判断是否准确刺入静脉而非动脉，比如血液的颜色和是否有搏动式血流，这些特征即便是在低血压患者身上也非常容易判断。④固定好穿刺针，将探头往后倾倒，使穿刺针与导针架分离。

5）递送导丝：①固定好导丝前段，避免晃动（注：将导丝头段轻触左手手背），将预外露部分导丝递送进穿刺针，并固定。②将穿刺针连同导丝放平，松止血带。③取下导丝圆盘保护套均匀递送导丝，直至体外保留 10~15cm。④将穿刺针缓慢撤出，只留下导丝在血管中。

（12）穿刺点处局部麻醉，以 2% 利多卡因 0.1~0.2ml 皮内注射。

（13）从穿刺点沿导丝向外上扩皮，钝面朝导丝方向握刀。

（14）放置插管鞘

1）将导丝末端放于左手示指指腹，沿导丝送入插管鞘。

2）将扩张器和导入鞘沿导丝缓慢送入血管，并在下方垫无菌纱布。

（15）撤出导丝：拧开插管鞘上的锁扣，分离扩张器、插管鞘，同时将扩张器和导丝一起拔出，检查导丝的完整性。

（16）置入导管

1）左手按压插管鞘末端处上方的静脉止血，大拇指置于插管鞘开口处。

2）将导管自插管鞘内缓慢、短距离、匀速置入。

3）导管进入约10cm时，嘱患者将头转向静脉穿刺侧，并低头使下颌贴近肩膀，以防止导管误入颈静脉。

（17）撤出插管鞘：置入导管至预定长度时，撤出插管鞘，使其远离穿刺口，撕裂插管鞘继续置入导管，均匀、缓慢地将导管放至测量深度。

（18）使用超声系统查看置管侧颈内静脉以排除导管颈内静脉异位。

（19）撤出导管内导丝：分离导管和金属柄；左手轻压穿刺点固定导管，右手平行缓慢匀速撤导丝。

（20）修剪导管长度：导管体外预留6cm以便安装连接器，无菌剪刀垂直剪断导管（注意不要剪出斜面或毛碴）。

（21）安装连接器：套减压套筒；连接导管与连接器翼型部分的金属柄，导管要推进到底，不能起褶；将翼型部分的倒钩和减压套筒上的沟槽对齐，锁定。

（22）抽回血：打开拇指夹，抽回血，在透明延长管处见到回血即可（多腔导管则每个腔都要抽回血）关闭拇指夹，撤出注射器，连接输液接头。

（23）连接肝素盐水进行封管，注射器连接输液接头时，需将注射器乳头插入输液接头并顺时针旋转45°或者直到摩擦力将两者连接紧密，脉冲式冲管。撤出注射器。注意：①正压封管后需断开输液接头和注射器连接时，先握住输液接头，然后逆时针旋转注射器，直到松动；②正压封管后（多腔导管则每个腔都要冲洗），夹闭拇指夹。

（24）撤孔巾，注意不要牵拉导管，清理干净穿刺点及周围皮肤的血渍。

（25）思乐扣固定法

1）用酒精清洁穿刺点以外的周围皮肤，待干。

2）预摆放思乐扣位置。

3）涂抹皮肤保护剂，待干15秒。

4）调整导管位置，按思乐扣上箭头所示方向（箭头应指向穿刺点）

摆放思乐扣。

5）将导管安装思乐扣的立柱上，锁定纽扣。

6）依次撕除思乐扣的背胶纸，将思乐扣贴在皮肤上。

7）穿刺点上方放置小方纱，10cm×12cm透明敷料无张力粘贴，透明敷料应完全覆盖住思乐扣。

8）胶带蝶形交叉固定贴膜下缘，再以胶带横向固定。

9）胶带横向固定延长管。

（26）整理用物，脱手套。

（27）在胶布上注明穿刺者姓名、穿刺日期和时间。

（28）根据需要弹力绷带包扎。

（29）协助患者活动手臂。

（30）再次查对，向患者交待有关注意事项；处理用物，七步洗手法洗手。

（31）X线检查：X线片确定导管尖端位置并记录检查结果。

4. 填写《PICC长期护理手册》，记录置入导管的长度、胸片位置；导管的型号、规格、批号；所穿刺的静脉名称、双侧臂围；穿刺过程描述是否顺利，患者是否有任何不适的主诉等。

5. 向患者或家属解释日常护理要点并确认。

【操作难点及重点】

1. 严格遵循无菌技术及手卫生操作规程。

2. 超声下评估血管注意严格区分动静脉，避免误穿动脉。

3. 前端开口：切割导管时切勿切割到支撑导丝，避免导丝损伤导管。

4. 穿刺成功送入导丝时，动作轻柔，确保导丝无卷曲，导丝不得反方向送入。

5. 沿导丝方向扩皮，避免损伤导丝和血管。

6. 如遇送管困难，不可强行送管。

7. 应轻柔抽去导丝，以免破坏导管及导丝的完整性。

8. 透明敷料应全部覆盖体外导管及固定器（思乐扣）。

【注意事项】

1. 接受乳房根治术或腋下淋巴结清扫的术侧肢体、锁骨下淋巴结肿大或有肿块侧、安装起搏器侧不宜进行同侧置管，患有上腔静脉压迫综合征的患者不宜进行置管。

2. 宜选择肘部或上臂静脉作为穿刺部位，避开肘窝、感染及有损伤的部位；新生儿还可以选择下肢静脉、头部静脉和颈部静脉。

3. 有血栓史、血管手术史的静脉不应进行置管；放疗部位不宜进行置管。

【操作并发症及处理】

1. 原发性导管异位

（1）匀速送管、动作轻柔。送管将至颈部时，应采用颈内静脉压迫法降低导管异位的风险。

（2）宜用超声引导，可判断导管颈内静脉异位并可及时调整。

（3）宜用心电导联尖端定位技术降低导管异位风险。

（4）复位时应保证最大无菌屏障和无菌操作。

（5）反复调整后仍异位，提示可能存在血管解剖异常，该导管应谨慎使用。

2. 送管困难

（1）置管前充分评估手术史、置管史、血栓史、穿刺血管情况，详细询问与穿刺血管有关的病史。

（2）尽量选择上臂粗、直、静脉瓣少的静脉，送管速度不宜过快。

（3）送管困难时不应强行送管，应分析查找原因。

（4）如果出现送管阻力增大，退管夹闭感，用超声检查穿刺血管，如血管管径变小，考虑为血管痉挛导致的送管困难。

（5）应与患者保持良好交流，采取热疗等方式降低应激反应强度、血管痉挛风险。

（6）静脉瓣丰富的血管，可边推注生理盐水边送管。

（7）送管受阻时，协助改变体位，可外展置管侧上肢与身体纵轴呈≥90°角，或改为坐位、半坐位。

3. 送导丝困难

（1）确保穿刺针尖斜面完全在血管内。

（2）超声引导下置管时应稳持探头，防止移位。

（3）避开静脉窦、静脉瓣多的血管。

（4）出现送导丝困难时，可尝试调整穿刺针深度和角度。

（5）送导丝困难时，不应强行送入。

（6）如解决不了，导丝与穿刺针同时撤出，重新选择血管穿刺。

4. 送鞘困难

（1）确保导丝在血管内。

（2）根据血管深度调整扩皮深度、送鞘角度。血管深的患者，加大送鞘角度。

（3）沿导丝方向送鞘，送鞘时绷紧穿刺部位皮肤。

（4）出现送鞘困难，不应强行送鞘。

5. 误穿动脉

（1）可根据置管部位的动静脉解剖、超声特点等判断；动脉彩超特点是不易压扁、富有弹性、有搏动，而静脉易压扁，无搏动。

（2）一旦发生，应立即拔除穿刺针或导管，局部按压止血后加压包扎、冰敷，以免形成血肿。

6. 神经损伤

（1）做好评估与定位，可借助血管超声分辨神经/神经束，超声显示神经束内无血流信号分布。

（2）避免在静脉瓣处进针。

（3）减少穿刺次数，一般不超过 3 次。

（4）上臂置管首选上臂中下段区域的贵要静脉。

（5）置管过程中怀疑发生神经损伤时，应立即停止置入并小心拔除穿刺针或导管，评估患者手臂能否遵嘱活动及完成活动程度，记录、追踪，并报告医生及时处理。

（6）必要时遵医嘱给予止痛剂、营养神经药物等。

（李　多　　何　茵）

三、经外周中心静脉导管维护技术

经外周静脉置入中心静脉导管因其技术成熟、安全性高、留置时间长、感染率低等诸多优势，已经广泛应用于中长期输液、化疗、肠外营养等领域，更是患者重要的"生命线"，规范导管维护对减少并发症、延长导管使用寿命起着重要作用。

【操作目的及意义】

1. 保持导管通畅，预防导管阻塞。

2. 预防穿刺点感染、导管相关性血行感染。

3. 保证导管固定良好。

4. 预防导管相关并发症，如静脉炎、导管移位。

【操作步骤】

1. 护理评估

（1）整体评估

1）评估患者身体状况：患者一般人口学资料、疾病种类、严重程度、意识、出凝血功能、自我护理能力等。

2）评估患者导管情况：导管留置时间、维护间隔、穿刺局部是否存在静脉炎、堵管、导管相关性血栓等并发症或者并发症史。

3）评估患者的治疗方案：是否实施输液、输血治疗；输注药物的种类、性质、用药剂量、用药频率、输注方式等，输血的种类、量、频率等。

（2）局部评估

1）穿刺局部皮肤是否完整。

2）穿刺局部皮肤是否瘙痒、有皮疹。

3）穿刺局部是否有渗液或渗血。

4）穿刺局部是否有红、肿、热、痛等并发症的表现。

5）穿刺侧臂围有无变化。

2. 解释

（1）导管维护的目的、方法、注意事项及配合要点。

（2）询问患者是否有特殊需求。

3. 换药前准备

（1）操作者洗手，戴口罩。

（2）环境准备：治疗室清洁、明亮。病室整洁，安静，温度适宜。保护患者隐私。

（3）准备并检查用物：医嘱执行单、PICC 维护记录单、治疗车、治疗盘、PICC 换药包 [无菌垫巾、无菌手套 1 副、酒精棉片、75% 酒精棉棒 1 包、2% 葡萄糖酸氯己定（或 0.5% 碘伏）棉棒 1 包、$\geq$（10×12）cm^2 透明敷料、纱布、无菌免缝胶带]、10ml 预冲式注射器（或 $\geq$10ml 注射器、0.9% 生理盐水 10ml）、无针输液接头、酒精棉片 1 片、75% 乙醇、棉签、清洁手套、测量尺、手消毒液、锐器桶、生活及医用垃圾桶。将用物按使用顺序置于治疗车上，检查物品完整性及有效期。

4. 操作步骤

（1）核对医嘱及患者，查看 PICC 维护记录单。

（2）推治疗车携用物至患者床旁，至少用两种以上方式核对患者信息并解释。

（3）核对患者 PICC 维护手册。

（4）协助患者取舒适安全体位（平卧位为宜），置管侧手臂外展，充分暴露穿刺部位。

（5）手消毒，打开 PICC 换药包，无菌方式取出垫巾，在置管侧肢体下铺垫巾。

（6）用皮尺测量肘横纹上方10cm处臂围。

（7）揭开固定输液接头的胶布，手消毒，用75%乙醇消毒输液接头下皮肤，去除皮肤及导管处胶痕，待干。

（8）更换输液接头

1）手消毒，戴清洁手套。

2）打开输液接头包装备用。

3）取出10cm预充式注射器，释放阻力，取下保护帽，（或使用10ml注射器抽取无菌生理盐水10ml）安装输液接头，排气、备用。

4）撕开酒精棉片外包装呈"口"状备用，一手持导管接头上方，另一手移除旧接头。

5）手持酒精棉片外包装，用酒精棉片消毒导管口横截面及外壁，全方位用力擦拭15秒，待干。

6）连接新接头与10ml预充式注射器（或装有已抽好10ml无菌生理盐水的10ml注射器）。

（9）冲洗导管

1）抽回血（回血不可抽至接头或注射器内），遇到阻力或抽吸无回血，应进一步确定导管的通畅性，不应强行冲洗导管。

2）使用预充式注射器，用脉冲方法冲洗导管。

3）进行正压封管。

（10）更换透明敷料

1）去除透明敷料外胶带，用拇指轻压穿刺点，沿四周0°角平拉松解原有透明敷料。

2）固定导管，穿刺点周围自下而上180°角反向去除原有透明敷料。

3）评估PICC导管穿刺点有无红肿、渗血、渗液，体外导管长度有无变化。

4）脱清洁手套，洗手。

5）无菌方式翻转换药包内消毒物品，戴无菌手套，将换药包铺开。

6）左手持无菌纱布覆盖在输液接头上，提起导管（注意误将导管脱出），右手持75%酒精棉棒消毒三遍，避开穿刺点直径1cm及导管，螺旋式去脂、消毒，第一遍顺时针，第二遍逆时针，第三遍顺时针，消毒直径≥15cm（消毒皮肤面积应大于敷料尺寸），酒精充分待干。

7）导管平放于患者皮肤上，用2%葡萄糖酸氯己定（或0.5%碘伏）棉棒以穿刺点为中心消毒皮肤及导管三遍，第一遍顺时针，第二遍翻转导管逆时针消毒，第三遍再次翻转导管顺时针消毒，导管消毒至连接器翼形部分，消毒面积大于敷料面积，消毒液充分待干。

8）调整导管位置，妥善放置导管，第一条无菌免缝胶带固定导管固定翼部分，以穿刺点为中心，无张力放置透明敷料，放置后先塑形，再按压整片透明敷料，边按压边去除纸质边框。

9）第二条无菌免缝胶带蝶形交叉固定导管处敷料边缘。

10）第三条无菌免缝胶带固定于蝶形交叉上方。

11）脱无菌手套，手消毒。

12）记录胶带上标注导管类型及换药日期、时间、操作者姓名首字母，固定于敷料边缘。

（11）采用高举平台法固定延长管及接头。

（12）再次核对。

（13）协助患者取舒适体位，整理床单位，告知患者注意事项。

（14）整理用物，按照医疗垃圾分类处理。

（15）手消毒，填写 PICC 患者维护手册及 PICC 维护记录单。

【操作难点及重点】

1. 首次更换敷料的时间应在导管置入后 24 小时，以后每 7 天维护一次。

2. 告知患者穿刺部位的肢体避免用力过度或剧烈活动。

3. 告知患者如有贴膜卷边或导管脱出的现象立即到医院就诊。

【注意事项】

1. PICC 封管使用 10ml 及以上的注射器或一次性专用冲洗装置。

2. 抽回血不可抽至输液接头及注射器内。

3. 要采用脉冲式正压封管，以防止血液反流进入导管。

4. PICC 导管可以加压输液或者使用输液泵给药，但不能用于高压注射泵推注造影剂（耐高压导管除外）。

5. 去除敷料时要自下而上，切忌将导管带出体外，去除敷料时避免污染贴膜下皮肤及导管。

6. 避免在置管侧抽血或测血压。

7. PICC 使用时间不宜超过 1 年或参照说明书使用。

8. 无菌透明敷料应 7 天更换，无菌纱布应 2 天更换，若穿刺部位发生渗液、渗血应及时更换，穿刺部位的敷料发生松动、污染等完整性受损时应立即更换。

9. 给药前后宜用脉冲式无菌生理盐水冲管，遇阻力或抽吸无回血，应进一步确认导管通畅性，不应强行冲洗导管。

10. 严格无菌操作，敷料要完全覆盖体外导管，以免引起感染。

【操作并发症及处理】

1. 静脉炎

（1）可暂时保留 PICC；及时通知医师，给予对症处理。

（2）应抬高患肢，避免受压，必要时应停止在患肢静脉输液。

（3）应观察局部及全身情况变化并记录。

2. 导管相关性静脉血栓

（1）可疑导管相关性静脉血栓形成时，应抬高患肢并制动，不应热敷、按摩、压迫，立即通知医师对症处理并记录。

（2）应观察置管侧肢体、肩部、颈部及胸部肿胀、疼痛、皮肤温度及颜色、出血倾向及功能活动情况。

3. 导管堵塞

（1）静脉导管堵塞时，应分析堵塞原因，不应强行推注生理盐水。

（2）确认导管堵塞时，应遵医嘱及时处理并记录。

4. 导管相关性血流感染

（1）可疑导管相关性血流感染时，应立即停止输液，可暂时保留 PICC。

（2）遵医嘱给予抽取血培养等处理并记录。

5. 医用黏胶相关性皮肤损伤

（1）发生皮肤损伤时，应分析原因对症处理，不应在穿刺部位涂抹外用药。

（2）观察皮肤颜色、温度、完整性等情况并做好记录。

（鹿振辉　何　茵）

四、输液港穿刺和维护技术

输液港（implantable venous access port）指完全植入人体内的闭合输液装置，包括尖端位于腔静脉的导管部分及埋植于皮下的注射座。

【操作目的及意义】

防止导管堵塞，预防感染。

【操作步骤】

1. 评估

（1）患者病情、年龄、意识状态、合作程度、心理反应。

（2）患者有无不适主诉，包括输液港植入侧的肢体活动。

（3）观察穿刺点局部情况，必要时查阅患者的化验与检查，上次维护记录。检查：视：输液港局部及周围皮肤有无红、肿；隧道上方有无红肿及同侧肢体有无肿胀等。触：输液港轮廓、皮温、疼痛，挤压有无液体等。

（4）选择港针：在满足治疗的前提下，选择最细的无损伤针。

2. 操作前准备

（1）操作者洗手，戴口罩。

（2）核对医嘱及患者，查看输液港维护手册。

（3）核对解释：向患者解释操作目的、方法、注意事项及配合要点。

（4）环境清洁、安静，拉好隔帘保护隐私。

（5）备齐用物、检查所需物品有效期和质量。维护包（包内有：无菌手套、75%酒精棉棒3根、氯己定棉棒3根、透明敷料、孔巾1块、小方纱2块、输液贴）、预充式生理盐水10ml、无损伤针、100U/ml肝素稀释液5ml、10ml注射器，胶布。

3. 操作步骤

（1）取卧位或坐位，充分暴露港体置入部位。

（2）打开维护包，将垫巾翻至无菌区，将无损伤针、注射器以无菌方式投入无菌区。

（3）手消毒戴无菌手套，助手协助取出预充式生理盐水10ml，释放阻力，协助抽取配制的肝素钠盐水。

（4）旋紧无损伤针所有连接部位，生理盐水排气、预充，夹闭延长管。

（5）消毒

1）以输液港穿刺座为中心，先酒精再氯己定由内向外。

2）顺时针、逆时针交替螺旋状各消毒三遍、直径15cm。

3）消毒后至少2~3分钟待干。

（6）穿刺

1）铺孔巾，建立无菌区，充分暴露穿刺座。

2）非主利手的拇指、示指、中指固定穿刺座于胸壁，向穿刺座外绷皮下压，主利手持无损伤针，自三指中心垂直刺入，直达储液槽底部，有触底感即停止。

3）针头必须垂直90°刺入，以免针尖刺入港体侧壁。

4）穿刺动作轻柔，感觉有阻力不可强行进针，以免针尖扎入穿刺座底部导致底座穿破或针尖出现倒钩。

（7）抽回血

1）打开小夹子抽回血，回血不可抽至接头或注射器。

2）如需抽血，先丢弃 5ml 血液，接 20ml 注射器，抽取适量血标本，分别注入试管。

（8）冲管

1）冲管：10～20ml NS 脉冲式正压冲管，剩余 0.5～1ml 丢弃。

2）猛推－轻推—猛推－轻推，有节律地推动注射器活塞，使盐水产生推进性的湍流，冲刷干净储液槽及导管壁。

（9）封管

1）夹闭小夹子，取酒精棉片消毒输液接头横截面及周边，全方位用力擦拭 15 秒，待干。

2）更换肝素钠盐水注射器，打开小夹子，正压封管。

（10）固定

1）以穿刺点为中心无张力放置透明敷料，塑形，按压整张透明敷料，边按压边去除纸质边框。

2）第一条免缝胶带蝶形交叉固定敷料下缘，第二条免缝胶带固定于蝶形交叉上方，第三条免缝胶带采用高举平台法固定延长管及接头。

3）在记录胶上注明导管名称、穿刺日期，固定于敷料边缘。

（11）更换敷料

1）一手固定无损伤针导管，一手 180° 揭除敷料，消毒方法同前，注意针翼下方严格消毒，待干。

2）观察穿刺点、蝶翼下及周围皮肤有无红、肿、热、痛等炎性反应。

3）注意针翼下方的消毒，用酒精、氯己定棉签擦拭无损伤针及延长管。

4）更换频率：术后 24～48 小时；治疗期间随无损伤针一起每 7 天更换一次；敷料松动、脱落、渗液渗血、潮湿时应随时更换。

（12）拔针

1）10ml 生理盐水冲管，根据导管选择正确封管液正压封管。

2）撕开敷料，不移动针。

3）一手的示指、中指分别压住两侧针翼及港座，另一手拇指与示指捏住针的两翼向上拔，直到听到或感觉到"咔嚓声"并用肉眼可观察到橘色圆点，移除专用针。

4）用方纱压迫止血。

5）用 2% 葡萄糖氯己定乙醇消毒拔针部位。

6）输液贴覆盖穿刺点。

7）整理用物，洗手，记录。

【操作难点及重点】

1. 严格无菌操作。

2. PORT 必须使用无损伤穿刺针维护。

3. 港体正中穿刺，方法垂直向下。

4. 连续输液 7 天更换无损伤穿刺针。

5. 输液治疗期间穿刺针要用透明敷料固定。

6. 每次冲管量要足够，成人≥10ml。

7. 治疗结束后建议用肝素稀释液封管。

【注意事项】

1. 保持局部皮肤清洁、干燥，勿用刺激性坚硬的物品用力擦洗。

2. 避免同侧手臂提过重的物品、过度活动，勿作引体向上、托举哑铃、打球等活动度较大的体育锻炼，游泳时也应避免同侧手臂用力过度。

3. 避免重力撞击输液港部位。

4. 严禁非耐高压型输液港高压注射造影剂，防止导管破裂。

5. 治疗间歇期每四周对静脉输液港进行冲管、封管等维护一次。

6. 关注港体及导管通路情况，一有异常及时告知。

【操作并发症及处理】

1. 感染

（1）囊袋感染：暂停输液港使用和维护并及时局部消炎，增加伤口换药次数，密切观察伤口情况，监测患者体温。如囊袋已破损，应就近转移港体，重做囊袋。

（2）港体及导管感染：及时抽取港体内和外周血作血液培养，根据血液培养结果选用敏感抗菌药给予全身治疗，并用"抗生素锁"进行封管。感染细菌为金黄色葡萄球菌、白假丝酵母等菌群时，应立即取出输液港。

2. 港体翻转：立即通知医生进行检查。可通过胸片检查判断是否翻转，连接导管是否打折。医生可根据具体情况进行复位治疗。

3. 静脉内血栓：静脉内血栓分为无症状和有症状两种，推荐超声作为首选诊断方法，一般治疗：抬高患肢，避免挤压及按摩。ACCP10 指南，建议深静脉血栓形成治疗的疗程≥3 个月，如果诱因持续存在，建议抗凝治疗。

4. 导管堵塞：发生导管堵塞时，不应用力冲洗（因压力作用可导致血栓进入体内或引起导管断裂）。导管阻塞后建议用负压方式将溶解好的尿激酶吸入输液港内并保留 20 分钟后回抽，弃去，反复操作，以上办法均不奏效时需取出静脉输液港。

5. 导管末端移位：可通过导管介入纠正移位导管，或透视下调整导管至上腔静脉内。

6. 导管断裂：应及时取出输液港。如出现导管断裂脱落，立即安抚患者的紧张情绪，使其取平卧位，禁止走动，将患者放置平车上推入介入导管室手术。首选方法是在 X 线透视下通过抓捕器将其取出。

（尹　颖　　何　茵）

【参考文献】

［1］中华人民共和国国家卫生健康委员会. 静脉治疗护理技术操作标准, 中华人民共和国卫生行业标准 WS/T 433－2023［S］. 北京：中华人民共和国国家卫生健康委员会, 2023：8.

［2］林璐琪, 陈亚丹, 洪雪珮, 等. 外周静脉炎预防措施的最佳证据总结［J］. 中国临床护理, 2024, 16（05）：308－312.

［3］广东省护理学会静脉输液治疗专业委员会. 经外周静脉穿刺中心静脉置管操作技术专家共识［J］. 现代临床护理, 2023.22（2）：1－9.

［4］孙红, 陈利芬, 郭彩霞, 等. 临床静脉导管维护操作专家共识［J］. 中华护理杂志, 2019, 54（09）：1334－1342.

［5］王春立, 吴思婷, 吴心怡, 等. 经外周置入中心静脉导管相关血流感染预防的最佳证据总结［J］. 中华现代护理杂志, 2022, 28（31）：4324－4330.

［6］中心静脉导管冲管及封管共识专家组. 中心静脉导管冲管及封管专家共识［J］. 中华急诊医学杂志, 2022, 31（04）：442－447.

［7］中华护理学会静脉输液治疗专业委员会. 静脉导管常见并发症临床护理实践指南［J］. 中华现代护理杂志, 2022, 28（18）：2381－2395.

［8］张晓玲, 高远, 刘春梓, 等. 完全植入式输液港维护及并发症处置专家共识［J］. 中华医院感染学杂志, 2023, 33（16）：2401－2404.

第五节　胃肠内营养输注系统护理

一、经鼻胃管鼻饲技术

鼻饲（nasogastric gavage）是将管道经鼻腔插入胃内，向胃内注入流质食物、水分和药物的方法，是肠内营养中最常见的喂养方式。

【操作目的及意义】

鼻饲的目标为改善患者营养状况，维持脏器功能，减少并发症的发生，缩短住院时间，改善患者临床结局和降低病死率的发生。

【操作步骤】

1. 核对医嘱及患者。

2. 向患者解释操作目的及方法，取得其合作。

3. 评估患者营养状况、吞咽功能和胃肠道功能，鼻腔及凝血功能情况。

4. 洗手，戴口罩。

5. 准备并检查用物：胃管、胶布、治疗巾、20ml 注射器、镊子、弯盘、纱布、液体石蜡、清洁手套、听诊器等。

6. 推车至病房，再次核对医嘱。

7. 患者取平卧位、半坐卧位或坐位，棉签清洁患者的鼻腔。

8. 测量鼻饲管需放置的长度，记录刻度。

9. 石蜡油润滑胃管前端。

10. 胃管置入 10～15cm 时，可合作患者嘱其做吞咽动作，昏迷患者托起患者头部，使下颌贴近胸骨柄继续置管，将胃管放置到所需刻度。

11. 采用综合方法判断胃管是否在胃内。

12. 使用富有延展性的粘性胶布采用高举平台法固定胃管。

13. 患者取半坐位或床头抬高 30°～45°，抽吸胃液，检查胃残留量。

14. 温开水冲鼻饲管湿润管腔，后给予鼻饲饮食。

15. 鼻饲结束后给予温开水脉冲式冲洗鼻饲管，避免残留，将胃管夹闭并妥善固定。

16. 再次核对。

17. 告知患者操作已完毕，整理床单位，收拾用物。

18. 洗手，记录。

【操作难点及重点】

1. 插管时动作应当轻柔，避免损伤食管黏膜，尤其是通过食管三个狭窄（即环状软骨水平处、平气管分叉处、食管通过膈肌处）时。

2. 置管过程中严格按照流程放置胃管，如遇插管不畅，嘱患者张口，检查胃管是否盘曲在口腔中，不可强行插入，以免损伤黏膜；如患者出现恶心、呕吐，需暂停操作，嘱患者深呼吸或做吞咽动作，待症状缓解后再继续操作；如患者出现呛咳、憋气、心率上升、血氧下降等情况，表示导管可能误入气道，应立即停止操作并将导管拔出，给予患者吸氧，待情况好转后再次重新置管。

3. **胃残留量（GRV）**：目前关于胃残留量监测仍存在不同意见，不推荐将胃残留量监测作为住院鼻饲患者的常规监测指标，有误吸高风险或喂养不耐受等情况除外。

【注意事项】

1. 评估患者误吸风险，高误吸风险患者建议采用幽门后喂养。

2. 避免单独采用胃内容物 pH 测定法、二氧化碳浓度测定法、听气过水声等方法判断鼻胃管位置，建议采用综合方法进行判断。建议老年重症患者鼻饲前常规采用 X 线来确定胃管位置。若怀疑胃管移位且采用其他方法不能确定时，采用 X 线确定胃管位置。

3. 对于超声或 X 线引导下置管仍无法成功，建议在内镜引导下置管。

4. 每天检查管路及固定装置是否在位、管路是否通畅、喂养管固定处皮肤和黏膜受压情况，鼻饲前要确定胃管位置。

5. 无特殊体位禁忌时，喂养时应抬高床头 30°～45°，喂养结束后宜保持半卧位 30～60 分钟，禁止翻身叩背吸痰等操作，防止反流。

6. 肠内营养液输注时要遵循由少到多，由低浓度到高浓度的原则，输注时营养液温度在室温即可。

7. 营养液现用现配，配制和输注过程中避免污染，存储条件和时间遵循产品说明书。

【操作并发症及处理】

鼻饲常见的并发症包括腹泻、恶心、呕吐、胃潴留、高血糖与低血糖、脱水、误吸、脱管、堵管等，要严密监测，积极防范。

1. 胃潴留

（1）需监测胃残留量时，建议采用标准化抽吸技术，使用更大的胃管，或改良测量法，有条件者可选用超声监测。

（2）胃残留量＞200ml 时，应评估患者有无恶心、呕吐、腹胀、肠鸣音异常等不适症状；如有不适，应减慢或暂停喂养，遵医嘱调整喂养方案或使用促胃肠动力药物。胃残留量＞500ml，宜结合患者主诉和体征考虑暂停喂养。

2. 腹泻

（1）应观察患者腹泻频次，排便的色、质、量，及时与医生沟通。

（2）发生腹泻的患者要排查腹泻原因，对因处理。

3. 喂养管堵塞

（1）用 20～30ml 温开水通过抽吸和脉冲式推注的方式冲洗喂养管，冲洗时机：喂养前后、持续泵入时每 4 小时 1 次、不同营养液之间、给药前后。

（2）发现堵管，可使用 5% 碳酸氢钠溶液 20～30ml 冲洗喂养管。

4. 误吸

（1）评估患者误吸风险，高风险患者采用幽门后喂养。

（2）采取一系列措施防止误吸发生，对于发生误吸的患者按照误吸的处理流程遵医嘱进行处理。

二、超声引导下鼻肠管置管技术

常见的鼻肠管置管方法有内镜下置管、床旁盲插法、X线透视下置管、电磁导航下置管等。超声引导下鼻肠管置管是指通过使用超声对导管尖端在胃肠道内的解剖定位与超声征象的观察进行鼻肠管置管。

【操作目的及意义】

在鼻肠管置管过程中使用超声引导可以显著提高置管成功率，减少并发症的发生。

【操作步骤】

1. 核对医嘱及患者。

2. 向患者解释操作目的及方法，取得合作。

3. 评估患者营养状况、吞咽功能和胃肠道功能，鼻腔及凝血功能情况。

4. 准备并检查用物：鼻肠管、胶布、治疗巾、生理盐水、20ml注射器、镊子、弯盘、治疗碗、纱布、棉签、清洁手套、听诊器、手电筒、超声仪器等。

5. 患者准备：①禁食与胃肠减压：置管前6~8小时开始禁食或进行胃肠减压。②可根据患者情况使用促胃肠动力药物。

6. 洗手，戴口罩，再次核对医嘱。

7. 棉签清洁患者鼻腔。

8. 置管深度评估：测量前额发际线至剑突的距离，标记为第一刻度；在第一刻度的基础上加25cm为到达幽门附近的深度，标记为第二刻度；在第二刻度的基础上再增加25cm为鼻肠管到达十二指肠与空肠交界处附近的深度，标记为第三刻度，为最终的置管深度。

9. 润滑导管：使用生理盐水预冲管腔，检查管路通畅情况，将鼻肠管浸润在生理盐水中2~3分钟，以激活鼻肠管管壁的水活性润滑成分，固定导丝并关闭侧孔。

10. 超声定位下将鼻肠管通过食管：患者取半卧位，经鼻腔置入鼻肠管，同留置胃管方法。鼻肠管置入体内约30cm时，患者头向后仰，转向右侧，充分暴露左颈部，选择超声线阵探头，横向放置于左侧甲状腺水平位置进行扫描，超声图像可显示食管、气管、颈动脉三者位置呈倒三角形，此时在食管腔内观测到鼻肠管高回声亮点；旋转线阵探头90°，食管腔内可见两条平行的高回声线，即"双轨征"，纵切面有导管的轨道征象，由此可确定鼻肠管通过食管。

11. 超声定位下将鼻肠管置入幽门：继续置入鼻肠管至第一刻度（胃内）处，协助患者取右侧卧位。缓慢置入鼻肠管到达第二刻度处（幽门附近），此时将超声凸阵探头置于患者剑突下，探头标记点朝向头侧，探查胃窦短轴，逆时针旋转探头，探头标记点朝向患者右侧，沿患者右侧肋缘下移动，探查胃窦长轴，判断是否出现"双轨征"。继续向患者右侧移动探头，追溯胃窦至幽门，可快速注入少量生理盐水，幽门处呈现"云雾征"并向右侧扩散，即提示鼻肠管穿过幽门。

12. 置入空肠：继续将鼻肠管缓慢置入至第三刻度处（十二指肠与空肠交界处），可采用抽吸肠液等方法辅助判断导管位置。确定位置后拔除导丝，生理盐水20ml脉冲式冲管，关闭导管末端各腔。使用富有延展性的粘性胶布，采用高举平台法固定鼻肠管。

14. 再次核对，告知患者操作已完毕，整理床单位，收拾用物。

15. 洗手，记录。

16. 行X线腹平片检查，确认鼻肠管位置。

【操作难点及重点】

1. 本操作要求一定的解剖和超声知识，需由经过相关培训的护士完成操作。

2. 其他辅助判断鼻肠管尖端位置的方法：正常情况下，胃液呈无色液体，pH 0.9~1.5；十二指肠内的液体由于胆汁和胃液的混合作用呈现绿色，pH >7，可以从鼻肠管回抽液的颜色和pH结合超声图像来做初步的判断，但是金标准为X线腹平片检查。

【注意事项】

1. 严格掌握鼻肠管置管禁忌证，置管前充分评估患者。

2. 鼻肠管要妥善固定，防止打折、脱管，每班或怀疑管道位置不正确时应检查管路刻度。

3. 按要求进行管路冲洗，防止堵管，冲洗时机同胃管。

4. 严禁在已置入体内的导管中再插入导丝，以免引起导管管壁破损。

5. 鼻肠管留置天数参见产品说明书要求，过期应予以拔除更换。

6. 拔除管路之前，先用无菌生理盐水冲洗管路，避免拔管过程中有残余液体进入气管，关闭导管连接头处的防护帽或夹住管道外段，随后小心平稳撤出。

【操作并发症及处理】

1. 误入气道：置管过程中严密观察患者反应，如患者出现呛咳、憋气、心率上升、血氧下降等情况，表示导管可能误入气道，应立即停止操作并将导管拔出，给予患者吸氧，待情况好转后再次重新置管。

2. 黏膜损伤：如遇插管不畅，嘱患者张口，检查胃管是否盘曲在口腔中，不可强行插入，以免损伤黏膜；如患者出现恶心、呕吐，需暂停操作，嘱患者深呼吸或做吞咽动作，待症状缓解后再继续操作。严禁在已置入体内的导管中再插入导丝，以免引起导管管壁破损，损伤消化道。

三、PEG/PEJ 维护技术

经皮内镜下胃造瘘术（percutanous endoscopic gastrostomy，PEG）是在内镜辅助下使用非手术方法建立经皮进入胃腔的通路，利用胃造口主要进行肠内营养输注或进行姑息性胃肠减压治疗。经皮内镜下空肠造瘘术（percutanous endoscopic jejunostomy，PEJ）是由 PEG 发展而来。

【操作目的及意义】

为消化道功能正常但无法经口进食，需要长期鼻饲营养维持的患者建立营养支持途径。

【操作步骤】

1. 观察生命体征、意识。

2. 置管后对管路外露部分进行永久标记，每班检查导管位置，记录于特护记录单。

3. 观察造口部位有无出血、水肿、分泌物、硬结及过敏，每日对造瘘口周围进行消毒并换药，有渗液时及时更换敷料。

4. 喂养前需确认导管位置，怀疑造瘘管位置发生位移时，必须行 CT 扫描进行确认，也可在 X 线透视引导下经造瘘管注射对比剂来进行确认和观察胃造瘘管的位置。

5. 患者可在 PEG 置管后约 12 小时开始进食，或遵医嘱先输注生理盐水等进行测试，医生判断无误后开始肠内喂养。

6. 肠内营养液输注遵循由慢到快、由少到多、由低浓度到高浓度的原则。

7. 在进食前后用温水冲管可以避免堵塞，应及时夹闭导管，不使用时定时冲洗导管，保持导管清洁与通畅。

8. 通过 PEG/PEJ 给药要考虑药物剂型、渗透压以及患者耐受性等情况。

【操作难点及重点】

1. 置管次日早晨进行第 1 次换药，并且在管路形成肉芽前（通常为 1 周）每日对造瘘口周围进行消毒并换药。换药时应观察造瘘口情况（有无出血、水肿、分泌物、硬结及过敏等）。后续换药应当每 2 ~ 3 天进行一次。

2. 胃造瘘管一般在 6 ~ 12 个月更换，护理得当可延长，或根据产品说明书。

【注意事项】

1. 做好心理护理，正确认识该项治疗的目的和作用。

2. 妥善固定导管，防止扭曲、打折、牵拉、拖拽。

3. 通过 PEC/PEJ 进行肠内营养时，建议选择专业肠内营养制剂，标准化营养制剂配制，使用肠内营养输液泵及专用泵管。

4. 导管发生堵塞时严禁暴力冲管或用导丝疏通导管，以防造成导管裂缝、断裂。

5. PEC/PEJ 术后严密观察造瘘口周围情况，如发现渗漏、伤口感染等症状，及时通知医生。

【操作并发症及处理】

1. 堵管：规范冲管和喂养，防止堵管发生。当导管发生堵塞时可用胰酶、5% 碳酸氢钠进行尝试通管。

2. 导管移位：常发生在置管后 1 周内，妥善固定导管，指导活动时进行管路保护，避免牵拉。怀疑导管移位严禁使用，及时通知医生处理。

3. 肺部并发症：吸入性肺炎是 PEG 管饲中常见但可能严重并致命的并发症，评估患者误吸风险，选择合适的喂养途径，肠内营养过程中抬高床头 30° ~ 45°。

四、胃残留量超声监测技术

【操作目的及意义】

通过超声技术进行胃残留量监测可以早期发现胃排空障碍，早期干预，进而减少反流、误吸的发生，确保患者肠内营养安全。

【操作步骤】

1. 核对医嘱及患者。

2. 准备并检查用物：超声仪器，选择凸阵探头。

3. 患者体位：取右侧卧位。

4. 超声测量：将探头垂直于患者腹部放置于剑突下，标志点朝向头部，实施单切面胃窦扫查，B超探查以肠系膜上动脉、肝左叶和腹主动脉作为胃窦标志，得到椭圆形胃窦横切面，测量胃窦前后距离（A）cm和纵向距离（B）cm。

5. 计算胃窦面积（right cross sectional area，RCSA）：胃窦面积 = π × 胃窦前后直径 × 胃窦头尾直径/4。

6. 计算胃残余量：胃残余量 = 27 + 14.6 × RCSA − 1.28 × 年龄。

【操作难点及重点】

本操作需要一定的解剖及超声知识，操作者需要经过专业超声培训。

【注意事项】

上述胃残留量计算公式仅适用于非妊娠患者。

五、肠内营养导管堵管再通技术

导管堵管是管饲肠内营养的机械性并发症之一，堵管的原因常见于外露段扭曲折叠、喂养管内径小、营养液过于黏稠、输注速度过慢、经导管给予不适宜药物、未按时冲管、冲管方法不正确等。因此，在实施肠内营养时，要进行周密的监测与护理，避免堵管。一旦发生堵管，要逐一查找原因再进行相应处理。

【操作目的及意义】

疏通堵塞的肠内营养导管，减少堵管导致的非计划性拔管。

【操作步骤】

1. 评估肠内营养导管的通畅程度。

2. 导管出现输注不畅时，先排除导管是否打折以及体位压迫等原因。

3. 不完全堵塞（滴速减慢），及时用20ml注射器抽温开水反复脉冲式冲洗导管，有条件者可将胰酶溶于碳酸氢钠后冲管。

4. 完全堵塞（液体不滴），以负压方式再通，其操作方法如下所述。

（1）导管末端连接三通，三通纵向端连接含有碳酸氢钠的1ml注射器，三通横向端连接20ml注射器。

（2）旋转三通开关，使20ml注射器与导管管腔相通，回抽20ml注射器针栓，使导管管腔内形成负压。

（3）旋转三通开关，使1ml注射器与导管管腔相通，在负压作用下碳酸氢钠进入导管管腔。

（4）旋转三通，关闭导管管腔，让碳酸氢钠在管腔内停留20分钟，以便发生作用。

（5）用20ml注射器抽吸管腔内液体，以确定导管是否畅通，弃去回抽的液体，如不通重复上述动作。

5. 导管通畅后，用20ml注射器抽温水反复脉冲式冲洗导管。

【操作难点及重点】

1. 连续管饲饮食，每4小时用20~30ml温水脉冲式冲洗管路1次，每次中断输注或鼻饲给药前后用20~30ml温水脉冲式冲洗管路。

2. 通过鼻饲管路给药，要充分考虑药物剂型等因素，固体药物时要充分研磨或溶解，注意配伍禁忌，分别给药，每种药物前后要使用温水进行脉冲式冲管。

3. 妥善固定管路，定期更换肠内营养导管可预防堵管发生。

【注意事项】

1. 严禁使用导丝插入堵塞管路进行通管，以免导丝穿透导管造成消化道损伤。

2. 药物不能直接混入营养液中，鼻饲给药前暂停喂养，每种药物分开研磨，给完一种药后用30~50ml温水冲洗管路，然后再给另外一种药用，注意配伍禁忌。不能将舌下含服药或口腔用药通过鼻饲给药。

【操作并发症及处理】

导管破裂：暴力冲管可能导致导管破裂，因此要避免暴力冲管。

六、肠内营养泵应用技术

肠内营养输注泵（enteral feeding pump）是一种由电脑控制输液的装置，可通过鼻饲管输入水、营养液，可以精确地控制肠内营养的输注速度，保持营养液的相对无菌，食物渗透压的稳定，温度及速度的恒定。肠内营养输注泵的发展经历了由单纯机械泵到机械电脑泵，直至目前具有人工智能的输液泵的演进过程，其功能也由单纯的控制输液速度到附加多种故障自动识别报警功能，包括空气、堵管、液体输完及机械故障报警等。可设置计划输入的液体量，并可显示输液速度、已输入的量等，可获得近期内输入液体记录。可减少肠内营养的胃肠道不良反应，提高患者对肠内营养的耐受性，亦有利于控制血糖。

【操作目的及意义】

精确控制肠内营养液的速度，减少肠内营养并发症。

【操作步骤】

1. 核对医嘱及患者。

2. 向患者解释操作目的及方法，取得其合作，评估导管位置。

3. 洗手，戴口罩。

4. 准备并检查用物：肠内营养泵、营养液、一次性使用营养泵管、20ml 注射器、听诊器、温开水等。营养泵处于核查消毒备用状态。

5. 携用物至患者床旁，再次核对。

6. 安装肠内营养泵，连接外部电源。打开电源开关，开机自检。

7. 悬挂肠内营养液，连接肠内营养泵管，排气。

8. 安装管路，通路顺畅无打折。

9. 根据医嘱设定药液总量、输注速度。

10. 生理盐水冲洗鼻饲通路，确认通畅，将营养泵管与鼻饲管路连接，打开开关。

11. 按开始键，确认营养泵正常运转。

12. 管路合理放置，确保无压迫、无挤压，处于通畅状态。

13. 再次核对，协助患者抬高床头 30°~45°。

14. 告知患者操作已完毕，避免自行调节营养泵，出现异常情况及时通知护士。

15. 整理床单位，收拾用物。

16. 洗手，记录。

17. 观察营养泵报警及并发症情况，发现问题及时处理。

【操作难点及重点】

1. 对危重患者如短肠综合征、部分肠梗阻、肠瘘、急性胰腺炎等，重大手术后患者在刚开始接受肠内营养时，推荐使用肠内营养泵。

2. 血糖波动较大的患者如高渗性非酮症性昏迷或低血糖反应及其他严重的代谢性并发症推荐使用肠内营养泵。

3. 营养泵与输液泵尽量明显分开放置，粘贴管路标识，防止管路混淆。

4. 肠内营养输注泵是专门为肠内营养支持所设计的，不能用于其他目的，如药物输注，也不能被其他用途的输注泵所替代。

【注意事项】

1. 不同的肠内输注泵因结构和功能的不同，在输注速率和输注总量方面存在不同，在使用前应注意校正其输注速率和输注总量。

2. 肠内营养泵使用标配泵管，24 小时更换。

3. 肠内营养泵使用过程中应保持水平位置，减少输注过程中出现报警。

4. 加强营养泵清洁，减少由于营养泵不洁净导致的报警。

5. 加温装置使用前需确认其安全性，遵守各种加温装置的使用要求，并避免对患者造成烫伤。

【操作并发症及处理】

同肠内营养支持并发症。

（张晓雪）

【参考文献】

[1] 邓子银，刘加婷，赵丽蓉，等．成人患者经鼻胃管喂养临床实践指南（2023 年更新版）[J]．护士进修杂志，2024，39（7）：673 - 679.

[2] 中华护理学会．成人肠内营养支持的护理[EB/OL]（2021 - 02 - 01）[2023 - 04 - 30]．http：//www. zhhlxh. org. cn/cnaWebcn/upFiles-Center/upload/file/20210209/1612868661010026051. pdf.

[3] 广东省护理学会鼻肠管护理技术专业委员会成人超声引导下鼻肠管置管专家共识组．成人超声引导下鼻肠管置管的专家共识[J]．现代临床护理，2022，21（10）：1 - 6.

[4] 金歌，黄海燕，郭晓岚，等．基于循证的成人床旁超声护理专家共识[J]．中华危重病急救医学，2020，32（9）：1029 - 1039.

[5] 孙建华，张青，李欣，等．重症超声临床操作技术的护理规范[J]．中华现代护理杂志，2023，29（16）：2101 - 2112.

[6] 中华医学会消化内镜学分会老年内镜协作组，北京医学会消化内镜学分会．老年人经皮内镜下胃造瘘术中国专家共识（2022 版）[J]．中华消化内镜杂志，2023，40（2）：85 - 93.

[7] 中国抗癌协会肿瘤消融治疗专业委员会．X 线和 CT 引导下经皮穿刺胃造瘘术专家共识（2022 年版）[J]．介入放射学杂志，2022，31（9）：846 - 851.

[8] 向成林，冯仁，米元元，等．床旁超声评估危重症患者肠内营养胃残余量的可行性研究[J]．中国实用护理杂志，2020，36（19）：1446 - 1451.

[9] 段茹荣．鼻肠管堵管预防及处理的证据总结及转化应用研究[D]．浙江中医药大学，2023.

第六节　温度控制技术

一、血管内低温护理技术

血管内低温护理技术是使用人工方法将患者的体温降低到预期水平的

一项护理技术，即将注入制冷液体的特殊导管插入患者的深静脉，再通过液体循环对患者的血液进行降温。

【操作目的及意义】

对中枢性高热患者降温效果显著。

【操作步骤】

1. 核对医嘱及患者。

2. 向患者解释操作目的及方法，取得合作。

3. 评估患者股静脉穿刺处皮肤等组织情况，必要时双侧腹股沟备皮。

4. 洗手，戴口罩。

5. 准备并检查用物：热交换导管、控温仪、核心体温监测仪；推治疗车至患者床旁，再次核对医嘱。

6. 患者取仰卧位，护士协助医生进行股静脉穿刺，放置热交换导管，X 线定位。

7. 连接电源，连接温度控温仪，开机自检，连接核心体温监测仪。

8. 监测核心体温，准确记录。

9. 控温治疗中，遵医嘱设置目标温度，密切观察患者是否有寒战反应，给予相应的治疗。

10. 开始复温时以每小时增加 0.1℃ 的速度给予持续复温。

11. 监测核心体温并准确记录。

12. 复温结束后，撤出热交换导管，告知患者操作已完毕，整理床单位，收拾用物。

【操作难点及重点】

1. 控温过程中多项参数同时监测，除了密切监测患者的生命体征外，还要重点监测患者的意识、尿量、电解质、血气、血糖、凝血功能、皮肤等。

2. 预防股静脉出血、血栓。

【注意事项】

1. 严格无菌操作。

2. 遵医嘱应用镇静药物。

3. 预防皮肤压力性损伤及冻伤，每小时观察皮肤 1 次。

【操作并发症及处理】

1. 诱导低温期：因代谢率降低可引起循环系统、呼吸系统不稳定，故应严密监测患者意识、血压、心率（律）、血糖、电解质、尿量、动脉血气以及胃残余量等参数。

2. 持续低温期：重点预防冻伤、皮肤压力性损伤，做好基础护理，按需吸痰，预防呼吸机相关性肺炎，定时翻身，必要时局部使用保护性敷料。

3. 复温期：预防复温过快引起的反跳性高热、颅内压增高、心肺耗氧量增高等严重并发症，必须做到缓慢复温。

二、控温毯控温技术

控温毯控温技术是通过人工调整控温毯内部循环水流的温度，与人体皮肤接触，并通过物理传导，达到控制患者体温的技术。

【操作目的及意义】

通过控温毯接触患者的皮肤，以传导的方式，达到对患者进行降温或升温的目的。此项技术无创伤，是对患者进行体温调控的常用温度控制技术。

【操作步骤】

1. 核对医嘱及患者。

2. 向患者解释操作目的及方法，取得其配合。

3. 评估患者的意识、年龄、体温、合作程度，同时评估皮肤情况，尤其是骶尾部皮肤有无红肿、充血、出血及破溃。

4. 洗手，戴口罩。

5. 准备并检查用物：控温毯机及毯子、蒸馏水、床单。

6. 连接电源，连接主机与毯子、加入蒸馏水以达到适宜水位，开机进行机器自检，使蒸馏水充满毯子。

7. 携用物至床旁，再次核对医嘱。

8. 患者取平卧位，毯子铺于患者身下，以床单包裹，保持毯子平整勿打折。

9. 开机观察 4~6 分钟，至循环稳态，观察控温毯的制冷或制热情况。

10. 再次核对医嘱，遵医嘱设定毯温，告知患者操作已完毕，整理床单位，收拾用物。

11. 每 30~60 分钟观察患者的体温情况。

12. 洗手，记录。

【操作难点及重点】

1. 合理掌握控温毯使用时间，降温毯使用以 3~7 天为宜，长时间降温治疗可加重脑缺血；升温的患者体温正常即可停机，注意保暖。

2. 皮肤护理：高热患者出汗多，抵抗力差，应用控温毯降温治疗时，患者躯干部的皮肤温度较低，血循环减慢，皮肤易出现并发症，因此应加强患者的皮肤护理，每小时检查皮肤一次，注意观察皮温及颜色。

【注意事项】

1. 观察水位，及时添加蒸馏水。使用过程中观察床单是否被浸湿，有潮湿时，若排除患者汗液浸润，则表明控温毯漏水，须及时停机，更换毯子。

2. 控温毯打折不利于毯子与机器间的液体循环，影响制冷或制热效果。

3. 观察患者下肢循环情况，对骶尾、外踝等骨突部位予以棉垫保护，注意调整体位，防止皮肤出现压力性损伤。

4. 观察体温，做好记录。

【操作并发症及处理】

局部冻伤（烫伤）及压力性损伤：做好基础护理，每小时检查皮肤一次，定时翻身。必要时双耳廓、肩胛、肘部、髋部、骶尾部、外踝及足跟等部位使用棉垫或减压敷料保护。

（杨　林　　刘　娜）

【参考文献】

中国医师协会神经外科分会神经重症专家委员会，北京医学会神经外科分会神经外科危重症学组，中国神经外科重症管理协作组．神经重症目标温度管理中国专家共识（2022 版）［J］．中华神经医学杂志，2022，21（7）：649－656.

第七节　下肢深静脉血栓的防护

一、抗血栓弹力袜的应用技术

抗血栓弹力袜（GCS）是深静脉血栓（DVT）预防的一种机械预防方法，可以增加静脉血流和（或）减少腿部静脉血流的瘀滞，改变血液的高凝状态，可用于治疗血液循环障碍、下肢沉重酸胀等疾病，也可用于预防下肢深静脉血栓的形成。

【操作目的及意义】

目前机械预防方法广泛应用于内科、外科、妇科、产科以及老年医学等患者，以减少 DVT 的发生。患者下肢血液高凝状态受体位和重力影响，患病期间肌肉在长期卧床休息过程中处于非活动状态，因此腿部血液循环速度降低，增加了血液凝块形成的可能性。抗血栓弹力袜作用于整个下肢，可对浅筋膜外的静脉网施加均衡的外力，使浅筋膜内压力处于平衡。抗血栓弹力袜可以在制动期间改善腿部静脉的血液循环，在不增加出血风险的基础上，降低住院期间腿部形成血凝块的风险，对存在高出血风险患者具有很大的优势。

GCS 机械效应是采用逐级递减的压力作用于下肢，改善平卧状态下血管的管径、血流速度，从而使下肢血液回流、均衡血液内各项指标，减轻肿胀，缓解疼痛，进一步抑制体位改变与重力的影响，改变血液的高凝状态，从而达到预防 DVT 的目的。GCS 脚踝处的压力最高，沿小腿、大腿方向逐级降低。

【操作步骤】

1. 核对医嘱及患者。

2. 向患者解释操作目的及方法，取得其合作。

3. 评估患者有无下列禁忌证

（1）皮肤：腿部皮炎、坏疽、近期的皮肤移植。

（2）血管：严重的动脉硬化症或其他缺血性血管疾患。

（3）严重的腿部水肿或由充血性心力衰竭引起的肺水肿。

（4）骨骼：腿部严重畸形。

4. 尺寸测量：通过测量以下参数来决定抗血栓弹力袜的尺寸。

（1）大腿围：臀沟处。

（2）小腿围：小腿最粗处。

（3）腿长：从脚后跟到臀沟处。

5. 准备：洗手，戴口罩。

6. 检查用物的完好性，并再次核对医嘱。

7. 穿着步骤

（1）患者取仰卧位，双腿平放于病床上。

（2）将手伸入抗血栓弹力袜中直至脚跟部。

（3）抓住抗血栓弹力袜后跟中央将抗血栓弹力袜翻出至脚跟部位。

（4）将脚伸入抗血栓弹力袜内，脚跟对准抗血栓弹力袜后，将抗血栓弹力袜提至脚跟处。

（5）将抗血栓弹力袜向上拉，使之包绕脚踝和小腿，抗血栓弹力袜上缘（缝合变更处）应位于腘窝（膝盖弯曲处）下方 2.5~5cm。

（6）腿长型抗血栓弹力袜包含大腿部分，应将抗血栓弹力袜向大腿内侧旋转以保证三角缓冲绷带居中位于股动脉上，并位于大腿内侧，防滑带应位于臀沟，使之平滑，三角缓冲绷带正确就位。将脚趾部分的抗血栓弹力袜向外拉，以展平脚踝和脚背部分，并使患者感到脚趾部分穿着舒适。

8. 再次核对。

9. 告知患者操作已完毕，向患者宣教有关抗血栓弹力袜正确的穿着方法，以确保其不会按照错误的方法穿着抗血栓弹力袜。

10. 整理床单位，收拾用物。

11. 洗手，记录。

【操作难点及重点】

1. 不同患者因其腿粗细不同，无法完全适合腿形，尤其对于膝上型而言，要求更高。穿着不当，不能完全符合压力梯度，可能引起水肿、浅表性血栓性静脉炎等并发症，定时观察下肢情况。

2. GCS 治疗会不同程度地降低患者舒适度，而且对患者的皮肤造成损伤，常见的有皮肤压力性损伤、破皮甚至破溃。

3. 由于危重患者治疗与护理的特殊性，使用 GCS 需要长时间穿戴于患者下肢，会影响病情观察与治疗。

【注意事项】

1. 操作技巧

（1）卷成环状的抗血栓弹力袜会增加压力，不利于穿戴。

（2）脱袜时手指抓住血栓弹力袜内外侧，将抗血栓弹力袜外翻，顺腿脱下，不可用力拉扯，动作要轻柔。

2. 不要佩戴饰品或长指甲以免刮伤抗血栓弹力袜，影响抗血栓效果。

3. 建议准备两双抗血栓弹力袜，每 3 天更换一次新的抗血栓弹力袜。

4. 清洗及更换

（1）清洗抗血栓弹力袜可以清除弹性材料上的人体分泌物，因而能够延长抗血栓弹力袜的使用寿命。

（2）正常清洗过程中水温不要超过 70℃，建议在 70℃ 下进行烘干，不要在超过 80℃ 的环境下烘干 15~20 分钟以上。

（3）避免接触含氯漂白剂，阴凉处晾干。

（4）避免接触药膏、油脂、羊毛脂及类似物质以防其弹性减退。

【操作并发症及处理】

使用 GCS 可导致皮肤压力性损伤，处理方法如下所述。

1. 提高宣教质量，保障患者对于穿戴操作注意事项的了解度。

2. 增加巡视督查次数，对不规范穿戴及时纠正，降低皮肤损伤的风险。

3. 每隔四小时放松一次，减轻压力。

4. 必要时脱除抗血栓弹力袜，对皮肤压红破溃处进行用药处理，正确应用贴膜及敷料。

二、抗血栓泵的应用技术

抗血栓泵是一种通过物理治疗来达到预防静脉血栓的仪器。它通过辅助循环，改善下肢静脉血液循环，为有下肢静脉栓塞危险的患者提供动态连续梯度压力，从而来预防静脉栓塞的发生。

【操作目的及意义】

抗血栓泵利用压力泵反复吹气、放气的方式挤压下肢静脉血流，通过模仿骨骼肌运动的方式将远心端血液挤向近心端，加强深静脉血液流动，将淤积的淋巴液推回血循环中，加速肢体静脉血流速度，消除水肿，促进淤血静脉排空及肢体血液循环。作用机制首先是其能加速下肢静脉血流速度，改善静脉淤血状态，促使淤血静脉排空；而下一个减压阶段使血液充分回流，并由于周期性加压和减压的机械作用产生搏动性血流通过远端肢体的深静脉系统从而促进下肢血液循环，预防凝血因子的聚集及对血管内膜的黏附，防止血栓形成。

【操作步骤】

1. 核对医嘱及患者。

2. 向患者解释操作目的及方法，取得合作。

3. 评估皮肤完整性，有无禁忌证：急性炎症性皮肤病、心功能不全、丹毒、深部血栓性静脉炎、肺水肿、急性静脉血栓、不稳定性高血压、皮肤破溃。

4. 洗手，戴口罩。

5. 取一台抗血栓泵，检查下肢垫及主机均处于完好备用状态。

6. 协助患者取舒适体位，向患者说明操作目的。

7. 选择合适的尺寸：膝盖长 – 小腿围：中号≤53.3cm，大号 = 66cm；大腿长 – 大腿围：小号≤55.9cm，中号为55.9~71.1cm，大号为71.1~91.4cm，松紧以腿和腿套之间可以伸进2个手指为宜。

8. 腿套或脚套的连接：将连接管上的蓝色箭头和腿套或脚套接头上的蓝色箭头对准扣上。

9. 主机连接：将连接管凸形端接到主机背面。

10. 开机设置：连接电源，开启抗血栓泵开关，指示灯显示绿色为正常，显示红色为故障。

11. 遵医嘱选择合适的加压压力：腿部加压压力（有三档可选：45mmHg，40mmHg，30mmHg）；脚部加压压力为机器默认压力：130mmHg，仅可选择单脚或者双脚加压。

12. 再次核对，检查正确的安装和连接管及安全警报。

13. 告知患者操作已完毕，整理床单位，收拾用物。

14. 洗手，记录。

【操作难点及重点】

1. 协助患者翻身动作轻柔，防止连接管路松脱。

2. 管路连接要紧密、无漏气。按设定程序设置，无漏项。

3. 合理调节压力和时间，观察驱动泵是否正常运行。

【注意事项】

1. 检查患者：有无出血、血栓、下肢溃疡及压力性损伤；有无下肢畸形、腿部局部渗出、深静脉结扎术后急性期、严重动脉硬化、下肢水肿等禁忌证；接受治疗的患者应无感觉障碍；如果患者接触抗血栓泵的部位有损伤，需穿一次性护套，防止感染。

2. 对老年人和血管弹性差的患者，压力值从小开始，逐步增加，到耐受为止。

3. 冠心病患者应适当调整治疗时间，以 15 分钟左右为宜，以免因治疗时间过长给心脏带来过重的负荷，引发心血管意外或增加回心血量。

4. 治疗过程中多巡视患者，注意观察患肢的肤色变化情况，并询问患者的感觉，根据患者个人情况及时调整治疗剂量，及时处理异常情况。

5. 压力选择：不可分区调节：开启抗血栓压力泵后，将其调节至20mmHg，患者适应过后再逐步加大压力，调节至 45~80mmHg。不同位置应施加不同的压力，例如，脚踝部分应为 45mmHg，大腿处为 30mmHg，小腿处为 40mmHg。

6. 时长：30 分钟为一组，每天两次，5 天一个疗程，做满两个疗程。

【操作并发症及处理】

1. 血栓形成与栓塞

（1）抗血栓泵在操作过程中可能损伤血管内皮细胞，导致血栓形成；患者活动减少或长时间卧床，血流速度减慢，易于血栓形成。出现疼痛、皮肤苍白、感觉异常（动脉栓塞）；肢体肿胀、疼痛（静脉栓塞）；呼吸困难、胸痛、咯血（肺栓塞）等症状。

（2）一旦发生血栓形成或栓塞，应立即停止使用抗血栓泵，并给予相应的溶栓、抗凝治疗；对于严重栓塞患者，可考虑手术取栓或介入溶栓治疗。

2. 皮肤刺激和过敏反应

（1）消毒剂残留、胶带或敷料过敏、抗血栓泵的震动和摩擦等。出现皮肤红肿、疼痛、瘙痒等症状。

（2）处理措施：更换皮肤消毒剂，避免使用对患者过敏的胶带或敷料；必要时使用抗过敏药物，保持皮肤清洁、干燥。

（赵明曦　　罗红波）

【参考文献】

［1］中华护理学会. 成人住院患者静脉血栓栓塞症的预防护理 T/CNAS28－2023［S］. 北京：中华护理学会，2023：01.

［2］赵纪春，邱贵兴，裴福兴，等. 骨科大手术加速康复围手术期静脉血栓栓塞症防治专家共识［J］. 中华骨与关节外科杂志，2022，15（10）：754－762.

［3］汤园园. 预警性护理联合医用弹力袜在预防下肢静脉曲张术后深静脉血栓形成中的应用效果［J］. 反射疗法与康复医学，2023，4（24）：145－147，175.

［4］邢淑云，陆连芳，冯娟，等. 品管圈在提高患者围手术期抗血栓弹力袜使用规范率中的应用［J］. 齐鲁护理杂志，2020，26（4）：128－130.

［5］崔艳玲. 抗血栓压力泵预防下肢深静脉血栓形成的研究进展［J］. 中国医疗器械信息，2021，27（8）：26－27.

［6］董婷婷，韩斌如，郭桂丽. 医疗器械相关压力性损伤事件的回顾性研究和特征分析［J］. 中国护理管理，2020，20（7）：1071－1075.

第八节　血液净化技术

一、连续肾脏替代治疗应用技术

连续肾脏替代疗法（continuous renal replacement therapy，CRRT）通过体外循环血液净化方式连续、缓慢清除水及溶质的一种血液净化治疗技术，以替代肾脏功能。

【操作目的及意义】

连续性肾脏替代治疗是危重症抢救中最常用的血液净化技术之一，是模仿肾小球的滤过原理，通过两种方式即对流和弥散来达到清除溶质的目的。它将动脉血或静脉血引入具有良好通透性的半透膜滤过器中，血浆内的水分和溶于其中的中小分子量的溶质以对流的方式被清除，亦即靠半透膜两侧的压力梯度（跨膜压力）达到清除水分及溶质的目的。小于滤过膜孔的物质被滤出（包括机体需要的物质与不需要的物质），同时又以置换液的形式将机体需要的物质输入体内，以维持内环境的稳定。相较普通血液透析而言，CRRT 延长了血液净化治疗时间而降低了单位时间的治疗效率，使血液中溶质浓度及容量变化对机体的影响降到最低，同时采用高通透性、生物相容性好的滤器，为重症患者的救治提供了极其重要的内稳态平衡。

【操作步骤】

1. 核对医嘱及患者。

2. 向清醒患者介绍治疗目的、过程及注意事项，取得合作。

3. 评估

（1）评估患者的临床症状、血压、体重等，合理设置脱水量和其他治疗参数。

（2）评估血管通路的状态，及时发现相关并发症并确保通路的通畅。

4. 操作前准备

（1）核对患者姓名、床号、床头卡及腕带信息。

（2）准备 CRRT 机、开机自检。

（3）准备并检查用物：配套管路的型号、生理盐水/肝素盐水（根据医嘱用于预充治疗管路）、置换液、其他物品（一次性换药包、无菌纱布数块、消毒剂、预充液、注射器、无菌手套等）。

5. 预冲

（1）根据 CRRT 机提示，正确连接各治疗管路，透析液、置换液悬挂于 CRRT 机的秤钩或放置于天平上并连接相应的治疗管路。

（2）再次确认治疗管路及过滤器连接正确及牢固，确认设置，按"预冲"键，启动预冲。

（3）预冲完毕，确保治疗管路及过滤器内无气泡。

6. 连接患者

（1）检查患者置管处周围有无红肿、渗血等。

（2）按无菌要求消毒深静脉置管管路的连接端，抽出置管内的封管液（引血端/回血端）并检查是否有凝血块。

（3）快速回抽深静脉置管内的血液（引血端/回血端），检查管道的通畅程度，确保深静脉置管内血流通畅。

（4）使用生理盐水脉冲式冲净置管内的血液，备用。同样方法检查另一侧管路的通畅性。

（5）将血滤配套管路的引血端及回血端正确及牢固地连接到深静脉置管的引血端及回血端。

（6）开始引血，血流量可设置为 80～100ml/min，观察患者生命体征及各个监测压力值。

（7）待患者生命体征稳定，遵医嘱设置治疗参数，并双人核对无误后，启动治疗。

（8）深静脉连接处用无菌治疗巾覆盖。

（9）整理用物，记录。

7. 治疗过程中，密切观察患者生命体征，检查机器的运转情况，血管通路的情况，体外循环情况，及时发现相关并发症，如出血、低血压、心律失常、凝血、脱管等。及时处理机器运转过程中发生的各路报警。

8. 回血

（1）在深静脉置管引血端连接生理盐水。

（2）血流量设置为 80～100ml/min，启动回血模式。

（3）待回血完毕，断开深静脉置管连接，按无菌要求分别消毒置管的引血端和回血端。

（4）使用无菌生理盐水脉冲式冲净引血和回血端，遵医嘱给予封管。

（5）记录患者液体平衡情况。

（6）整理用物、记录。

【难点及重点】

1. 按无菌要求消毒深静脉置管管路的连接端，抽出置管内的封管液（引血端/回血端），应至少 2ml。

2. 检查深静脉置管管路的通畅程度，确定深静脉置管内血流通畅，无血栓。

3. 及时正确处理各种报警。

4. 治疗过程中，密切观察患者的生命体征，检查机器的运转情况，血管通路的情况，及时发现并发症并及时处理。

【注意事项】

1. 操作应严格遵守无菌操作原则及标准预防原则。

2. 开始治疗时血流量可设置为 80～100ml/min，如患者生命体征稳定，可逐步增加血流量至医嘱要求流速。

3. 妥善固定体外循环通路，保持体外循环管路密闭、通畅，保持穿刺部位的清洁、干燥，以减少导管相关性感染的发生。

4. 严密监测体外循环管路的各压力变化，及时发现管路或滤器凝血，及时更换。

5. 开启加温器并监测体温以防医源性低体温。

6. 严密监测患者生命体征的变化以及体内水、电解质、酸碱平衡情况。

【操作并发症及处理】

1. 容量相关的并发症

（1）治疗过程中患者出现恶心、头晕、多汗、面色改变等症状时，应即刻测量生命体征，收缩压下降/升高 20mmHg，平均动脉压下降/升高 ≥ 10mmHg 时，应立即通知医师。

（2）治疗过程中患者出现低血压时，停止或降低超滤，减慢血流速，补充生理盐水或胶体。

2. 体外循环血液管路凝血

（1）应遵医嘱选择适宜超滤系数、筛选系数的血滤器。

（2）治疗过程中出现机器报警时，应第一时间查找原因并正确处理。

（3）密切监测治疗中的各项参数，在各项压力值达到报警上限的90%左右时，应调整治疗参数，必要时主动回血下机。

3. 中心静脉导管并发症

（1）如穿刺部位出血，应给予压迫止血，必要时遵医嘱应用止血药物、输注血制品等对症治疗。

（2）应做好中心静脉导管的维护，宜使用 0.9% 氯化钠注射液脉冲式冲洗导管管腔，按照导管标注剂量正压注入封管液并夹闭导管夹。

（3）用于透析用中心静脉导管的敷料应保持干燥，患者出汗多或穿刺点周围渗液应使用纱布敷料，穿刺点无渗液，应选择透明敷料。

（4）纱布敷料应每2天更换1次，透明敷料应每7天更换一次；有渗液和血迹应即刻更换敷料，并增加更换频次。

（5）应首选2%氯己定乙醇溶液作为外用消毒剂进行穿刺部位皮肤消毒。

（6）透析用中心静脉导管接头部位应使用无菌敷料包裹。

（7）透析用中心静脉导管不宜用于输液、采血、测量中心静脉压等。

4. 电解质、酸碱平衡紊乱

（1）应遵医嘱动态监测血液生化指标，宜每2～4小时监测血糖或血气变化；遵医嘱调整置换液配方，对症纠正电解质紊乱。

（2）宜使用成品置换液，避免配制错误。

（3）应根据血生化指标、血气分析结果，遵医嘱及时调整碳酸氢钠液体输入剂量和速度。

（金艳鸿　　王春英）

二、血液灌流技术

血液灌流（hemoperfusion，HP），是将患者血液从体内引到体外循环系统，通过灌流器中吸附剂（活性炭、树脂等材料）与体内待清除的代谢产物、毒性物质，以及药物间的吸附结合，达到清除这些物质的治疗方法。近年来随着新型灌流器的研发及技术进展，除药物或毒物中毒外，在重症感染、严重肝衰竭、终末期肾脏疾病（尿毒症）以及各种自身免疫性疾病等多种临床严重疾病的抢救与治疗方面得到了更为广泛的应用。

【操作目的及意义】

血液灌流的主要目的是通过体外循环的方式，利用具有广谱解毒效应或固定特异性配体的吸附剂装置，清除血液中的内源性或外源性致病物质，从而达到血液净化的目的。这些致病物质包括毒素、药物、代谢产物等，它们会对患者的身体健康造成威胁。其操作意义在于以下几个方面。

1. 清除有害物质：血液灌流能够高效地清除血液中的有害物质，如肌酐、尿酸、中分子物质、酚类、胍类、吲哚、有机酸及多种药物等。通过血液灌流可以有效降低它们的浓度，减轻对身体的伤害。

2. 治疗特定疾病：血液灌流在急性药物或毒物中毒、尿毒症、重度肝炎及肝衰竭导致的肝性脑病等疾病的治疗中具有重要作用。它可以帮助患者迅速排出体内的毒素和药物，减轻病情，提高抢救成功率。

3. 与其他血液净化方式结合：血液灌流还可以与其他血液净化方式（如血液透析）结合使用，形成组合型人工肾治疗方式（HD + HP），以更全面地清除血液中的有害物质，提高治疗效果。

4. 保护器官功能：通过血液灌流，可以增加器官的血流量和氧供量，有助于保护器官功能不受损害。例如，在心脏灌流和肝脏灌流中，血液灌流可以维持这些器官的正常代谢和功能。

【操作步骤】

1. 治疗前准备

准备并检查用物：血液灌流器、管路、穿刺针、无菌治疗巾、生理盐水、碘伏和棉签等消毒物品、止血带、一次性使用手套、血液灌流机或CRRT设备等。

2. 血液灌流的操作程序与步骤

（1）开机自检，按照机器要求完成全部自检程序，严禁简化或跳过自检步骤。

（2）血液灌流器和管路的安装

1）检查血液灌流器及透析管路有无破损，外包装是否完好。

2）查看有效日期、型号。

3）按照无菌原则进行操作。

4）安装管路顺序按照体外循环的血流方向依次安装。

（3）血液灌流器与管路预冲

1）旋开灌流器两端的盖帽排出灌流器内的液体，使血液回路的动脉管充满预冲液后，连接灌流器的动脉端。使预冲液充满灌流器后，再把灌流器静脉端与血液回路的静脉管相连。将灌流器动脉端朝下、静脉端向上垂直固定于支架上。

2）用含普通肝素 12500 单位的生理盐水 500ml 以不超过 50ml/min 的流速缓慢预冲，排尽管路、灌流器中的空气，使灌流器达到充分肝素化（也可以用含普通肝素 12500 单位的生理盐水 500ml 预冲灌流器和管路，当 90% 以上的肝素盐水进入管路以后，停泵，保留肝素盐水静置 20 分钟）。

3）再次启动血泵，速度以 200 ~ 300ml/min，一般预冲盐水总量为 2000 ~ 5000ml，或参照相关产品说明书为宜。

4）最后使用一瓶无肝素的生理盐水 500ml 冲入管路、灌流器中，排出其中含肝素的生理盐水，即可将灌流器动脉端朝下、静脉端向上垂直固定于支架上准备引血上机。

5）预冲完毕，确保治疗管路及血液灌流器内无气泡。

（4）建立体外循环

1）检查患者置管处周围有无红肿、渗血等。

2）按无菌要求消毒中心静脉置管一侧管路的连接端，抽出患者置管内的肝素液（动脉端/静脉端），并检查是否有凝血块。

3）快速回抽中心静脉置管内的血液（动脉端/静脉端），检查管道的通畅程度确保深静脉置管内血流通畅。

4）使用生理盐水脉冲式冲净置管内的血液，备用。同样方法检查另一侧管路的通畅性。

5）将血液灌流配套管路的动脉端及静脉端正确及牢固地连接到中心置管的动脉端及静脉端。

（5）启动血泵（以 50 ~ 100ml/min 为宜），逐渐调至血泵速度为 100 ~

200ml/min。

（6）抗凝治疗：血液灌流时肝素用量较常规血液透析剂量要大。

（7）治疗过程中，密切观察患者生命体征，检查机器的运转情况、血管通路情况、体外循环情况，及时发现相关并发症，如出血、低血压、心律失常、凝血、脱管等，及时处理机器运转过程中发生的各路报警。

（8）结束治疗与回血下机

1）准备生理盐水、无菌纱布、碘伏和棉签等消毒物品、无菌手套等物品。

2）停血泵，采用密闭式回血法回血。

3）将管路动脉端与生理盐水连接。血流速减至100ml/min以下，开启血泵回血。

4）回血完毕后停止血泵；关闭管路及留置导管静脉端导管夹。

5）根据机器提示步骤，卸下灌流器、管路及各液体袋，关闭电源，消毒擦拭机器，推至保管室内待用。

【操作难点及重点】

1. 确保体外循环的稳定性和安全性，避免空气栓塞、凝血等并发症的发生。

2. 精确控制血流速度和抗凝剂用量，以达到最佳治疗效果。

3. 灌流器的选择和预处理，确保其能够有效清除目标物质。

4. 密切监测患者生命体征和治疗效果，及时调整治疗方案。

【注意事项】

1. 治疗前应充分了解患者病情，评估治疗风险和收益。

2. 治疗过程中应持续监测患者生命体征，包括血压、心率、呼吸等。

3. 注意保持体外循环的通畅和稳定，避免血路管扭曲、打折或受压。

4. 定时检查灌流器状态，确保吸附剂未发生脱落或堵塞。

5. 治疗后应评估治疗效果，并根据需要制定后续治疗方案。

【操作并发症及处理】

1. 空气栓塞：立即停止治疗，采取头低足高位，吸氧，必要时行高压氧治疗。

2. 凝血：加强抗凝治疗，调整血流速度，必要时更换灌流器或血路管。

3. 低血压：补充血容量，调整血流速度，必要时使用升压药物。

4. 过敏反应：停止治疗，给予抗过敏药物，必要时进行抢救。

（刘　宝）

三、血浆置换技术

血浆置换（plasma exchange，PE）是一种清除血液中大分子物质的血液净化疗法，是将血液引出至体外循环，通过膜式或离心式血浆分离方法，从全血中分离并弃除血浆，再补充等量新鲜冰冻血浆或白蛋白溶液，以非选择性或选择性地清除血液中的致病因子（如自身抗体、免疫复合物、冷球蛋白、轻链蛋白、毒素等），并调节免疫系统、恢复细胞免疫及网状内皮细胞吞噬功能，从而达到治疗疾病的目的。

膜式血浆分离置换技术根据治疗模式的不同，分为单重血浆置换和双重血浆置换（double filtration plasmapheresis，DFPP）。单重血浆置换是将分离出来的血浆全部弃除，同时补充等量的新鲜冰冻血浆或一定比例的新鲜冰冻血浆和白蛋白溶液。DFPP 是将分离出来的血浆再通过更小孔径的膜型血浆成分分离器，弃除含有较大分子致病因子的血浆，同时补充等量的新鲜冰冻血浆、白蛋白溶液或一定比例的两者混合溶液。

血浆置换对于绝大多数疾病并非病因性治疗，只是更迅速、有效地降低体内致病因子的浓度，减轻或终止由此导致的组织损害。因此，在血浆置换的同时，应积极进行病因治疗，使疾病得到有效的控制。

【操作目的及意义】

血浆置换的主要目的是通过体外循环的方式，将患者体内的血浆与血细胞进行分离，然后去除含有致病物质的血浆，并补充等量的新鲜血浆或血浆代用品（如白蛋白溶液、平衡液等），以达到清除体内致病物质、减轻病理损害、缓解病情的目的。其意义在于以下几个方面。

1. 去除致病物质：血浆置换能够高效地去除血浆中的免疫球蛋白、病原体、自身抗体、毒素以及感染炎症因子等有害成分。这些物质在体内积累会对身体造成损害，通过血浆置换可以有效降低它们的浓度，从而减轻对身体的伤害。

2. 缓解异常症状：血浆置换过程中，将含有致病物质的血浆去除后，体内的有害物质不能继续刺激机体，因此能够适当缓解患者体内的不适症状，如发热、疼痛、瘙痒等。

3. 补充正常血浆：血浆置换治疗会给患者回输新鲜血浆或血浆代用品，这些物质能够给患者补充正常的血浆成分，如凝血因子、白蛋白等，有助于维持机体内环境的稳定。

4. 改善器官功能：通过血浆置换治疗，可以补充患者体内必需的凝血因子、白蛋白等物质，使器官能够更好地工作，从而适当改善器官功能。

5. 调节免疫系统：血浆置换还可以适当增强网状内皮系统清除功能以及吞噬细胞的吞噬功能，有助于提升机体的免疫力，对于治疗免疫性疾病具有重要意义。

【操作步骤】

1. 准备并检查用物：血浆分离器、管路、穿刺针、无菌治疗巾、生理盐水、碘伏和棉签等消毒物品、止血带、一次性使用手套、CRRT 设备等。

2. 血浆置换的操作程序与步骤

（1）开机自检，按照机器要求完成全部自检程序，严禁简化或跳过自检步骤。

（2）选择治疗模式：根据医嘱选择单重或双重血浆置换。

（3）血浆分离器和管路的安装

1）检查血浆分离器及管路有无破损，外包装是否完好。

2）查看有效日期、型号。

3）按照无菌原则进行操作。

4）安装管路顺序按照体外循环的血流方向依次安装。

（4）血浆分离器与管路预充：见 CRRT 章节。

（5）建立体外循环

1）检查患者置管处周围有无红肿、渗血等。

2）按无菌要求消毒中心静脉置管一侧管路的连接端，抽出患者置管内的肝素液（动脉端/静脉端），并检查是否有凝血块。

3）快速回抽中心静脉置管内的血液（动脉端/静脉端），检查管道的通畅程度确保深静脉置管内血流通畅。

4）使用生理盐水脉冲式冲净置管内的血液，备用。同样方法检查另一侧管路的通畅性。

5）将血浆置换配套管路的动脉端及静脉端正确及牢固地连接到中心置管的动脉端及静脉端。

（6）启动血泵（以 50~100ml/min 为宜），逐渐调至血泵速度为 80~150ml/min。

（7）血浆置换治疗开始时，先全血自循环 5~10 分钟，观察正常后再进入血浆分离程序。全血液速度宜慢，观察 2~5 分钟，无反应后再以正常速度运行。

（8）治疗过程中，密切观察患者生命体征，检查机器的运转情况、血管通路的情况、体外循环情况，及时发现相关并发症，如出血、低血压、心律失常、凝血、脱管等，及时处理机器运转过程中发生的各路报警。

（9）结束治疗与回血下机

1）血浆置换达到目标量之后，进入回收程序，按照机器指令进行回收，血浆回收完毕后回血下机。

2）准备生理盐水、无菌纱布、碘伏和棉签等消毒物品、无菌手套等物品。

3）停血泵，采用密闭式回血法回血。

4）将管路动脉端与生理盐水连接。血流速减至 100ml/min 以下，开启血泵回血。

5）回血完毕后停止血泵；关闭管路及留置导管静脉端导管夹。

6）根据机器提示步骤，卸下血浆分离器、管路及各液体袋，关闭电源，消毒擦拭机器，推至保管室内待用。

【操作难点及重点】

1. 确保体外循环的稳定性和安全性，避免空气栓塞、凝血等并发症的发生。

2. 精确控制血浆分离和置换的速度，以维持患者体内血容量的稳定。

3. 置换液的选择和补充需根据患者病情和治疗需要进行调整。

【注意事项】

1. 治疗前应充分了解患者病情，评估治疗风险和收益。

2. 治疗过程中应持续监测患者生命体征、血液指标及血浆分离器状态。

3. 注意保持体外循环的通畅和稳定，避免管路扭曲、打折或受压。

4. 定时检查血浆分离器状态，确保无堵塞或漏血现象。

5. 置换液的选择和补充需根据患者病情和治疗需要进行调整，避免引起不良反应。

【操作并发症及处理】

1. 空气栓塞：立即停止治疗，采取头低足高位，吸氧，必要时行高压氧治疗。

2. 凝血：加强抗凝治疗，调整血流速度，必要时更换血浆分离器或血路管。

3. 低血压：补充血容量，调整血流速度，必要时使用升压药物。

4. 过敏反应：停止治疗，给予抗过敏药物，必要时进行抢救

（刘　宝）

四、双重血浆分子吸附技术

双重血浆分子吸附系统（double plasma molecular adsorption system, DPMAS）是将血液引出体外经过一个血浆分离器，分离出来的血浆依次经过阴离子树脂血浆胆红素吸附柱和中性大孔树脂吸附柱，血浆中的胆红素等毒素被吸附一部分后，与血细胞等游行成分汇合到人体。血浆经过两个吸附柱的联合吸附，能增加对炎性介质、胆红素等毒素的清除能力。

【操作目的及意义】

双重血浆分子吸附系统，采用中性大孔树脂和离子交换树脂两种吸附剂联合应用，增加体内炎性介质、胆红素等多种物质的清除能力。可以单独或与血浆置换等治疗方式联合应用，以迅速改善症状，提高救治成功率，改善患者预后。可用于治疗各种原因导致的肝衰竭、肝肺综合征、MODS 等。其操作意义在于以下几个方面。

1. 精准清除毒素：DPMAS 通过使用高度特异性的吸附器，如 BS330 一次性使用血浆胆红素吸附器和 HA330 – Ⅱ一次性使用血液灌流器，能够精准地清除患者血液中的胆红素、胆汁酸、炎症介质等有害物质。

2. 减少血浆消耗：相比传统的血浆置换疗法，DPMAS 不需要大量的新鲜冰冻血浆支持，从而减少了对血浆资源的依赖和消耗。这在血浆资源紧缺的情况下尤为重要，同时也降低了因血浆输入可能带来的血源性疾病感染风险。

3. 提高治疗效果：DPMAS 不仅能够有效降低患者体内的胆红素水平，还能显著改善患者的临床症状和生化指标，如降低白细胞介素 – 6、肿瘤坏死因子 – α 等炎症因子水平。这种综合治疗作用有助于提高患者的治疗效果和生存率。

4. 灵活多样的应用：DPMAS 可以单独使用，也可以与血浆置换等其他人工肝治疗方法联合使用，以增强疗效并减少反跳现象。此外，DPMAS 还可以根据患者的具体情况调整治疗方案，如调节血流速度、抗凝剂用量等，以满足不同患者的治疗需求。

5. 促进肝细胞再生：通过清除体内的有害物质和补充必需物质，DPMAS 能够改善患者的内环境，为肝细胞再生及肝功能恢复创造条件。

【操作步骤】

1. 治疗前准备

（1）准备并检查用物：血浆分离器 1 支、BS330 1 支、HA330 – Ⅱ 1

支、一次性使用血液回路导管 1 套（型号 BLS – 701K – ZY10），生理盐水 3000ml、1 支肝素（预冲用、12500 单位）、低分子肝素（视治疗需要准备）、20ml 注射器 1 支、短连管、废液袋、无菌治疗巾、生理盐水、碘伏和棉签等消毒物品、止血带、一次性使用手套、健帆 DX – 10 血液净化机等。

（2）患者准备：评估患者生命体征、管路情况，需向清醒患者介绍治疗目的、过程及注意事项。

2. 人工肝血液净化技术的操作步骤

（1）开机自检：按照机器要求完成全部自检程序，严禁简化或跳过自检步骤，确保设备正常运行。

（2）选择治疗模式：选"双膜血浆置换""血浆吸附"→显示"血浆吸附准备并检查用物"选"确认"→显示"血浆吸附"步骤选择界面，选"冲洗"进入"管路安装总示图"。

（3）安装管路

1）动脉端管路安装：先将动脉壶卡入动脉壶座→接滤器入口压检测→泵管装入 BP 泵座上→"供血不足检测"→V1 截止阀→卡管支架→接预冲液收集袋→末端悬挂在 W3 秤挂钩上（动脉压监测视患者情况是否需要接入）。

2）返浆管路安装：先将静脉壶卡入静脉壶座→接静脉压检测→气泡阀检测→V4 截止阀→卡管支架→接废预冲液收集袋→末端悬挂在 W3 秤挂钩上。加温袋（出口端朝上，入口端和出口端管路卡到加温器上下端卡管处）→泵管装入 RP 泵座上→V3 截止阀→补液壶（上进下出的位置安装）→补液断流检测。

3）分浆泵管路安装：泵管装入 FP 泵座上→短的一端出口卡入断浆检测、漏血检测→血浆壶安装→三通排压管支管放置在 V2 截止阀上→前端卡入导管槽→连接预冲液收集袋置于 W2 秤上。

4）血浆分离器安装：血浆分离器红端在上蓝端在下，置于第一个夹持器→动脉壶出口连接血浆分离器红端→静脉入口端连入血浆分离器蓝端→血浆分离器侧口上端接一级膜外压→血浆分离器侧下口接分浆管路。

5）吸附柱安装：将 BS330（红上蓝下位置）与 HA330 – Ⅱ（上进下出位置）卡入三头夹中，并将 BS330 卡入第二个夹持器中。将血浆出口端与 BS330 红端相连，短连管蓝端与 HA330 – Ⅱ进口端相连，HA330 – Ⅱ出口端暂时先不连。

6）回血补液管安装：将 500ml 回血用盐水与连接输液器管路相连，并连入动脉端支口，排进管路中气体，夹闭塑料夹，为回血操作做准备。

（4）预冲

1）夹闭加温袋进液端管路，夹闭加温袋后短管塑料夹，打开长管塑料夹。将肝素生理盐水悬挂在 W1 秤上，与补液管接头连接→取下静脉壶出口端向上，打开预冲端塑料夹，排尽补液壶内的空气，排进 RP 泵前长管空气，夹闭塑料夹→连接 HA330－Ⅱ出口端→将补液壶保持上进下出位置安装。

2）按"开始"键进行预冲，血浆吸附模式自动预冲时间共 24 分钟。

3）第一部分预冲结束，按画面提示释放加温袋进液端的夹钳→按"确认"键、"开始"键进入第二部分冲洗。

4）如使用无水滤器，观察滤器膜外液面上升到离滤器上端三分之一处时，连接一级膜外压监测口。夹持器停止摆动后，取下血浆分离器，拍打直至排尽膜内空气。

5）屏幕提示更换盐水，更换以后按"继续"键。如无须更换，直接按"继续"键继续预冲。

6）冲洗结束后，点击"确认"键，进入血浆吸附准备并检查用物界面。夹闭动脉、静脉端塑料夹及与之相连的废液袋塑料夹。

7）预冲结束后，将 BS330 及 HA330－Ⅱ倒置于第二个夹持器上。

8）预冲液流向

第一部分

从返浆泵泵出→HA330-Ⅱ→
BS330胆红素吸附柱

┌ V2截至阀→废液袋

└ 血浆壶→FP泵→血浆分离器→静脉壶→
　静脉端→预冲液收集袋

血浆壶→FP 泵→血浆分离器→静脉壶→静脉端→预冲液收集袋。

第二部分

RP 泵→加温袋→静脉壶→血浆分离器→动脉壶→BP 泵→动脉端→预冲液收集袋。

（5）连接患者血管通路：将患者血管通路与治疗管路相连，确保血液流通顺畅。

（6）设置治疗参数：根据治疗模式设置血流速度、分浆比、血浆分离速度等参数。

1）按"确认"进入血浆吸附治疗界面→按"设置"键进入治疗参数设置页面→根据医嘱设置治疗目标量、FP/BP、肝素泵流量、温度→点击"返回"进入治疗界面（血浆流速不需设置，将血泵旋钮调为0）。

2）取20ml注射器注满肝素，卡入肝素泵，并与动脉壶肝素管相连，夹闭肝素管路塑料夹（根据医嘱确定是否需要使用）。

3）DPMAS参数设置：血流速度100～150ml/min，分浆比20%～30%；血浆分离速度20～45ml/min；治疗量设定的下限为血浆量的1.2倍，一般单次治疗量为2～3倍血浆量。治疗时间一般至少2小时。

（7）开始治疗

1）将动脉管路与人体置管动脉端连接，打开动静脉管路塑料夹，保障动静脉管路通畅。

2）点"开始""确认"键，缓慢调节血泵旋钮（流速60～80ml/min），开始引血。待血液引入静脉壶后，点"暂停"键停止引血，夹闭静脉管路塑料夹。将静脉管路与人体置管静脉端连接，打开静脉管路塑料夹，点"继续"键血泵运行，缓慢调高血泵速度至治疗所需流速（100～150ml/min）。

3）待血浆分离器出现血浆后，开启血浆泵，约10秒后开启自动平衡及漏血监测，依照医嘱需要开启肝素泵，打开肝素管路塑料夹。

4）将500ml回血用0.9%氯化钠注射液与连接输液器管路相连，并连入动脉端支口，为回血操作做准备。

5）深静脉连接处用纱布包裹，并用无菌治疗巾覆盖。治疗过程中密切观察患者的生命体征，检查机器的运转情况，血管通路情况，体外循环情况，及时发现相关并发症，如出血、低血压、心律失常、凝血、脱管等，及时处理机器运转过程中发生的各路报警。

（8）回收处理

1）当治疗结束后，按"治疗结束""确认"，进入血浆吸附回血准备界面，将血泵旋钮调为0。

2）点击"确认"进入回血界面，打开补液管塑料夹，利用重力作用将动脉端血液驱回人体，夹闭动脉端塑料夹。

3）点击"开始"，缓慢向右调节血液泵旋钮（60～80ml/min），利用生理盐水将血液驱回人体。

4）当血液回到静脉壶时，将血泵旋钮调为0。夹闭血浆分离器与静脉壶之间的管路，松开一级膜外压监测口。

5）按"设置"键，设置 FP 泵流量为 50ml/min，按"返回"键，点击"回浆开/关"，回收血浆。

6）当血浆回输至静脉壶时，按"结束"键，闭电源，拆下管路，完成回血过程，断开静脉端连接，血管通路静脉端处理。整理用物，记录，即可下机。

【操作难点及重点】

1. 抗凝管理：治疗过程中需密切监测凝血功能，避免凝血和出血风险。

2. 精确计算：根据患者体质量、血细胞比容等参数精确计算血浆用量，确保治疗效果。

3. 规范操作：严格按照操作规程进行，避免操作失误导致并发症。

4. 个体化治疗：根据患者具体情况制定个体化治疗方案，提高治疗效果。

【注意事项】

1. 治疗前应充分了解患者病情，评估治疗风险和收益。

2. 治疗过程中应持续监测患者生命体征，包括血压、心率、呼吸等。

3. 注意保持体外循环的通畅和稳定，避免管路扭曲、打折或受压。

4. 定时检查各滤器的状态，确保吸附剂未发生脱落或堵塞。

5. 治疗后应评估治疗效果，并根据需要制定后续治疗方案。

【操作并发症及处理】

1. 过敏反应：使用血浆等血制品时可能发生过敏反应，需及时停止治疗并抗过敏治疗。

2. 低血压：治疗过程中可能出现低血压，需及时调整治疗参数，必要时使用升压药物。

3. 继发感染：注意无菌操作，预防感染发生。一旦发生感染，需及时抗感染治疗。

4. 出血：注意监测凝血功能，避免出血风险。一旦发生出血，需及时止血治疗。

（刘 宝 龚 成）

【参考文献】

[1] 中国重症血液净化协作组. 重症血液净化血管通路的建立与应用中国专家共识（2023）[J]. 中华医学杂志，2023，103（17）：1280 - 1295.

［2］亚洲急危重症协会中国腹腔重症协作组．重症患者中心静脉导管管理中国专家共识（2022版）［J］．中华消化外科杂志，2022，21（3）：313－322.

［3］中华护理学会．连续性肾脏替代治疗的护理团体标准（2023）．T/CNAS26—2023［S］．北京：中华护理学会，2023：1.

［4］中华医学会肾脏病学分会．血液净化标准操作规程（2021版）［J］．中华肾脏病杂志，2021，37（7）：563－628.

［5］王质刚．血液净化学［M］.4版．北京：北京科学技术出版社，2016.

［6］中华医学会肝病学分会重型肝病与人工肝学组．人工肝血液净化技术临床应用专家共识（2022年版）［J］．实用肝脏病杂志，2022，25（3）：457－468.

［7］肝功能衰竭和人工肝研究组，中国医学会传染病学会．肝功能衰竭诊断与治疗指南（2018年）［J］．临床肝胆病杂志，2019，35（1）：38－44.

［8］陈香美．血液净化标准操作规程（2021年版）［M］．北京：人民卫生出版社，2021.

第九节　压力性损伤预防技术

一、压力性损伤风险评估技术

压力性损伤是重症患者常见的并发症之一，不仅增加患者的痛苦和医疗费用，还可能导致严重的感染甚至危及生命。因此，对重症患者进行准确的压力性损伤风险评估至关重要。2019年压力性损伤临床防治国际指南为重症患者压力性损伤的评估和预防提供了重要的参考依据。

【操作目的及意义】

本技术旨在准确识别患者发生压力性损伤的风险程度，依此指导个性化预防措施，并动态监测病情变化。有效评估压力性损伤风险，能为精准预防措施提供依据，缩短患者住院时间，提升护理效率，合理配置资源，继而降低医疗成本。

【操作步骤】

1. 可采用Braden量表、Norton量表、Waterlow量表等常用的压力性损伤风险评估工具。这些量表综合考虑了患者的感觉、潮湿、活动能力、移动能力、营养状况、摩擦力和剪切力等因素。也可使用针对重症患者的压力性损伤风险评估专门量表，如 Cubbin & Jackson 和 COMHON 指数等。这些量表对重症患者针对性更强，有利于更加全面评估其压力性损伤风险。

2. 根据患者的具体情况选择合适的评估工具，对于特殊患者（如烧伤患者、儿科患者等）可使用专门的评估量表。

3. 收集患者信息，包括基本信息（如姓名、年龄、性别、诊断、住院科室等）、病情信息（意识状态、生命体征、疾病严重程度、治疗措施等）、皮肤状况（观察皮肤颜色、温度、湿度、完整性等）、活动能力（评估患者的自主活动能力、被动活动能力等）、营养状况（饮食摄入情况、体重变化、血清蛋白水平等）以及是否存在大小便失禁。

4. 按照评估工具的要求，对患者的各项指标进行评分。计算总分，确定患者的压力性损伤风险等级。一般分为低危、中危、高危和极高危四个等级。

5. 将评估结果记录在患者的护理病历中，包括评估时间、评估工具、风险等级等。

6. 对于高风险患者，应在护理记录中详细记录风险因素和采取的预防措施。

【操作难点及重点】

1. 全面评估患者的风险因素：包括患者的病情、皮肤状况、活动能力、营养状况等。

2. 根据科室收治疾病特点和临床实际情况，选择适合的评估工具，以提高评估效率。

3. 客观评估患者的感觉和移动能力：对于意识障碍或无法表达的患者，评估其感觉和移动能力较为困难，需要护理人员通过观察和经验进行判断。

4. 根据评估结果，对高风险患者及时采取有效的预防措施，降低压力性损伤的发生率。

5. 重症患者的病情变化快，需要护理人员及时进行动态评估，调整预防措施，根据科室特点，制定本科室需要复评的病情变化清单，明确动态评估的时机。

6. 邀请患者和家属的积极配合，提高他们的参与度，以提高风险评估的准确性及全面性。

【注意事项】

1. 选择合适的评估时机：在患者入院、病情变化时或每班进行评估，及时发现高风险患者。

2. 定期培训：护理人员应熟悉各种压力性损伤风险评估工具的使用方法和注意事项，提高评估的准确性和一致性。

3. 记录完整：评估结果和采取的预防措施应详细记录在患者的护理病历中，便于跟踪和评估预防效果。

二、气垫床使用技术

防压力性损伤气垫床（pressure redistribution mattresses）由双气囊构成，通过交替充气和排气，避免局部长时间受压，起到防止压力性损伤发生或发展的目的。其主要适用于重症患者等存在压力性损伤风险较高的人群，以改善患者身体受压部位的压力分布，降低压力性损伤发生的可能性。

【操作目的及意义】

气垫床使用技术旨在通过充气形成的气囊分散重症患者身体与床面接触的压力，改善血液循环，减少局部受压，同时提高患者舒适度。有效预防压力性损伤，减轻患者痛苦及护理负担，促进患者康复，提升医疗质量与安全。

【操作步骤】

1. 核对医嘱及患者。

2. 向患者解释操作目的及方法，取得患者合作，提高患者依从性。

3. 评估患者皮肤情况及压力性损伤危险因素，以便针对性地采取预防措施。

4. 洗手。

5. 将防压力性损伤气垫床安置在暂空的病床上，检查连接是否紧密，CPR应急塞是否密闭，保证气垫床正常运行。

6. 连接电源，打开开关，将气垫床充气量调至最大，使气垫床充气。

7. 充气结束后，检查气垫床充气效果良好，调节气囊充气硬度至需要水平，硬度需根据患者体重调节，在有效支撑患者的同时满足舒适要求。

8. 整理床单位，为患者提供整洁舒适的环境。

9. 将患者安置到气垫床上，协助患者取舒适体位，促进患者康复。

10. 再次核对患者信息。

11. 洗手，记录操作过程及患者相关情况，便于后续观察和护理。

12. 至少每2小时评估患者的舒适度及气垫床充气效果，及时发现问题并调整。

13. 至少每2小时观察患者的皮肤情况，预防压力性损伤的发生。

【操作难点及重点】

1. 对于因病情限制无法定时为患者更换体位的压力性损伤高危患者，

使用防压力性损伤气垫床可有效改变患者受到的压力分布情况，降低压力性损伤风险。

2. 调节气垫硬度时，要根据患者体重精准操作，以达到最佳支撑和舒适效果。

3. 即使使用了气垫床，在患者病情允许的情况下，仍需继续翻身和更换体位，并持续评估患者皮肤情况，这需要医护人员平衡气垫床使用和常规护理措施之间的关系，确保患者得到全面护理。

【注意事项】

1. 定时评估气垫床的充气效果及患者舒适度，确保气垫床正常工作且患者感觉舒适。

2. 气垫的硬度应根据患者的体重调节，保证对患者有效支持的同时最大限度地满足患者的舒适要求，参考操作步骤中调节气囊硬度的要点。

3. 注意在足跟等受压部位采取减压措施，降低足跟压力性损伤发生风险。

【操作并发症及处理】

1. 皮肤发红或压痕：压力不均或患者长时间同一体位所致。检查充气情况确保均匀，定时翻身，适当缩短翻身频率，避免损伤皮肤。

2. 皮肤瘙痒：可能与患者对材质过敏或气垫床清洁不彻底有关。使用前应了解患者有无过敏史，定期清洁消毒，必要时遵医嘱使用外涂药物或抗过敏药。

3. 局部潮湿：可因气垫床透气性差或患者病情影响，导致出汗过多，也可由于患者尿便失禁，清理不及时，皮肤长时间暴露在潮湿环境中有关。选择透气好的垫巾或辅助用品，控制环境温湿度，及时帮助患者擦干汗液更换衣物床单。

4. 局部疼痛或不适：由于气垫床硬度弹性不适或变形凹陷所致。定期检查，倾听患者主诉，及时调整患者体位或用衬垫减轻患者压力和疼痛感。

5. 心理不适：因使用气垫床产生心理负担或受其声音干扰所致。医护人员要做好沟通解释工作，采取降噪、创造安静环境、必要时播放音乐等措施助其放松。

三、预防性皮肤护理技术

重症患者由于病情严重、活动受限、长期卧床或使用多种医疗设备等原因，皮肤完整性受损风险极高。预防性皮肤护理技术的核心是根据患者的具体情况，采取综合的护理干预手段，减少皮肤受到的不良刺激和压力，维持皮肤的正常生理功能。

【操作目的及意义】

重症患者预防性皮肤护理技术旨在通过清洁、保湿、减压等措施，维持皮肤完整性，预防压力性损伤等皮肤问题的发生，促进患者舒适。预防性皮肤护理技术能有效降低压力性损伤、潮湿相关皮肤损伤等皮肤并发症的发生率，减轻痛苦，缩短住院时间，为患者康复创造良好条件。

【操作步骤】

1. 全面评估患者的病情、意识状态、活动能力、营养状况等，确定患者发生皮肤问题的潜在风险因素。

2. 详细检查患者全身皮肤状况，包括皮肤的完整性、颜色、温度、湿度、弹性等，特别注意骨隆突处等易发生压力性损伤的部位。

3. 根据患者病情和皮肤状况，选择合适的清洁产品和方法，定期清洁患者皮肤。如病情允许，可采用温水擦拭，避免使用刺激性强的清洁剂。及时清理患者排泄物和分泌物，保持皮肤干爽，防止浸渍。

4. 合理摆放患者体位，避免局部组织长期受压。至少每2小时为患者翻身一次，必要时使用体位辅助器具，如翻身枕、减压垫等。

5. 对于容易发生压力性损伤的骨隆突处和器械相关的受压部位，可预防性使用减压敷料。

6. 评估患者的营养状况，根据患者的病情和身体需求，制定个性化的营养计划。确保患者摄入足够的蛋白质、维生素、矿物质等营养素，以维持皮肤的正常结构和功能，促进伤口愈合。

7. 根据患者皮肤类型和环境因素，选择合适的保湿产品，如润肤霜、乳液等。定期涂抹保湿产品，保持皮肤水分，防止皮肤干燥、脱屑，增强皮肤的屏障功能。

8. 向患者及其家属解释皮肤护理的重要性和方法，提高患者及家属的配合度。指导患者进行适当的自主活动，如在病情允许的情况下进行肢体的主动或被动运动，促进血液循环。

【操作难点及重点】

1. 准确评估患者皮肤状况和风险因素，以便制定针对性的护理计划。这是预防性皮肤护理的基础，只有全面了解患者情况，才能采取有效的预防措施。

2. 正确实施减压措施，如选择合适的减压床垫并确保其正常使用，定时为患者翻身等。减压不及时或不充分是导致压力性损伤的重要原因之一。

3. 对于病情复杂、活动受限严重的重症患者，在实施护理操作时要平衡各种治疗和护理措施之间的关系，避免因操作不当导致患者病情波动或增加患者不适。例如，在为患者翻身时要注意保护各种管路，防止管路脱落或扭曲。

4. 患者个体差异较大，如不同的皮肤类型对保湿产品和清洁剂的耐受性不同等，需要护理人员根据患者的具体情况灵活调整护理方案，以达到最佳的护理效果。

【注意事项】

1. 在进行皮肤清洁时，注意动作轻柔，避免用力擦拭造成皮肤损伤。同时，要注意保暖，防止患者着凉。

2. 使用保湿产品时，要注意观察患者是否有过敏反应，如出现皮疹、瘙痒等症状，应立即停止使用并采取相应措施。

3. 定期对患者皮肤状况进行重新评估，根据评估结果及时调整护理计划，确保预防性皮肤护理措施的有效性和及时性。

4. 在实施护理过程中，要注意手卫生，防止交叉感染。

【操作并发症及处理】

1. 皮肤破损：因清洁擦拭用力大、去除敷料不当等引起。处理时要轻柔操作，皮肤脆弱的患者应避免使用粘性大的敷料粘贴，撕除敷料时轻柔缓慢，顺着毛发生长的方向，一边撕除，一边用手绷紧新暴露出来的皮肤。

2. 过敏反应：由患者对护理产品成分过敏引起，过敏体质患者更易发生。发现过敏应停用产品，冲洗皮肤，轻者涂药膏，严重者遵医嘱使抗过敏药。

3. 感染：由皮肤破损处理不当、环境不清洁所致。遵守无菌原则，保持环境清洁，增强患者免疫力。

四、无创通气设备面部压力性损伤预防技术

重症患者使用无创通气设备时面部易发生压力性损伤，发生率为5% ~ 50%。预防要点包括风险评估（全面评估患者与设备因素）、皮肤护理（保持清洁干燥，用温和清洁剂）、体位管理（合理调整并定时改变头部位置）、预防性敷料使用（选择合适敷料减轻皮肤损伤）等。

【操作目的及意义】

本技术旨在通过合适的面罩选择、调整及皮肤护理等操作，减少面部受压，防止压力性损伤发生，保障通气治疗顺利进行。预防面部损伤，可

减轻患者痛苦，提高无创通气治疗效果及患者舒适度，促进患者康复。

【操作步骤】

1. 参照压力性损伤风险评估进行常规因素评估，同时针对无创通气设备进行评估，明确无创通气设备类型（面罩或鼻罩），知晓不同类型对面部压力分布差异。检查面罩材质、尺寸、形状，确保柔软舒适、贴合面部。查看固定带类型及松紧度，避免过紧或过松。

2. 选择温和、无刺激、pH平衡的清洁剂，如生理盐水棉球，轻柔擦拭面部除污，眼部周围单独用棉球从内向外轻擦，避免用力擦洗。用软毛巾轻拍干面部，依皮肤状况涂抹适量润肤霜或皮肤保护剂，干燥皮肤选保湿型，过敏患者选无过敏风险产品。

3. 依患者病情和舒适度选择体位，如半卧位（床头抬高30°~50°），改善呼吸力学，减少反流和面部压力，此时需考虑患者脊柱、颈部疾病等个体差异。

4. 每1~2小时将头部向左或右侧转15°~30°，或调整后仰、前倾角度，用软枕或头垫支撑，避免面罩移位或漏气，必要时重调。

5. 根据面部受压部位和皮肤状况选择泡沫、水胶体或硅胶敷料等，如鼻梁、脸颊选择泡沫敷料，皮肤完整但有轻度受压风险可选水胶体敷料。清洁干燥皮肤后粘贴敷料，从中心向边缘轻按，使贴合紧密无气泡、皱褶，不规则部位适当裁剪，粘贴后检查边缘牢固性。

6. 依面部大小形状选择合适尺寸的面罩，保证通气和贴合，可通过测量或试用确定大小。正确放置面罩，使开口对准面部相应部位，固定带穿过合适位置，避免压迫耳部、眼部。使面罩位于面部正中，检查贴合度，尤其是鼻梁、脸颊、下巴部位，避免过度压迫眼部、唇部。

7. 选择合适的减压设备，如减压头带或减压垫，正确安装，头带在固定带下方调至舒适位，减压垫放于合适部位不影响面罩佩戴和通气。

8. 依据患者耐受程度和通气需求每2~4小时放松面罩固定带3~5分钟，放松时密切观察呼吸情况，有异常时立即恢复并检查设备和病情，恢复后重新检查面罩位置和固定带松紧度。

9. 用通俗的语言结合图片、案例等为清醒患者讲解压力性损伤知识，演示并指导患者定时改变头部位置、避免抓挠面部等动作，有不适或异常及时告知医护。患者出院需继续使用无创设备时，详细讲解家庭护理要点，提供书面材料并让家属/患者演示操作，告知定期复诊。

【重点难点】

1. 重症患者因身体不适、意识障碍等通常难以理解和配合，且患者长时间佩戴设备容易出现致焦虑、烦躁等情绪，影响佩戴面罩的依从性，甚至自行摘面罩。应选择合适尺寸、材质的面罩，调节固定带松紧度，用减压设备等提高佩戴舒适度，加强口腔护理，维持呼吸道通畅。同时关注患者心理状况，及时疏导，鼓励意识清醒的患者参与护理决策。

2. 实施压力再分布措施时，要在保证无创通气设备正常运行和通气效果前提下进行，采取措施时持续监测呼吸频率、节律、血氧饱和度等指标及面部皮肤状况和舒适度，发现问题及时处理。

【注意事项】

1. 每班至少详细检查一次患者面部皮肤颜色、温度、湿度、完整性、压痕破损等。密切关注患者病情变化，如意识、活动、营养状况改变对压力性损伤风险的影响。随时评估无创通气设备使用情况，包括面罩佩戴、固定带松紧、设备运行、漏气等，发现问题及时处理。

2. 清洁面部皮肤用软毛巾或棉球，动作轻柔，避免粗糙物品擦拭，对皮肤脆弱或有破损风险患者更加小心。

3. 注意感控管理，定期按说明书要求更换面罩和呼吸管路，污染或损坏及时更换。观察面部皮肤有无感染迹象，如发红、肿胀、疼痛加剧、渗液增多、异味等，加强局部护理。

4. 交接班时医护人员及时交接患者病情、皮肤状况、设备使用情况等。与患者及家属密切沟通，了解患者感受，提高依从性，鼓励家属在护士指导下参与皮肤观察护理。

5. 面部有伤口或破损患者用合适敷料保护伤口，避免面罩压迫，定期更换敷料。面部皮肤病患者避免刺激皮肤产品，保持皮肤清洁、干燥，促进康复。

【操作并发症及护理】

1. 皮肤损伤：因面罩佩戴不当、摩擦等造成。应参照产品说明书正确佩戴调整，选择合适的面罩，定时改变头部位置，清洁护理轻柔，定期评估伤口。

2. 面罩漏气：由于面罩不合、佩戴不正等引起。应选择适宜的面罩，调整位置与固定带，解释注意事项，持续漏气时更换或调整设备。

3. 感染：由于清洁不到位等引起。采取无菌操作，定期换面罩管路，观察皮肤，加强局部护理，防止扩散。

4. 通气效果不佳：由于面罩漏气等造成。预防性敷料尽可能单层完整粘贴，减少拼接，必要时调整设备参数或固定方式，及时清理分泌物。

五、俯卧位通气患者压力性损伤预防技术

俯卧位通气患者压力性损伤发生率较高，面部常见，胸部、腹部等部位也可能发生。其病理生理机制与持续受压致组织缺血有关。预防技术需综合多方面措施，包括风险评估、皮肤和组织评估、体位变换、皮肤保护以及医疗器械相关性压力性损伤预防等，以降低压力性损伤发生风险，保障患者安全与康复。

【操作目的及意义】

本技术旨在通过系统评估，针对俯卧位易受压部位，进行预防性保护和体位管理，以降低患者俯卧位通气时压力性损伤发生率，增强患者对俯卧位通气治疗的耐受性与依从性，促进疾病康复。

【操作步骤】

1. 实施俯卧位通气前对患者进行风险评估，包括压力性损伤史、组织缺氧、水肿、皮肤潮湿/干燥、发热、老年人、BMI > 28.4kg/m² 、营养不良、糖尿病/肾衰竭/心血管疾病史、药物（升压药物、镇静/镇痛药物等）的使用。

2. 俯卧位通气前、每次交接班及体位变换后均应实施全面皮肤评估。查看皮肤和组织的完整性，评估高危部位和医疗器械接触部位，如面颊、耳廓、膝关节、会阴、胸部、前额等，评估皮肤压红或破损处皮肤情况并详细记录。

3. 仰卧位转俯卧位方法，建议采用整体翻身法；体位变换时缓慢渐进地调整，以维持血流动力学的稳定，促进皮肤组织的氧合；避免翻身时与床沿接触；并避免拖、拽等增加摩擦力的动作。

4. 体位摆放的原则：最小的骨隆突接触面和最大化的压力分布。

5. 对重点受压部位进行保护，在高危部位预防性使用敷料，主要包括透明膜敷料、泡沫敷料、水胶体敷料。头部：垫头圈垫或面部垫减压，头下放置具有吸附功能的保护垫以减少口腔或鼻腔分泌液对皮肤的刺激；眼部：两眼睛闭合并用纱布或贴膜保护，确保睫毛朝外，避免眼部直接受压；手臂：呈游泳的姿势，肩部外展80°，肘部弯曲90°；胸部：垫软枕支撑，使与皮肤接触的布类平整、无皱褶。

6. 俯卧位呈头高脚低位，保持床头高度为30°，减少头面部水肿。

7. 俯卧位后，至少每2小时调整卧位姿势，变换枕头及手足位置，防止压力性损伤。

8. 俯卧位后，需密切观察机械通气设备、管道等医疗器械周围皮肤和组织。查看其色泽、完整性、潮湿度，留意有无压痕、水肿迹象，保持皮

肤清洁且适度湿润。对经鼻插管机械通气患者，注意鼻尖、鼻孔、鼻翼、鼻唇沟部位；经口插管患者注意关注嘴唇、舌部。检查医疗器械固定情况，采用高举平台法确保牢固且无压迫。若发现敷料潮湿、污染、移位、松脱、卷边或破损，及时更换。

9. 翻身时专人管理管路，确保通畅无扭曲、移位，避免对皮肤造成额外压力和摩擦。

10. 床旁采用醒目的压力性损伤预警标识。

11. 增加营养，积极纠正水肿，给予高蛋白、高维生素、高热量饮食。

12. 定期评估高危部位，包括面颊部、耳廓、锁骨、胸部、乳房、耻骨联合、髂嵴、男性生殖器、膝部及脚趾。评估皮肤和组织的完整性、色泽、温度、硬度和湿度的变化，并评估压红或破损皮肤的分级。

【操作难点及重点】

1. 考虑俯卧位通气患者压力性损伤的危险因素，如俯卧位通气的持续时间、体位变换的时间/频率、重症监护室的住院时间、体重、体质指数、年龄、急性生理学与慢性健康状况（acute physiology and chronic health evaluation，APACHE Ⅱ）评分等。

2. 体位变换操作需团队紧密协作。至少 5 名医护人员参与，其中必须包含 1 名具有 ICU 资质的医生及 1 名高年资 ICU 护士，条件允许时，可增加呼吸治疗师。1 人站于患者头部，负责固定人工气道导管、发号施令及指挥，其余 4 名医护人员分别站于患者两侧负责翻转及确保相应部位管路安全和生命体征观察。操作前明确分工，翻转时动作协调同步，妥善管理各类管路。若遇血氧饱和度下降等问题，迅速转回原体位观察，恢复后可再尝试，保障患者安全及操作顺利。

3. 俯卧位医疗器械相关性压力性损伤的预防至关重要，需密切观察器械周围皮肤，查看其状态并保持清洁和适度湿润。预防性使用敷料并及时更换，同时关注患者舒适度，避免因固定或操作不当造成伤害，以此降低压力性损伤发生的风险。

【注意事项】

1. 关注患者的营养状况，积极纠正营养不良，增强患者皮肤的抵抗力。

2. 对患者进行健康教育，提高其配合度和自我护理能力。

3. 注意观察患者是否出现并发症，如水肿、压力性损伤、结膜出血、气管插管或其他管道脱落等，一旦发现及时处理。

【操作并发症及护理】

1. 皮肤压力性损伤：由于操作不当致摩擦、体位摆放不佳、减压措施失效、粘贴敷料撕除等原因所致。操作过程应人力充足，轻柔操作，避免皮肤与床面摩擦，定时翻身，检查减压设备，如出现皮肤损伤，进行伤口换药处理。

2. 管路脱出等安全隐患事件：俯卧位及翻身易使管路受压、扭曲、脱出。操作前整理管路，预留长度，妥善固定，翻身时专人管理管路。加强巡视，一旦发现管路扭曲受压，及时解除。

4. 眼部损伤：因眼部受压、回流受阻所致。提前佩戴并固定好护眼装置，定时检查清理，抬高床头缓解水肿，异常时及时会诊用药，密切观察眼部症状。

5. 骨骼肌肉损伤：翻身不当、未护脊柱、长期俯卧可引发。评估病情，制定计划，协调动作，保护脊柱，放软枕保护关节功能位。怀疑损伤立即停止并处理，观察肢体功能恢复情况。

（袁翠 刘瑾）

【参考文献】

[1] 王乐欣，荆佳美，黄志红，等. 使用支撑面预防压力性损伤的证据总结[J]. 中华护理教育，2024，21（06）：738-744.

[2] 郭茜，张瑛，杨影，等. 俯卧位通气致压力性损伤现状及风险管理的研究进展[J]. 护理研究，2024，38（07）：1223-1227.

[3] 严洋，甘晓庆，石泽亚，等. ICU患者头面部器械相关压力性损伤预防的证据总结[J]. 中国医药科学，2023，13（08）：162-166.

[4] 杨贤贤，刘桐桐. 氧疗设备相关压力性损伤预防的最佳证据总结[J]. 循证护理，2023，9（05）：787-793.

[5] 彭操，陈秀文，任华，等. 俯卧位通气患者压力性损伤预防的最佳证据总结[J]. 中华护理教育，2021，18（10）：935-941.

[6] 秦鸿利，赵震，王艳芳，等. ICU患者压力性损伤预防的最佳证据总结[J]. 护理学报，2021，28（10）：45-51.

[7] 顾梦倩，曹松梅，陈圣枝，等. 成人医疗器械相关压力性损伤预防的证据总结[J]. 解放军护理杂志，2020，37（08）：48-52.

[8] 陈金，王琴，张岚，等. 医疗器械相关压力性损伤预防的证据总结[J]. 中华护理教育，2020，17（03）：226-232.

[9] 刘晓黎，王泠，王志稳，等. 无创通气设备相关面部压力性损伤预防的证据总结[J]. 中国护理管理，2019，19（10）：1532-1537.

[10] European Pressure Ulcer Advisory Panel National Pressure Injury Advisory Panel and Pan Pacific Pressure Injury Alliance. Prevention and Treatment

of Pressure Ulcers/Injuries：Clinical Practice Guideline. The International Guide-line Emily Haesler（Ed.）. EPUAP/NPIAP/PPPIA：2019

第十节 镇静镇痛技术

一、镇痛泵应用技术

镇痛与镇静治疗中，镇痛是基础，镇静是在镇痛基础上帮助患者克服焦虑，增加睡眠和遗忘的进一步治疗。保证镇痛和镇静效果的关键在于及时、正确地对患者的疼痛与意识状态进行评估。ICU 患者的镇静、镇痛治疗更加强调"适度"的概念，"过度"与"不足"都可能给患者带来损害。对于清醒患者，镇痛泵就是一种使镇痛药物在血浆中保持一个及时、稳定的浓度，并且可以让患者自行按压给药以迅速加强效果的方法。

【操作目的及意义】

患者自控式镇痛（patient control analgesia，PCA）是指当患者出现疼痛时，通过按压 PCA 装置启动键给予医师预先设定剂量的镇痛药物注入患者体内，同时患者可通过按压启动键按钮来增加药物剂量以达到止痛效果，但同时不产生明显过度镇静或呼吸抑制为理想剂量。根据给予途径的不同可分为静脉 PCA、硬膜外 PCA、皮下 PCA、外周神经阻滞 PCA。

【操作步骤】

1. 疼痛评估：了解患者的一般病史、手术方式。根据数字疼痛量表，疼痛评分总分为 10 分；1～3 分为轻度；4～6 分为中度；7～10 分为重度。当评分≥4 分时，需要给予镇痛处理。

2. 核对医嘱及辨识患者，洗手，戴口罩。

3. 严格无菌操作，遵医嘱配置镇痛泵。

4. 检查 PCA 泵：检查镇痛泵的泵体及管道有无漏液的情况。设定 PCA 泵的参数有持续剂量、单次按压给药剂量、锁定时间等。

5. 根据给药途径，将 PCA 泵与患者输入端相连接，妥善固定输入端导管，保证 PCA 泵通道通畅。

6. 生命体征的监测：监测呼吸、循环系统是使用 PCA 泵护理的重点。定时监测生命体征并做好记录。

7. 疼痛的观察与评估。用药过程中定时评估患者疼痛和镇痛的效果。当疼痛评分≥4 分时可按压泵追加镇痛药，如出现镇痛效果不满意的情况，应首先检查管道系统是否通畅。避免管道在患者活动时脱出、扭曲和移位。

8. 注意观察患者按键次数及输入药物的总量并记录。

9. PCA 泵报警及时处理。

10. 向患者及家属讲解 PCA 泵的工作原理及使用期间的注意事项。

【操作难点及重点】

1. PCA 泵故障的原因：药物泵本身出现故障，在锁定时间内重复给药，在单位时间内给药量超过设定量。

2. PCA 泵并发症的观察：观察患者有无呼吸抑制；硬膜外给药患者注意观察有无下肢麻木伴无力；关注患者有无低血压；有无恶心、呕吐等，防止误吸的发生。

【注意事项】

1. PCA 泵应放置在低于患者心脏水平。

2. 保持连接导管的固定与通畅。

3. 密切监测生命体征变化。

4. 不可随意更改设定参数。

5. 定时观察输入端穿刺点有无红肿及分泌物的情况。

【操作并发症及处理】

镇痛药物可能会诱发呼吸抑制、恶心、呕吐、便秘、皮肤瘙痒等不良反应。在使用镇痛药物时应注意监测患者心率、血压及呼吸频率，监测患者血氧饱和度，警惕呼吸抑制、误吸等不良反应的发生。

二、镇痛评估技术

疼痛是组织损伤或潜在的组织损伤引起的不愉快的感觉和情感体验。疼痛主要依靠患者的主观描述，由于每位患者对疼痛的耐受程度不一，应使用疼痛评估量表进行评价后根据疼痛的级别给予镇痛药物。常用的评估量表有 0~5 描述疼痛量表、0~10 数字疼痛量表、视觉模拟量表、长海痛尺、脸谱示意图评分法等。

【操作目的及意义】

镇痛评估是运用评估量表对危重患者进行准确地评估，配合医生采用合理且有效的药物或非药物镇痛治疗及预防方法，减轻或防止疼痛对患者身心造成的一系列负面影响，从而促进患者舒适和疾病康复。

【操作步骤】

1. 患者疼痛初筛：了解一般病史及既往有无疼痛史，包括疼痛的部位、时间、性质及相关因素。

2. 疼痛评估：选择合适的评估量表（例如采取 0~5 描述疼痛量表法或数字评分法）进行评估，根据评估结果采取相应措施。

3. 遵医嘱给予镇痛药物及其他护理措施。

4. 再评估：是否达到镇痛理想效果。

【操作难点及重点】

1. 0~5 描述疼痛量表分为：0 级无疼痛；1 级轻度疼痛：可忍受，能正常地生活和睡眠；2 级中度疼痛：轻度干扰睡眠，需用止痛剂；3 级重度疼痛：干扰睡眠，需用麻醉止痛剂；4 级剧烈疼痛：干扰睡眠较重，伴有其他症状；5 级无法忍受的疼痛：严重地干扰睡眠，伴有其他症状或被动体位。

2. 0~10 数字疼痛量表，此方法 0~10 共 11 个点，表示从无痛到最痛。

3. 临床采用各种非药物措施：减少环境刺激，避免频繁的医源性刺激（监测、治疗、被迫更换体位），睡眠剥夺等，避免这些痛苦加重患者的病情或影响其接受治疗，给予音乐治疗。

【注意事项】

1. 使用呼吸机或镇静患者做有创操作前请勿忽视患者的镇痛。

2. 根据 WHO 三阶梯止痛原则，给药个性化，注意具体细节。

三、镇静评估技术

ICU 患者镇静适应证包括机械通气、躁动综合征、刺激性操作、诱导睡眠等。镇痛治疗是基础，镇静治疗必须是在充分镇痛的基础上。镇静程度过浅会使患者继续处于焦虑和恐惧中；镇静过深又会延长机械通气时间，影响血液动力学。理想的镇静状态是：患者安静入睡，呼唤时可睁眼配合活动。因此合理的镇静评估十分必要，目前临床常用的镇静评分系统有 Ramsay 评分、Piker 镇静、躁动评分（SAA）以及脑电双频指数（BIS）等客观性评估方法。

【操作目的及意义】

重症患者的镇静治疗是通过对危重患者进行有效的镇静状态评估，应用药物手段减轻患者焦虑和躁动，催眠并诱导患者顺应性遗忘，降低代谢和组织耗氧量，从而达到减少或消除患者治疗期间的痛苦记忆，减少谵妄的发生，最大限度为器官和功能的恢复赢得时间进而促进疾病恢复的治疗方法。

【操作步骤】

1. 医生评估患者，把握指征。

2. 医生开镇静药医嘱。

3. 护士遵医嘱给药。

4. 护士应用 Ramsay 评分进行评估，1 分代表"焦虑、躁动不安"；2 分代表"配合、有定向力、安静"；3 分代表"对指令有反应"；4 分代表"嗜睡，对轻叩眉间或大声听觉刺激反应敏捷"；5 分代表"嗜睡，对轻叩眉间或大声听觉刺激反应迟钝"；6 分代表"嗜睡，无任何反应"。1~3 分为清醒状态，4~6 分睡眠状态，临床应用镇静时控制在 2~4 分，评分与镇静目标不符合时对药物剂量进行调整。

5. 给予负荷量后每 30 分钟评估一次；达到镇静目标剂量后，每 2 小时评估一次。

6. 护士严密监测生命体征与血流动力学变化并记录。

7. 每日唤醒：每日上午停止镇静镇痛药物，患者清醒后遵照指令动作进行。

8. 镇静的撤离：遵医嘱每日按 10%~25% 剂量递减；根据镇静评估来调节镇静药物剂量。

【操作难点及重点】

1. 每日唤醒：在适当镇痛的基础上，调整镇静剂量达到目标镇静。每日上午中断镇静镇痛药物注射，直到患者清醒并能遵照简单的指令动作后开始进行自主呼吸实验，判断患者能否脱机及拔除气管导管。

2. 对于合并疼痛患者，应在镇静之前给予镇痛治疗。

3. 加强患者镇静期间或唤醒期间的心理护理。

4. 严密监测及处理镇静期间的不良反应或并发症，如呼吸抑制、镇静过度、低血压等。

【注意事项】

1. 医护配合尤为重要，尤其是每日唤醒期间，应用保护性约束，做好患者安全评估。

2. 镇静用药过程中密切监测患者生命体征，定时评估镇痛效果，动态调整镇痛药物用量，在达到有效镇痛效果的前提下，及时调整药量，避免药物不良反应。

3. 对于保护性约束的患者签署知情同意书，并做好约束部位皮肤的观察及护理，注意观察肢体活动度及末梢循环情况并记录。

4. 躁动患者及时调整镇静剂用量，缩短评估间隔时间，需立即重复诱导镇静剂量，同时加强护理人员安全防范意识，做好各种管路的固定，用床档保护，软枕阻隔，防止撞伤；最大限度降低插管移位、脱出、输液外渗等不良事件的发生。

5. 对于镇静后不能自主运动的患者，每日给予被动肢体活动和全关节活动，降低 ICU 获得性衰弱的发生率。

四、脑电双频指数监护应用技术

脑电双频指数（BIS）是一种用于监测麻醉深度的技术，依据脑电信号变化，能够反映患者镇静水平，已被广泛用于监测麻醉深度和预测意识变化。BIS 以单个的 1～100 的数字，来代表综合脑电活动强度。BIS＜40 分，代表深睡眠；而 BIS 评分＞80 分，代表可能唤醒。

【操作目的及意义】

BIS 可以直接测量麻醉药和镇静药对大脑皮层作用的效果，从而反映麻醉和镇静水平对患者意识的影响。通过监测手术患者的镇静程度、控制麻醉剂量达到最佳效果，防止麻醉药物过量造成的危险，避免苏醒延迟，对患者的预后和神经功能的保护具有重要意义。

【操作步骤】

1. 核对医嘱及患者。

2. 洗手，戴口罩。

3. 准备并检查用物：BIS 监护仪、传感器；开机检查机器是否启动备用状态和系统检测：指示灯由黄变绿。

4. 向患者解释操作目的，取得其配合。

5. 将 BIS 传感器粘贴于患者，传感器定位分别是：1 点位于额部正中鼻根向上 5cm，4 点位于眉骨上方，3 点位于任意一侧的太阳穴。每个探头按压 5 秒，将导线使用夹子固定在患者头部附近合适位置。

6. 将 BIS 传感器连接到患者连线（PIC）上。

7. 传感器检测：绿色圆圈电极阻抗表示处于可接受范围内，可以开始监护；空心圆圈表示无可用状态；红色圆圈电极阻抗表示超出可接受范围。

8. BIS 读值。

9. 报告医生监测 BIS 数值。

10. 调节镇静药物剂量，调控 BIS 在合适范围内。

11. 整理用物，洗手记录。

【操作难点及重点】

1. 影响 BIS 的因素：肌电图干扰、神经肌肉阻滞剂、仪器干扰、异常脑电图和麻醉药。

2. 脑电双频指数是一个持续处理的 EEG 参数,与患者的催眠状态水平相关,100 代表清醒,0 则代表完全无脑电活动。65～85 为镇静睡眠状态,40～65 为全身麻醉状态,小于 40 则表示大脑皮层处于爆发抑制状态。

【注意事项】

1. BIS 值波动的处理:BIS 值异常增高或降低时,首先检查有无干扰,镇静镇痛药进入患者体内的剂量有无改变,评估有无刺激大小的变化,评估其他生理状态有无改变。

2. 在连接到脑电双频指数监护仪的患者身上使用除颤器时,传感器不能放在除颤电极板之间。

3. 为降低导线勒颈的危险,必须小心地放置患者接口电缆(PIC)并保证安全。

【操作并发症及处理】

1. 对皮肤的影响:粘贴电极部位局部皮肤可能会过敏、发红甚至损伤,注意皮肤监测。

2. 信号干扰:患者出汗、设备干扰等可能使 BIS 监测值不准确,因此在使用 BIS 期间,需要注意患者生命体征及病情的全方面监测,确保监测的准确性。

(唐　晟　　侯云静　　连素娜)

【参考文献】

[1] 谢剑锋,罗云,桑岭,等. 中国成人重症患者镇痛管理专家共识[J/OL]. 中华重症医学电子杂志,2023,9(2):1-18.

[2] Chan K, Burry LD, Tse C, et al. Impact of Ketamine on analgosedative consumption in critically ill patients:a systematic review and metaanalysis [J]. Ann Pharmacother, 2022, 56 (10): 1139-1158.

[3] 中华医学会急诊医学分会. 中国急诊成人镇静、镇痛与谵妄管理专家共识[J]. 中华急诊医学杂志,2023,32(12):1594-1609.

[4] 王汝亭,刘晓翔,王向阳,等. 脑电双频指数指导下不同麻醉深度对老年创伤性髋部骨折患者术后谵妄的影响[J]. 陕西医学,2024,6(12):782-787.

[5] 倪文文,韩园,贾继娥,等. 脑电监测在全身麻醉中的应用及研究进展[J]. 复旦学报(医学版),2023,4(8):606-612.

第十一节　儿科重症特有技术

一、小儿心肺复苏

心肺复苏（cardiopulmonary resuscitation，CPR）术是一种急救技能，即在心搏骤停情况下通过胸外按压和人工呼吸的方法，维持血液循环和器官氧合的紧急医疗手段。

【操作目的及意义】

通过胸外按压和辅助人工呼吸的方式，恢复已中断的呼吸及循环功能，以保证心、脑等重要脏器的血液灌流及氧供应。

【操作步骤】

1. 判断患儿意识：轻拍儿童的肩膀（婴儿的足底）并大声呼喊"你还好吗？"，呼之不应时确定患儿意识丧失，立即呼叫其他人帮忙，推来急救车和除颤仪。

2. 判断大动脉搏动及自主呼吸：儿童则触摸颈动脉（股动脉），婴儿触摸肱动脉。同时观察胸廓是否隆起，以检查自主呼吸情况。判断持续时间在5~10秒以内，即记录抢救开始时间。

3. 摆复苏体位：去枕，仰卧，背垫复苏板，暴露患儿胸部。

4. 胸外按压（Circulation，C）

（1）年长儿采用双掌法，施救者将重叠双手，掌根置于患儿胸部胸骨中央（胸部下半部）；肘关节伸直，借上半身施加在肩臂上的垂直力，向患儿脊柱方向垂直按压，按压深度为胸腔前后径的1/3，儿童约为5cm，婴儿约为4cm；每次按压结束后，确保胸廓完全回弹；掌根不要离开按压位置，更不要倚靠在患儿胸壁上。按压时十指不可触及胸壁。

（2）保证按压深度足够时，幼儿可用单掌按压。

（3）婴儿及新生儿选用环抱法，用并排或重叠的双拇指按压，双手其他手指固定在患儿胸部。

（4）胸外按压30次，按压频率为100~120次/分。

5. 开放气道（airway，A）：施行人工呼吸前，采取仰头提颏法（医务人员对怀疑有脊髓损伤患儿使用推举下颌法）开放气道。必要时清除患儿口咽部分泌物、呕吐物及异物。

6. 人工呼吸（breathing，B）

（1）口对口人工呼吸法：常用于院外抢救，施救者位于患儿一侧，将一只手放在患儿额头上，用手掌推动前额使头部后仰，拇指和示指捏紧患儿鼻孔，平静吸气用嘴唇封住患儿的口周，将气体吹入，每次吹气持续1秒，每次使胸廓隆起即可。停止吹气后，立即放开患儿鼻孔，对于小婴儿，施救者可用嘴完全覆盖患儿口鼻吹气。

（2）简易呼吸器人工呼吸法：施救者位于患儿头侧，一手以EC手法固定面罩使其与患儿面部呈密闭状并开放气道，另一手节律性地挤压放松球囊进行通气，通气量以胸廓起伏为宜，胸外按压与人工通气比例为单人复苏为39:2，婴儿（小于1岁）和儿童（1岁至青春期）双人法为15:2。

7. 持续约2分钟心肺复苏或5组胸外按压与人工呼吸后，评估是否恢复自主呼吸、是否有大动脉搏动即复苏是否有效；恢复大动脉搏动后可观察瞳孔、皮肤色泽等以及肢端是否转暖，复苏成功记录抢救结束时间。

8. 撤除复苏板。

9. 安置患儿于舒适体位，安慰患儿。

10. 给予患儿进一步治疗。

11. 整理用物，记录。

【操作难点及重点】

1. 高质量心肺复苏要求

（1）在识别心搏骤停后10秒内开始胸外按压。

（2）用力按压：以100~120次/分的速率实施胸外按压。成人深度至少5cm，儿童深度为胸廓前后径的三分之一（大约5cm），婴儿深度为胸廓前后径的三分之一（大约4cm）。

（3）每次按压后，保证胸廓完全回弹。

（4）按压过程中尽量减少中断，将中断时间控制在10秒钟以内。

（5）人工呼吸有效的表现是胸廓隆起。

（6）人工呼吸避免过度通气。

2. 未置入高级气道的通气与按压比例，一名施救者30:2，两名以上施救者通气与按压比例婴儿（小于1岁）和儿童（1岁至青春期）15:2。置入高级气道的通气与按压比例是以100~120次/分的速率持续按压；成人每6秒给予1次人工呼吸。婴儿（小于1岁）和儿童（1岁至青春期）每2~3秒进行1次人工呼吸。

【注意事项】

1. 胸外按压应尽可能减少按压中断频率和时间，避免过度通气。

2. 怀疑患儿有头部或颈部损伤时，允许医疗人员使用推举下颌法开放气道，如推举下颌未能打开气道，仍要考虑用仰头提颏法打开气道。

3. 新生儿心搏骤停常由窒息引起，保留 A－B－C 复苏程序，按压与通气比率为 3∶1。

【操作并发症及处理】

1. 对于复苏后患儿，预防和（或）治疗低血压、高氧或缺氧、高碳酸血症或低碳酸血症、心律紊乱、颅内高压十分重要。

2. 对于感染性休克患者应以 10ml/kg 或 20ml/kg 等渗液体快速或维持输注，并持续评估液体复苏效果。

3. 心搏骤停后癫痫发作很常见，建议对脑损伤患者进行持续脑电图监测，干预心搏骤停后的癫痫发作。

4. 心搏骤停后存者进行持续评估回归社会的能力并获得康复服务。

二、婴儿暖箱的使用

婴儿暖箱适用于体重在 2000g 以下的高危新生儿，为其提供适宜的环境温度、湿度，提高早产儿的存活率，有利于高危新生儿的生长发育。因型号较多，此文以 Giraffe OmiBed 多功能培育箱为例。

【操作目的及意义】

为患儿提供一个温度和湿度相对适宜的环境，保持其体温稳定，减少并发症的发生，从而提高高危新生儿的存活率。

【操作步骤】

1. 操作前准备

（1）护士准备：洗手，戴口罩。

（2）评估患儿：胎龄、日龄、体重、体温、生命体征等。

（3）准备并检查用物：灭菌注射用水、干净包被、遮光布、快速手消毒液，必要时准备手足保护套。检查暖箱整个设备的部件是否完好。检查控制器，打开开关，所有显示器和指示灯变亮，显示软件版本，发出提示音。检查体温探头，确认温度读数上升。检查遮棚及床升降系统，确认机械装置能够平稳运行。检查加湿器，打开 Giraffe 设备，确认显示器屏幕上显示 "servo humidity" 图标，向蓄水装置中添加灭菌蒸馏水，确保蓄水装置水满，将湿度设置为 65%。

（4）环境准备：保持房间温度适宜、清洁、无对流风。

（5）核对医嘱，携用物至患儿床旁。

（6）辨识患儿，向家长解释使用暖箱的目的及过程，取得配合。

2. 作为暖箱使用

（1）选择控制模式，使用婴儿模式时，应在空气控制模式下对床进行预热，可使用"comfort zone（舒适区）"屏幕计算加热中性温度，使用温度/功率按钮选择温度设置。

（2）将患儿日龄、体重等信息输入暖箱，得出患儿所需最佳温度并调整箱温。

（3）将患儿放置在床上，确保患儿皮肤清洁、干燥。根据病情选择合适的体位，将肤温探头固定于患儿剑突和脐部之间的腹部区域，避开皮肤破损处。如果患儿是俯卧姿势，应将探头放在患儿的背部。

（4）患儿周围用布单包裹呈鸟巢状，以增加舒适度及防止皮肤损伤。

（5）在暖箱遮棚上覆盖布单遮光。

（6）通过床侧四角的管线进口盖或后壁通风槽来布置探头线及各种管线、导线。

（7）记录暖箱开始使用的时间及患儿入箱时的体温、设置的箱温。

（8）暖箱使用过程中应密切观察患儿的生命体征，每小时监测患儿体温，观察暖箱使用情况。随时添加灭菌蒸馏水，如有报警及时处理。

3. 作为辐射台使用

选择控制模式，在手动模式下给床体预热，设置处于预热范围之内的功率不会引起"check patient（检查患儿）"报警。如果在遮棚开启状态下开机，或者开机后 1 分钟内打开床，并且没有选择控制模式，或输入了一个百分比功率值，则图形屏幕将显示"warm up mode（加热模式）"信息，并且辐射加热器将以 100% 功率自动运行。如果 10 分钟后仍没有选择控制模式，则图形显示区会显示"preheat zone（预热区）"信息，辐射加热器将以最大预热水平运行，使用温度/功率按钮选择功率百分比。

4. 使用培育箱监测体重

（1）将旋钮调整到天平图案处，即"scale"，按下旋钮。

（2）调整旋钮到"weigh"，按下按钮，等待片刻。

（3）当出现"lift baby"及向上行走的箭头时，将患儿平行托起，离开床面。

（4）当出现"replace baby"及向下行走的箭头时，将患儿放到床上，暖箱显示出患儿体重。

（5）体重测量完毕，按"done/exit"返回。

【操作难点及重点】

1. 在将患儿放置暖箱之前，一定要设置制动闸。

2. 患儿入箱前确保各项仪表显示正常，根据患儿日龄及体重调节湿度。暖箱相对湿度保持在 55%～65%。

3. 根据患儿日龄、体重设定暖箱温度。

4. 每日清洁暖箱，更换水槽中的无菌蒸馏水。

5. 各项治疗、护理尽量在暖箱内集中进行，避免过多搬动刺激患儿。如需将患儿抱出暖箱做治疗护理，应注意保暖。

6. 密切观察患儿生命体征变化，注意面色、呼吸、心率、体温等。密切观察箱温和使用情况，发现问题及时妥善处理。

7. 做好设备日常清洁，使用中暖箱清水湿巾清洁擦拭暖箱内壁，季铵盐湿巾擦拭外壁，频率每日 2 次，感染患者消毒频次加倍，做好终末消毒，定时进行细菌学监测。

【注意事项】

1. 暖箱避免阳光直射，冬季避开热源及冷空气对流处。

2. 使用暖箱时室温不宜过低，以免暖箱大量散热。

3. 使用中注意观察暖箱各仪表显示是否正常，出现报警要及时查找原因并予以处理，必要时切断电源，请专业人员维修。

4. 使用暖箱过程中严格执行操作规程，以保证安全。辐射台模式使用下，不显性失水增加，严密监测患儿出入液量，及时补充。

5. 使用中应保持暖箱清洁，如有污物及时清除，使用过程中及终末消毒按照消毒常规进行。

6. 使用暖箱时不能使患儿处于无人照顾的状态。

7. 辐射台会增加不可察觉的患儿水分丢失，使用辐射台时应采取适当的措施以维持患儿的体液平衡。

8. 不要在遮棚上放置任何物品，以免掉落伤及患儿。

9. 作为闭式暖箱使用时如无特殊原因不得开启遮棚，以保持箱温及湿度。

10. 开启或关闭暖箱门或操作窗，应确保患儿、衣物、监测导线、管线等完全位于床体范围内，在滑出、旋转、倾斜、升高或降低床体之前和之后，应检查所有与患儿连接的管线或导线，移动床体时可能会拉动管线或导线，可能会造成管线或导线断开、气体或液体流动受限或探头偏离正确位置。

【操作并发症及处理】

1. 体温异常：根据患儿胎龄、日龄、体重、病情设置合适箱温。使用过程中保持暖箱门关闭，所有操作集中进行。肤温传感器位置放置正确。随时监测体温，及时调节箱温。体温超过 38.0℃或低于 36.5℃时，报告医生，给予相应处理。

2. 皮肤破损：及时巡视，保持患儿安静。湿度合适，避免湿度不够。肤温传感器妥善固定，放置合适，每班更换部位。如发生皮肤破损，保持局部清洁，使用皮肤保护膜。

三、儿童 Glasgow（改良版）评分

格拉斯哥昏迷评分（Glasgow coma scale，GCS）是 1974 年由 Teasdale 和 Jennett 在格拉斯哥首次提出，应用于各种原因引起的昏迷患者，客观地表达患者的意识状态。近年来，医学工作者们基于不同年龄儿童的发育特点，对 GCS 进行了改良，形成了儿童改良版 GCS 评分。此外，还有一种简化的评估方法称为 AVPU 量表，该方法适用于快速评估儿童的意识状态。

【操作目的及意义】

客观、快速评价患者的意识状态，为治疗和护理提供临床依据。

【操作步骤】

1. GCS 评分

根据睁眼反应（E，eye opening）、语言反应（V，verbal reponse）、运动反应（M，motor reponse）三方面的最佳反应记分相加的总记分来判断意识障碍的程度。

（1）睁眼反应：自发性的睁眼反应 4 分，声音刺激有睁眼反应 3 分，疼痛刺激有睁眼反应 2 分，任何刺激均无睁眼反应 1 分。

（2）语言反应：对人物、时间、地点等定向问题清楚 5 分；对话混淆不清，不能准确回答有关人物、时间、地点等定向问题 4 分；言语不流利，但字意可辨 3 分；言语模糊不清，字意难辨 2 分；任何刺激均无语言反应 1 分。

（3）运动反应：可按指令动作 6 分，能确定疼痛部位 5 分，对疼痛刺激有肢体退缩反应 4 分，疼痛刺激时肢体过屈（去皮质强直）3 分，疼痛刺激时肢体过伸（去大脑强直）2 分，疼痛刺激时无反应 1 分。

（4）记录方式为 E－V－M，字母中间用数字表示。

2. 儿童改良版 GCS 评分

根据睁眼反应、最佳语言反应、最佳运动反应三方面的总记分来判断意识障碍的程度。

（1）睁眼反应

1）>1 岁：自发睁眼 4 分，语言刺激时睁眼 3 分，疼痛刺激时睁眼 2 分，刺激后无反应 1 分。

2）<1 岁：自发睁眼 4 分，声音刺激时睁眼 3 分，疼痛刺激时睁眼 2

分，刺激后无反应 1 分。

（2）最佳语言反应

1）>5 岁，能定向说话 5 分，不能定向 4 分，语言不适 3 分，语言难以理解 2 分，无说话反应 1 分。

2）2～5 岁：适当的单次、短语 5 分，词语不当 4 分，持续哭闹、尖叫 3 分，呻吟 2 分，无反应 1 分。

3）0～23 月：微笑、发声 5 分，哭闹、可安慰 4 分，持续哭闹、尖叫 3 分，呻吟、不安 2 分，无反应 1 分。

（3）最佳运动反应

1）>1 岁：服从命令动作 6 分，因局部疼痛而动 5 分，因疼痛而屈曲回缩 4 分，因疼痛而呈屈曲反应 3 分，因疼痛而呈伸展反应 2 分，无运动反应 1 分。

2）<1 岁：自发运动 6 分，因局部疼痛而动 5 分，因疼痛而屈曲回缩 4 分，因疼痛而呈屈曲反应 3 分，因疼痛而呈伸展反应 2 分，无运动反应 1 分。

3. AVPU 量表

AVPU 量表根据患儿表现评定为 A（警觉）、V（语言）、P（疼痛）或 U（无反应）四种状态之一。

（1）A（警觉）：患儿清醒，对外界刺激反应灵敏。

（2）V（语言）：呼唤名字能够有反应。

（3）P（疼痛）：只对疼痛刺激有反应。

（4）U（无反应）：对任何刺激均无反应。

【操作难点及重点】

1. GCS 和儿童改良版 GCS 评分总分范围为 3～15 分，15 分表示意识清楚，13～14 分为轻度意识障碍，9～12 分为中度意识障碍，8 分以下为昏迷，分数越低则意识障碍越重。

2. 患儿处于 V 时，提示存在嗜睡程度的意识障碍；患儿处于 P 时，代表意识障碍程度深。

【注意事项】

1. 选评判时的最好反应计分。

2. 需排除影响计分的因素，如肢体骨折则致不能运动，颌面骨折可使患儿不能言语，还应排除意识障碍如使用镇静剂及癫痫持续状态所致的昏迷。

3. GCS 评分法没有包括瞳孔大小、对光反射、眼球运动及其他脑干反应，也没有生命体征的观察，故临床上除记分之外还要对这些指标做详细记录。

【操作并发症及处理】

1. 操作者的主观性：GCS 评分可能受到操作者主观判断的影响，因此建议由两位操作者计算 GCS 评分以减少偏倚。

2. 治疗的影响：若患儿使用了镇静药，则会对结果有影响，因此建议在使用镇静药前进行 GCS 评分，以提高准确率。

四、经鼻持续呼吸道正压通气

经鼻持续呼吸道正压通气（nasal continuous positive airway pressure，NCPAP）是氧疗的主要方法之一，是在自主呼吸条件下，经鼻塞或鼻罩等方式提供一定的压力水平，使整个呼吸周期内气道均保持正压的通气方式。

【操作目的及意义】

经鼻持续呼吸道正压通气的目的是防止呼气末肺泡萎陷，增加功能残气量。减少和防止肺内分流，纠正严重的低氧血症。

【操作步骤】

1. 携用物至床旁，手消毒，核对患儿腕带。

2. 使用 NCPAP 前准备

（1）向湿化瓶内加无菌用水至刻度，正确安装湿化瓶，连接 NCPAP 管道和鼻塞。

（2）连接电源、氧源、压缩空气，确保气源压力在规范范围。

（3）开启 NCPAP 主机开关，开启压缩空气和氧气开关，检测性能。

3. NCPAP 的应用

（1）当 NCPAP 与患儿连接后，根据患儿呼吸及氧合变化等情况遵医嘱调节通气参数，如吸入氧浓度、PEEP 值等。

（2）检查患儿的鼻腔情况，将鼻塞置于患儿的双侧鼻腔中，使用胶带固定两端软管道于两侧颊部，调节合适松紧度，避免漏气，定时松解胶带并拔出鼻塞，密切观察黏膜和受压皮肤情况。

（3）观察患儿的心率、血氧饱和度、呼吸情况，必要时吸痰或遵医嘱应用镇静剂。

（4）使用 NCPAP 通气 1 小时后做血气分析，遵医嘱调整有关参数并记录。

4. 停用 NCPAP 流程

（1）遵医嘱检查患儿是否符合停用指征。

（2）准备好合适的供氧装置，充分吸痰，妥善评估处理患儿气道，撤去 NCPAP，将机器调至待机状态。

（3）观察患儿病情，确认病情平稳。

（4）先关湿化器开关和主机开关，再关空气压缩机和氧气开关，最后切断电源。

（5）安置患儿，记录。

5. 终末处理

（1）确认患儿短时间内不再需要使用 NCPAP 后，消毒管路。

（2）分离管路、湿化瓶，倒去湿化瓶内湿化液，将管道和湿化罐送供应室低温消毒。

（3）消毒 NCPAP 机器外表面、电源线、氧源线，清洗过滤网晾干，完毕后，将备用的已消毒 NCPAP 管道和湿化瓶安装好，使 NCPAP 处于备用状态。

【操作难点及重点】

1. 注意鼻塞或鼻罩与患儿接触部位的漏气量，及时调整鼻塞、鼻罩位置及固定带松紧程度。

2. 随时监测生命体征、经皮血氧饱和度及动脉血氧分压和二氧化碳分压。

【注意事项】

1. 床旁备简易呼吸器、吸引器等，性能良好。

2. 加强气道管理，保持呼吸道通畅，遵医嘱做血气分析，防止并发症的发生，及时正确处理报警。

3. 加强 NCPAP 的管理：妥善固定好管道，防止牵拉造成鼻塞脱出，长期使用 NCPAP 应每日更换湿化液和湿化瓶，每周更换 NCPAP 管道或按医院感染管理规范执行，及时添加湿化水至所需刻度处，及时清理管道内冷凝水，严格无菌操作。

4. 胃管护理：因高流速供气或患儿啼哭使气体吞入胃内易导致腹胀，应留置胃管进行胃肠减压，避免腹胀导致横膈抬高影响患儿呼吸或胃内容物反流导致误吸。

【操作并发症及处理】

1. 皮肤损伤：鼻塞或鼻罩固定太紧，压迫局部皮肤黏膜导致损伤，可表现为局部皮肤水肿、红斑、糜烂和感染，鼻中隔损伤甚至缺损。预防措施为选择大小合适的鼻塞或鼻罩，连接方式不要固定太紧。在颜面部受压部位贴敷料有助于预防皮肤压伤。

2. 漏气：漏气可以发生在所有接受 NCPAP 治疗的患儿。一是因 NC-PAP 压力过高，二是因患儿依从性差。因此，使用中应动态监测患儿病情变化，经常检查是否存在漏气并及时调整鼻塞或鼻罩的位置，及时调整 NCPAP 压力，以预防和减少漏气的发生。

3. 腹胀：NCPAP 治疗时患儿容易吞入空气，高速气流也容易经食管进入胃肠而引起腹胀，严重者可阻碍膈肌运动影响呼吸。因此在保证疗效的前提下避免使用过高压力。常规留置胃管进行胃肠减压可有效防止该并发症发生。

4. CO_2 潴留：当 NCPAP 压力过高、肺泡过度扩张和呼气时间不足时，易导致潮气量减小和 CO_2 潴留。若管道流速过低，患儿呼出的 CO_2 不能及时排出，导致重复吸入，也导致 CO_2 潴留。设置适当压力和流速可减少 CO_2 潴留。

5. 误吸：胃部进气和腹胀容易呕吐导致误吸。采用适当的头高位或半坐卧位，并在保证疗效的前提下适当降低压力，有利于减少误吸的危险性。

6. 对心血管功能影响：当 NCPAP 压力过高时，NCPAP 提供的正压可经肺间质转达至胸膜腔，胸腔内压随之升高，妨碍静脉血回流；肺过度膨胀可使肺血管阻力增加，使右心后负荷增加，最终心排血量减少。设置适当压力，可减少对心血管功能的影响。NCPAP 压力达 $10cmH_2O$ 时可能影响心脏功能。

（张　洁）

【参考文献】

［1］中国心搏骤停与心肺复苏报告编写组．中国心搏骤停与心肺复苏报告（2022 年版）概要［J］．中国循环杂志，2023，38（10）：1005 - 1017.

［2］美国心脏协会．基础生命支持［M］．杭州：浙江大学出版社，2021.

［3］范玲，张大华．新生儿专科护理［M］．北京：人民卫生出版社，2020.

［4］刘华，谭亚琼，胡继红，等．体感诱发电位联合改良昏迷恢复量表对儿童重症脑损伤恢复期意识障碍的预后评价［J］．中国实用神经疾病杂志，2023，26（1）：67 - 71.

［5］崔炎．张玉侠．儿科护理学［M］．北京：人民卫生出版社，2021.

［6］江载芳，王天有，申昆玲．诸福棠实用儿科学［M］．第 9 版．北京：人民卫生出版社，2022.

［7］朱凤，林婷，丁文雯，等．NCPAP 早产儿鼻塞与鼻罩交替间隔时

间的研究［J］．护理学杂志，2023，38（13）：43－46.

　　［8］张元铭，梁玉兰，杨盛泉．NCPAP 序贯高流量鼻导管湿化氧疗治疗新生儿肺炎合并呼吸衰竭效果［J］．中国计划生育学杂志，2024，32（3）：563－567，572.

第十二节　中医重症支持技术

一、穴位贴敷技术

穴位贴敷技术是将药物制成一定剂型，贴敷于人体腧穴的一种操作方法。

【操作目的及意义】

通过药物刺激穴位，激发经气，以达到通经活络、清热解毒、活血化瘀、消肿止痛、行气消痞、扶正强身等作用。适用于腹胀、腹痛等症状。

【操作步骤】

（一）贴敷

1. 核对医嘱及患者信息。

2. 向患者解释操作目的及方法，取得其合作。

3. 评估患者主要症状、既往史、过敏史，是否妊娠期，操作部位的皮肤情况。

4. 洗手，戴口罩。

5. 准备并检查用物：治疗盘、棉纸或薄胶纸、遵医嘱配制的药物、压舌板、无菌棉垫或纱布、胶布或绷带、0.9% 生理盐水或温水、棉签，必要时备屏风、毛毯、一次性手套，携用物至患者床旁，再次核对医嘱。

6. 协助患者取适宜的体位，充分暴露操作部位，注意保护隐私及保暖，必要时屏风遮挡。

7. 用棉签蘸取 0.9% 生理盐水或温水擦拭皮肤。

8. 根据敷药面积，用压舌板将所需药物均匀涂抹于棉纸或薄胶纸上，或遵医嘱准备大小合适的药丸放置于棉纸或薄胶纸上，厚薄以 0.2~0.5cm 为宜。

9. 将药贴敷于穴位上，外予无菌棉垫或纱布固定。

10. 观察患者局部皮肤，询问有无不适感。

11. 宣教：穴位贴敷时间一般为 6~8 小时；出现皮肤微红为正常现

象，若出现皮肤瘙痒、丘疹、水疱等，敷料松动或脱落时，及时告知护士。

12. 再次核对。

13. 整理床单位，处理用物。

14. 洗手，记录。

（二）摘除

1. 核对，做好宣教。

2. 用手揭开敷料一角，轻轻将敷料取下。

3. 用棉签蘸取 0.9% 生理盐水或温水擦拭皮肤上的药渍，观察皮肤情况及敷药效果。

【操作难点及重点】

1. 穴位贴敷时间为 6~8 小时。可根据病情、年龄、药物、季节调整时间，小儿酌减。

2. 用压舌板将药物均匀涂抹于棉纸或薄胶纸上，敷料大小适宜，厚薄以 0.2~0.5cm 为宜。

【注意事项】

1. 孕妇的脐部、腹部、腰骶部及某些敏感穴位，如合谷、三阴交等处不宜贴敷，以免局部刺激引起流产。

2. 出现皮肤微红为正常现象。若出现皮肤瘙痒、丘疹、水疱等，应暂停使用，报告医师，配合处理。

3. 若出现敷料松动或脱落，应立即告知护士。

4. 对于残留在皮肤上的药物不宜采用肥皂或刺激性清洁剂擦洗。

5. 可用藿香正气胶囊溶解于温水中、黄酒、生姜水、75% 乙醇、甘油、香油、植物油、食醋、蜂蜜等介质调和药物。

【操作并发症及处理】

出现皮肤瘙痒、丘疹、水疱等过敏反应时，立即停止操作，遵医嘱给予对症处理。

（石福霞　　樊艳美）

二、手指点穴技术

手指点穴技术是以点法、按法、揉法等手法作用于经络腧穴的一种操作方法。

【操作目的及意义】

通过局部刺激，以达到疏通经络、减轻疼痛、改善症状等作用。适用于恶心、呕吐、心悸、失眠、腹痛等症状。临床研究显示，通过远端取穴，可以在一定程度上预防卧床患者压力性损伤的发生。

【操作步骤】

1. 核对医嘱及患者信息。

2. 向患者解释操作目的及方法，取得其合作。

3. 评估患者主要症状、既往史，是否妊娠期或经期，对疼痛的耐受程度，操作部位皮肤情况。

4. 洗手，戴口罩。

5. 准备并检查用物：治疗巾，必要时备纱布、介质、屏风，携用物至床旁，再次核对医嘱。

6. 协助患者取适宜的体位，充分暴露操作部位，注意保护隐私及保暖，必要时屏风遮挡。

7. 遵医嘱确定腧穴，采用手指同身寸法取穴。

8. 根据患者的症状、发病部位、年龄及对疼痛的耐受性，选用适宜的点穴手法及强度。一般选择 2~3 个穴位，每个穴位推拿 1~2 分钟，穴位可出现酸、麻等得气感。

9. 观察患者的反应，询问有无不适感。

10. 宣教：如有不适，及时告知护士；注意保暖，适量饮用温开水。

11. 再次核对。

12. 整理床单位，处理用物。

13. 洗手，记录。

【操作难点及重点】

1. 一般在饭后 1~2 小时进行。每个穴位点穴 1~2 分钟。

2. 必要时局部可使用润肤油等介质，减少摩擦。

3. 遵医嘱取穴，如取合谷、内关等穴缓解恶心、呕吐；取太溪、照海、气海、关元等穴预防压力性损伤。

4. 取穴方法采用手指同身寸法，是指以患者本人体表的某些部位折定分寸，作为量取穴位的长度单位。

5. 操作过程中随时询问患者的感受，及时调整手法，必要时停止操作。常见手法包括以下几种。

（1）点法：以指端或屈曲的指间关节部着力于施术部位，持续进行点压的手法。

（2）按法：以拇指指端或指腹按压施术部位的手法。

（3）揉法：以一定力按压在施术部位，带动皮下组织做环形运动的手法。

【注意事项】

1. 操作前应修剪指甲，以防损伤患者皮肤。

2. 腰、腹部进行推拿前，嘱患者排空二便。

3. 各种出血性疾病，孕妇腰腹部、皮肤破损及瘢痕等部位，妇女月经期或妊娠期禁止手指点穴。

4. 操作时用力要均匀、柔和、持久，禁用暴力。

5. 操作过程中，注意保暖，保护患者隐私。

6. 一般不宜在疼痛难忍时进行，若急性损伤有皮下出血者则应在伤后24~48小时后才可进行推拿治疗。根据患者病情可以选择每日点穴或隔日点穴1次。

（石福霞　樊艳美）

三、艾灸技术

艾灸技术是将以艾绒为主要原料制成的艾条或艾炷，点燃后在人体某穴位或病痛部位熏灸的一种操作方法。

【操作目的及意义】

利用灸火的热力及药物的作用刺激穴位或病痛部位，以达到温经通络、行气活血、消肿散结、祛湿散寒、回阳救逆等作用。适用于腹胀、腹痛、腹泻等症状。

【操作步骤】

1. 核对医嘱及患者信息。

2. 向患者解释操作目的及方法，取得其合作。

3. 评估患者主要症状、既往史、过敏史，是否妊娠期，对热、气味的耐受程度，操作部位皮肤情况。

4. 洗手，戴口罩。

5. 准备并检查用物：艾条、治疗盘、打火机、弯盘、广口瓶、纱布、计时器，必要时备浴巾、屏风，携用物至患者床旁，再次核对医嘱。

6. 协助患者取适宜的体位，充分暴露操作部位，注意保护隐私及保暖，必要时屏风遮挡。

7. 使用打火机充分点燃艾条，进行施灸，计时。

8. 施灸过程中及时将艾灰弹入弯盘，防止灼伤皮肤。

9. 观察并触摸施灸部位皮肤，随时询问患者有无不适或灼痛感。

10. 施灸结束，立即将艾条插入广口瓶，熄灭艾火。

11. 用纱布清洁并观察局部皮肤，询问施灸后感受。

12. 宣教：出现头昏、眼花、恶心、颜面苍白、心慌出汗等不适现象时，及时告知护士；注意保暖，勿吹对流风，适量饮温开水，忌食生冷、辛辣之物。

13. 再次核对。

14. 整理床单位，处理用物。酌情开窗通风。

15. 洗手、记录。

【操作难点及重点】

1. 遵医嘱确定施灸部位及施灸方法，常用方法包括以下几种。

（1）温和灸：将点燃的艾条对准施灸部位，距离皮肤 2～3cm，使患者局部有温热感为宜，每处灸 10～15 分钟。

（2）雀啄灸：将点燃的艾条对准施灸部位 2～3cm，一上一下进行熏灸，如此反复，一般每部位灸 10～15 分钟。

（3）回旋灸：将点燃的艾条悬于施灸部位上方约 2cm 处，向左右或前后方向旋转，移动范围约 3cm，每处灸 10～15 分钟。

2. 遵医嘱取穴，如关元、气海、神阙等穴缓解腹胀、腹泻。

【注意事项】

1. 不宜施灸的部位：颜面部、大血管处、孕妇腹部和腰骶部、皮肤感染、溃疡、瘢痕处。

2. 空腹或餐后一小时左右，有出血倾向及哮喘病史者不宜施灸。

3. 一般情况下，施灸顺序自上而下；先头身，后四肢；先腰背，后胸腹。

4. 施灸时防止艾灰脱落烧伤皮肤或衣物；灸后注意艾条要完全熄灭，以防复燃。

5. 注意观察皮肤情况，对糖尿病、肢体麻木及感觉迟钝患者，尤应注意防止烫伤。

【操作并发症及处理】

1. 过敏：出现皮肤瘙痒、丘疹、呼吸困难等过敏反应时，立即停止操作，开窗通风，遵医嘱给予对症处理。

2. 烫伤：出现小水疱，遵医嘱外涂烫伤膏等，自行吸收；出现大水疱，可局部消毒后，用无菌针头刺破水疱下沿，将液体排出，注意保留疱皮，遵医嘱外涂烫伤膏等；发生深度烧伤，遵医嘱专科治疗。

（张　兵　高　楠）

四、耳穴贴压技术

耳穴贴压技术是指用药丸、药籽、谷类、磁珠等物贴压于耳廓上的穴位或反应点,使局部产生热、麻、胀、痛感觉的一种操作方法。

【操作目的及意义】

通过经络传导,以达到防治疾病、改善症状等作用。适用于便秘、失眠、胃肠功能紊乱等症状。

【操作步骤】

(一)贴压

1. 核对医嘱及患者信息。

2. 向患者解释操作目的及方法,取得合作。

3. 评估患者的主要症状、既往史、过敏史,是否妊娠期,耳部皮肤情况。

4. 洗手、戴口罩。

5. 准备并检查用物:治疗盘、耳豆板、75%乙醇、棉签、探针、止血钳或镊子,必要时备耳穴模型等,携用物至患者床旁,再次核对医嘱。

6. 协助患者取适宜的体位,以坐位为宜,避免侧卧位,充分暴露耳部皮肤。

7. 用探针探测阳性点、敏感点、确定贴压穴位。

8. 用棉签蘸取75%乙醇消毒耳部皮肤,消毒顺序:自上而下、由内到外、从前到后,待干。

9. 用止血钳或镊子夹取耳豆,贴置于选取的穴位上,按压固定,询问有无热、麻、胀、痛的感觉。

10. 观察局部皮肤,贴压是否牢固,询问有无不适感。

11. 根据穴位采取适宜的按压手法,对每个耳穴进行按压。

12. 宣教:在耳穴贴压期间,每日按压 3～5 次,每次每穴 20～30 秒;出现胶布松动或者脱落,疼痛不耐受时,及时告知护士;夏季留置时间 1～3 天,冬季留置时间 3～7 天。

13. 再次核对。

14. 整理床单位,处理用物。

15. 洗手,记录。

(二)摘除

1. 核对,做好宣教。

2. 用止血钳或镊子夹住胶布一角取下。

3. 观察耳部皮肤并用 75% 乙醇清洁皮肤。

【操作难点及重点】

1. 根据穴位采取适宜的按压手法。常用的手法包括以下几种。

（1）对压法：用示指和拇指的指腹置于患者耳廓的正面和背面，相对按压至出现热、麻、胀、痛等感觉。示指和拇指可边压边左右移动，或做圆形移动，一旦找到敏感点，则持续对压 20～30 秒。

（2）直压法：用指尖垂直按压耳穴，至患者产生胀痛感，持续按压 20～30 秒，间隔少许，重复按压，每次按压 3～5 分钟。

（3）点压法：用指尖一压一松地按压耳穴，每次间隔 0.5 秒。本法以患者感到胀而略沉重刺痛为宜，用力不宜过重。一般每次每穴可按压 20～30 秒，具体可视病情而定。

2. 遵医嘱选择穴位

（1）便秘：大肠、小肠、便秘点等穴。

（2）失眠：神门、交感、脑等穴。

（3）胃肠功能紊乱：脾、胃、三焦等穴。

【注意事项】

1. 耳廓局部有炎症、冻疮或表面皮肤有溃破者和有习惯性流产史的孕妇不宜进行耳穴贴压。

2. 严重贫血、过度疲劳、精神高度紧张者慎用或暂不用耳穴贴压。

3. 操作过程中，不宜采用侧卧位。

4. 耳穴贴压原则上每次选择一侧耳穴，两耳交替。夏季留置时间 1～3天，冬季留置时间 3～7 天。

5. 观察患者耳部皮肤，对普通胶布过敏者建议使用脱敏胶布。发生胶布脱落、污染或潮湿等情况时应及时处理。

6. 患者侧卧位耳部感觉不适时，可适当调整体位。

7. 操作过程中询问患者情况，如有不适，立即停止操作，报告医师，配合处理。

【操作并发症及处理】

1. 过敏：皮肤出现红肿、发痒、脱皮等过敏反应时，应立即摘除耳豆，遵医嘱对症处理。

2. 皮肤破损：可用 0.9% 生理盐水擦洗，或用碘伏棉球消毒破损处皮肤。

（张 兵 高 楠）

五、刮痧技术

刮痧技术是以皮部理论为基础，在中医经络腧穴理论指导下应用边缘钝滑的器具，如牛角类、砭石类等刮板或匙，蘸上刮痧油、水或润滑剂等介质，在体表一定部位反复刮动，使局部出现痧斑的一种操作方法。

【操作目的及意义】

经腠理使脏腑秽浊之气通达于外，以达到防治疾病的作用。适用于高热症状。

【操作步骤】

1. 核对医嘱及患者信息。

2. 向患者解释操作目的及方法，取得其合作。

3. 评估患者主要症状、既往史、过敏史，是否妊娠期或经期，对疼痛的耐受程度，操作部位皮肤情况。

4. 洗手，戴口罩。

5. 准备并检查用物：治疗盘、刮痧板、介质、毛巾或纱布，必要时备浴巾、屏风，携用物至患者床旁，再次核对医嘱。

6. 协助患者取适宜的体位，充分暴露操作部位，注意保护隐私及保暖，必要时屏风遮挡。

7. 用刮痧板蘸取适量介质（如刮痧油、清水、润肤乳、精油等）涂抹于刮痧部位。

8. 单手握板将刮痧板放至掌心，用拇指和示指、中指夹住刮痧板，无名指、小指紧贴刮痧板边角，从三个角度固定刮痧板。刮痧时利用指力和腕力调整刮痧板角度，使刮痧板与皮肤之间夹角约为45°，以肘关节为轴心，前臂做有规律的移动。

9. 刮痧顺序一般为先头面后手足，先腰背后胸腹，先上肢后下肢，先内侧后外侧，逐步按顺序刮拭。单一方向，每个部位一般刮20~30次，局部刮痧5~10分钟。

10. 观察患者反应及局部皮肤；询问有无不适感，调节手法力度。

11. 使用毛巾或纱布清洁皮肤，动作轻柔，避免摩擦。

12. 宣教：刮痧部位出现的红紫色痧点或痧斑，数日后可消失；刮痧结束后，饮用一杯温水，不宜即刻食用生冷食物；出痧后4~6小时方可沐浴；冬季应避免感受风寒；夏季避免风扇、空调直吹刮痧部位。

13. 再次核对。

14. 整理床单位，处理用物。

15. 洗手，记录。

【操作难点及重点】

1. 高热患者刮痧部位可选择大椎穴及两侧膀胱经。

2. 做好解释工作，告知患者或家属刮痧后患者皮肤会出现痧痕，与患者及家属做好沟通，必要时签署知情同意书。

3. 根据患者的症状、发病部位、年龄及对疼痛的耐受性，选用适宜的刮痧手法。常见手法包括以下几种。

（1）补法：按压力度小，速度慢，刺激时间较长，顺着经脉运行方向刮拭，出痧点数量少，刮痧后加温灸法等为补法。多适用于年老、体弱、久病的虚证患者。

（2）泻法：按压力度大，速度快，刺激时间较短，逆着经脉运行方向刮拭，出痧点数量多，刮痧后加拔罐法等为泻法。多适用于年轻体壮、新病、急病的实证患者。

（3）平补平泻法：平补平泻法介于补法与泻法之间。有三种方法：刮拭按压力度大，刮拭速度慢；刮拭按压力度小，刮拭速度快；刮拭按压力度中等，速度适中。多适用于日常保健、虚实不明显或虚实夹杂患者的治疗。

【注意事项】

1. 严重心血管疾病、肝肾功能不全、出血倾向疾病、感染性疾病、皮肤疖肿包块者，抽搐者，孕妇的腹部、腰骶部不宜进行刮痧。

2. 空腹及饱食后不宜进行刮痧。

3. 刮痧时注意室内保暖，冬季应避免感受风寒；夏季避免风扇、空调直吹刮痧部位。

4. 操作过程中用力要均匀，勿损伤皮肤。患者感觉疼痛不能忍受时应改为轻刮，皮肤出现痧点即可。

5. 部位选取和刮拭次数可视病情而定，一般痧点呈现紫黑色为病重，应多刮，如出现鲜红色痧点或不易刮出痧点为病轻，可少刮。刮痧顺序：先头面后手足，先腰背后胸腹，先上肢后下肢，先内侧后外侧。每个部位刮 20~30 次；局部刮痧 5~10 分钟。

6. 刮痧过程中若出现头晕、目眩、心慌、出冷汗、面色苍白、恶心欲吐，甚至神昏扑倒等晕刮现象，应立即停止刮痧，取平卧位，立刻通知医生，配合处理。

【操作并发症及处理】

1. 晕刮：应立即停止操作，通知医生。协助患者平卧、保暖、给予吸氧，遵医嘱对症处理。

2. 皮肤破损：可用 0.9% 生理盐水擦洗，或用碘伏棉球消毒破损处皮肤。

（孟思璠　　赵利利）

六、中药口腔护理技术

中药口腔护理技术是使用煎煮好的中药药液作为口腔护理液为患者进行口腔护理的一种操作方法。

【操作目的及意义】

通过使用中药药液，以达到进一步提高口腔舒适度，预防口腔内部菌群失调，防治口腔疾病等作用，是预防呼吸机相关性肺炎的措施之一。

【操作步骤】

1. 核对医嘱及患者信息。

2. 向患者解释操作目的及方法，取得其合作。

3. 评估患者主要症状、既往史、过敏史、口腔情况、有无义齿。

4. 洗手，戴口罩。

5. 准备并检查用物：中药药液、温水、口腔护理包/一次性使用口腔护理牙刷、注射器、纱布或小毛巾、垫巾、润唇膏、手电筒，必要时备负压吸引装置、开口器及舌钳，携用物至患者床旁，再次核对医嘱。

6. 协助患者取适宜的体位，抬高床头≥30°，头偏向一侧。

7. 颌下铺垫巾，打开口腔护理包，将其中一治疗盘置于垫巾上。

8. 清点查看棉球/大头棉签数量及完整性。

9. 取 1~2 个棉球/大头棉签蘸取温水，湿润口唇。

10. 用手电筒检查口腔情况。

11. 根据具体情况，选择不同的口腔护理方法。

12. 擦拭顺序：先上后下，先外后里，一侧擦完后擦同侧颊部，同法擦洗另一侧，最后擦拭舌面、舌下、上颚。

13. 观察口腔清洁情况及口腔黏膜完整情况。

14. 用纱布或小毛巾擦干口唇并外涂润唇膏，有口腔溃疡者应遵医嘱局部上药。

15. 清点查看棉球/大头棉签数量及完整性。

16. 再次核对。

17. 整理床单位，处理用物。

18. 洗手，记录。

【操作难点及重点】

1. 遵医嘱选用合适的中药药液。

2. 中药味苦，应提前告知患者，取得患者理解。

3. 根据具体情况，选择不同的口腔护理方法。

（1）含漱法：适用于清醒患者。协助患者清水漱口后，含中药药液 10 ~ 15ml，嘱患者上下、左右、前后进行 5 ~ 6 次含漱，含漱时间 3 ~ 5 分钟，每日含漱 >4 次。

（2）擦拭法：适用于意识障碍或不能使用含漱法的患者，如口腔疾患、术后及生活不能自理者。

1）使用棉球/大头棉签蘸少量温水清洁口腔，清除积存在黏膜、牙齿上的附着物。

2）将中药药液充分浸润棉球/大头棉签，湿度以不滴水为宜。

3）按顺序擦拭，每擦拭一个部位更换一个棉球/大头棉签。

（3）联合法：适用于气管插管、口内有病变、张口受限、口腔失去自洁功能的患者。

1）冲洗结合擦拭法：使用注射器抽吸中药药液，一手持注射器冲洗口腔，另一手持一次性吸痰管进行吸引，冲洗后再使用棉球/大头棉签按顺序进行擦拭。对于有出血或出血倾向的患者，宜选择此法。

2）冲洗结合刷洗法：使用注射器抽吸中药药液，一手持注射器冲洗口腔，另一手持一次性使用口腔护理牙刷按顺序进行刷洗及吸引。

【注意事项】

1. 中药药液应在冰箱内冷藏保存，使用前复温。

2. 使用的棉球/大头棉签切忌过湿，以免发生误吸。

3. 如有活动性义齿，应先取下浸泡在冷水中再行口腔护理；中药口腔护理应每日至少 2 次，每次不少于 5 分钟。对于清醒患者，中药味道不能耐受时，可在完成操作后，协助温水漱口。对于化疗期间的口腔黏膜炎患者，应增加含漱次数。

4. 擦洗时动作应轻柔、力度适宜，随时询问患者感受。尤其是对凝血功能差的患者，防止碰伤黏膜及牙龈。

5. 昏迷患者禁忌漱口。对于牙关紧闭患者不可强行使用开口器，以防误伤牙齿；使用开口器时，应从臼齿处放入。

6. 擦洗口腔时需用止血钳夹紧棉球，每次 1 个，防止棉球遗留在口腔内。

【操作并发症及处理】

1. 误吸：给予患者采取侧卧位，立即通知医生；准备负压吸引等抢救设备，遵医嘱给予急救处理措施。

2. 恶心/呕吐：立即停止操作，给予患者采取侧卧位，遵医嘱对症处理。

3. 口腔黏膜损伤：立即停止操作，使用干棉球按压出血部位，遵医嘱对症处理。

（孟思璠　　赵利利）

七、耳尖放血技术

耳尖放血技术是针刺放血疗法的一种，是用无菌针具刺破耳尖，放出少量血液的一种操作方法。

【操作目的及意义】

耳尖放出少量血液，将内蕴之热毒外泄，以达到疏通经络、调和气血、清热解毒、消肿止痛等作用。适用于高热、头痛等症状。

【操作步骤】

1. 核对医嘱及患者信息。

2. 向患者解释操作目的及方法，取得合作。

3. 评估患者主要症状、既往史、过敏史、是否妊娠期，对疼痛的耐受程度，耳部皮肤情况。

4. 洗手，戴口罩。

5. 准备并检查用物：治疗盘、弯盘、无菌手套、无菌棉球、放血无菌针具、75%乙醇、污物碗，携用物至患者床旁，再次核对医嘱。

6. 协助患者取适宜的体位，以坐位为宜，充分暴露耳部皮肤。

7. 确定耳尖位置：耳廓向前对折的上部尖端处。

8. 按摩耳廓，疏通血脉；使用75%乙醇消毒耳部皮肤。

9. 戴无菌手套，一手固定耳尖，一手持无菌针具，对准耳尖穴快速刺入退出，深度为 1~2mm。

10. 采用摇、揉、推等方法，从耳根向耳尖放血部位按摩，使血液易于流出。边按摩边用75%酒精棉球擦拭，刺激出血，一般放血5滴后，用无菌干棉球按压止血。

11. 观察患者局部皮肤，询问有无不适感。

12. 宣教：针刺处皮肤不可着水，以免感染。

13. 再次核对。

14. 整理床单位，处理用物。

15. 洗手，记录。

【操作难点及重点】

1. 操作手法熟练，尽量做到动作轻、快、稳、准，刺入深度为 1 ~ 2mm。

2. 边按摩边用酒精棉球擦拭，刺激出血。

【注意事项】

1. 操作前按摩耳廓，使毛细血管充盈扩张，易于放血。

2. 针刺不宜过深，创口不宜过大，避免皮肤损伤，增加疼痛感。

3. 放血不宜过多。一般放血量为 5 滴左右，对痛症、实症、热症可酌情放 10 ~ 30 滴，3 ~ 7 天放血一次，不可过于频繁，两耳交替放血。如出血不易停止，需采取压迫止血。放血后局部暂不沾水或接触污物。

4. 注意无菌操作，以免皮肤感染。

【操作并发症及处理】

1. 晕针：应立即停止操作，通知医生。协助患者平卧、保暖、给予吸氧，遵医嘱对症处理。

2. 局部血肿：如皮肤有青紫瘀斑，可自行吸收；如刺伤小动脉或大静脉形成较大血肿，应立即停止操作，压迫止血，遵医嘱对症处理。

3. 感染：如出现局部皮肤红肿、发热、化脓等皮肤异常，应立即通知医生，遵医嘱对症处理。

（石福霞　　张　兵）

八、中药热熨敷技术

中药热熨敷技术是将加热后的中药装入布袋，在人体某一部位或一定穴位上移动的一种操作方法。

【操作目的及意义】

利用温热之力使药性通过体表透入经络、血脉，以达到温经通络、行气活血、散寒止痛、消肿祛瘀等作用。适用于乏力、腹胀、腹泻等症状。

【操作步骤】

1. 核对医嘱及患者信息。

2. 向患者解释操作目的及方法，取得合作。

3. 评估患者主要症状、既往史、过敏史，是否妊娠期或经期，对热和疼痛的耐受程度，操作部位的皮肤情况。

4. 洗手，戴口罩。

5. 准备并检查用物：治疗盘、遵医嘱准备药物、凡士林、棉签、纱布袋 2 个、纱布或纸巾、红外线测温仪、计时器，必要时备屏风、毛毯，携用物至患者床旁，再次核对医嘱。

6. 将准备好的药物装入纱布袋内，系好袋口，外套一层纱布袋。

7. 使用恒温箱或微波炉加热药袋。

8. 协助患者取适宜的体位，充分暴露操作部位，注意保暖及保护隐私，必要时屏风遮挡。

9. 用棉签在热熨部位涂抹凡士林；使用红外线测温仪测量外药袋温度，以 45～60℃ 为宜，将药袋放到相应穴位或部位用力来回推熨 3～5 分钟，以患者能耐受为宜。

10. 热熨结束后，再次使用红外线测温仪测量药袋温度，以 38～43℃ 为宜。将药袋放到相应穴位或部位热敷，时间 15～20 分钟。

11. 观察患者局部皮肤，询问有无不适感。

12. 使用纱布或纸巾清洁局部皮肤。

13. 宣教：局部出现红肿、丘疹、瘙痒、水疱等情况时，及时告知护士；注意保暖，多饮温开水，清淡饮食，2 小时内不宜洗澡。

14. 再次核对。

15. 整理床单位，处理用物。

16. 洗手，记录。

【操作难点及重点】

1. 热熨前涂抹凡士林，热熨温度为 45～60℃，热熨过程中，力量均匀，开始时速度可稍快，用力要轻，随着药袋温度降低，力量可增大，同时速度减慢，药袋温度过低及时更换或再次加热，以患者耐受为宜。

2. 热敷温度为 38～43℃，时间 15～20 分钟。

【注意事项】

1. 年老、婴幼儿及感觉障碍者，热熨温度不宜超过 50℃。

2. 热熨过程中应随时询问患者对温度的感受，观察皮肤颜色变化。

【操作并发症及处理】

1. 烫伤：出现小水疱，遵医嘱外涂烫伤膏等，自行吸收；出现大水疱，可局部消毒后，用无菌针头刺破水疱下沿，将液体排出，注意保留疱皮，遵医嘱外涂烫伤膏等；发生深度烧伤，遵医嘱专科治疗。

2. 过敏：出现皮肤瘙痒、红疹、水疱等过敏反应时，立即停止操作，遵医嘱给予对症处理。

（孟思璠　赵利利）

九、中药溻渍技术

中药溻渍技术是用中药液在患处进行湿敷、浸泡、淋洗的一种操作方法。

【操作目的及意义】

药液通过肌肤毛窍、经络、穴位、腠理等发挥药效，以达到疏通腠理、清热解毒、消肿止痛等作用。适用于高热症状。

【操作步骤】

1. 核对医嘱及患者信息。

2. 向患者解释操作目的及方法，取得合作。

3. 评估患者主要症状、既往史、过敏史、感知觉、操作部位的皮肤情况。

4. 洗手，戴口罩。

5. 准备并检查用物：治疗盘、中药药液、治疗碗、纱布、胶布、水温计、乳胶手套、治疗巾或一次性中单、计时器等，必要时备屏风、大毛巾，携用物至患者床旁，再次核对医嘱。

6. 协助患者取适宜的体位，充分暴露操作部位，铺治疗巾或一次性中单，注意保暖及保护隐私，必要时屏风遮挡。

7. 将药液倒入治疗碗中，使用水温计测量药液温度，以 15～30℃ 为宜。

8. 戴乳胶手套，将纱布在药液中浸湿后取出，拧至不滴水为宜。

9. 将纱布裹在手上进行擦拭。根据患者证型遵医嘱选择擦拭经络，循经络走向单一方向地擦拭皮肤，力度适宜；每一部位擦20次左右，根据患者的个体情况，以皮肤微微发红、患者耐受为宜。擦拭过程中应保持纱布湿润，擦拭时感到干涩时，应再次蘸取适量药液。

10. 擦拭后，将双层浸药纱布平铺于擦拭经络上，使用胶布固定。每隔15分钟淋药一次，溻渍时间为60分钟。

11. 观察患者局部皮肤，询问有无不适感。

12. 使用纱布清洁局部皮肤。

13. 宣教：局部出现红肿、丘疹、瘙痒、水疱等情况时，及时告知护士；可能会出现皮肤着色，几日后会自行消退。

14. 再次核对。

15. 整理床单位，处理用物。

16. 洗手，记录。

【操作难点及重点】

1. 根据患者证型遵医嘱选择擦拭经络，常用经络包括：足阳明胃经、手少阳三焦经、手太阴肺经、手阳明大肠经。

2. 擦拭时，循经络走向单一方向擦拭皮肤，力度适宜；每一部位擦 20 次左右，根据患者的个体情况，以皮肤微微发红、患者耐受为宜。

3. 药液温度以 15～30℃为宜。

4. 淋渍时每隔 15 分钟淋药一次，淋渍时间为 60 分钟。

【注意事项】

1. 浸药纱布干湿度适宜，以不滴水为宜。

2. 淋渍过程中注意巡视和观察，局部皮肤出现红疹、瘙痒、泛红或水疱时，应停止治疗，报告医师并配合处理。

【操作并发症及处理】

出现皮肤瘙痒、丘疹、水疱等过敏反应时，立即停止操作，遵医嘱给予对症处理。

（樊艳美　高　楠）

十、拔罐技术

拔罐技术是以罐为工具，利用燃烧、抽吸、蒸汽等方法排出罐内空气，形成负压，吸附于治疗部位的腧穴或相应部位，使局部皮肤瘀血的一种操作方法。

【操作目的及意义】

通过罐的吸附作用，使局部皮肤瘀血，以达到温经通络、驱风散寒、消肿止痛、吸毒排脓等作用。适用于头痛、腰背痛、颈肩痛、风寒型感冒所致咳嗽等症状。

【操作步骤】

1. 核对医嘱及患者信息。

2. 向患者解释操作目的及方法，取得合作。

3. 评估患者主要症状、既往史，是否妊娠期或经期，对疼痛的耐受程度，操作部位的皮肤情况。

4. 洗手，戴口罩。

5. 准备并检查用物：治疗盘、不同型号的玻璃罐数个、润滑剂、止血钳、95% 酒精棉球、打火机、广口瓶、清洁纱布、计时器，必要时备屏风、毛毯，携用物至患者床旁，再次核对医嘱。

6. 协助患者取适宜的体位，充分暴露操作部位，注意保暖及保护隐私，必要时屏风遮挡。

7. 确定拔罐部位或穴位，取穴时采取手指同身寸法。

8. 一手持止血钳夹取95%酒精棉球点燃；另一手拿火罐，将点燃的棉球伸入罐内中下段停留数秒，迅速取出，同时将罐按扣在选定部位上。

9. 将点燃的酒精棉球放入广口瓶内灭火。

10. 观察罐的吸附情况及患者局部皮肤，询问有无不适感。

11. 宣教：拔罐后注意保暖，饮一杯温开水，拔罐部位忌风寒。

12. 起罐：一手轻按罐具，向一侧倾斜；另一手示指或拇指按住罐口一侧皮肤，使罐口与皮肤之间形成空隙，空气进入罐内，顺势将罐取下。观察皮肤，用清洁纱布轻按并清洁拔罐部位皮肤，询问患者感受。

13. 再次核对。

14. 整理床单位，处理用物。

15. 洗手，记录。

【操作难点及重点】

1. 酒精棉球勿过湿，防止点燃后酒精滴下烫伤皮肤。

2. 拔罐时动作要稳、准、快。

3. 常用拔罐方法

（1）闪罐：将罐吸附于皮肤后，立即拔起，反复吸拔多次，直至皮肤潮红、充血或瘀血为止。

（2）走罐：先在罐口或走罐部位上涂一层润滑剂，将罐吸拔于皮肤上，再以手握住罐底，稍倾斜罐体，前后推拉，或做环形旋转运动，如此反复数次，至皮肤潮红、深红或起瘀点为止。

（3）留罐：即火罐吸拔在选定部位后留置10~15分钟。

4. 起罐时不可硬行上提或旋转提拔。

【注意事项】

1. 拔罐时要选择适当体位和肌肉丰满的部位，骨骼凹凸不平及毛发较多的部位不适宜操作。

2. 面部、儿童、年老体弱者拔罐的吸附力不宜过大。

3. 要根据部位选择大小适宜的罐。

4. 拔罐过程中要注意观察患者的反应，患者如有不适，应立即起罐；严重者协助患者平卧，遵医嘱对症处理。

5. 拔罐过程中避免更换体位；点燃酒精棉球后，切勿较长时间停留于罐口及罐内，以免接触皮肤时造成烫伤。

【操作并发症及处理】

1. 烫伤：出现小水疱，遵医嘱外涂烫伤膏等，自行吸收；出现大水疱，可局部消毒后，用无菌针头刺破水疱下沿，将液体排出，注意保留疱皮，遵医嘱外涂烫伤膏等；发生深度烧伤，遵医嘱专科治疗。

2. 晕罐：应立即停止操作并起罐，通知医生。协助患者平卧、保暖、给予吸氧，遵医嘱对症处理。

（石福霞　樊艳美）

十一、五音疗法

五音疗法是根据中医传统的五音理论，辨证施以音乐治疗的一种操作方法。

【操作目的及意义】

运用角、徵、宫、商、羽5种不同音调的音乐，以达到调节情绪、缓解疼痛、镇静安神等作用。适用于失眠、疼痛、焦虑等症状。

【操作步骤】

1. 核对医嘱及患者信息。

2. 向患者解释操作目的及方法，取得合作。

3. 评估患者主要症状、既往史、意识状态，听觉是否正常。

4. 洗手，戴口罩。

5. 准备并检查用物：棉签、75% 乙醇、音乐播放设备、耳机，携用物至患者床旁，再次核对医嘱。

6. 协助患者取适宜体位。

7. 使用棉签蘸取 75% 乙醇，清洁耳部。

8. 根据患者病情，选择相应时段，使用耳机连接音乐播放设备播放五音（角、徵、宫、商、羽）相应的音乐，每日 1 次，每次 20 分钟，音量以 35 分贝左右为宜。

9. 观察患者生命体征，询问有无不适感。

10. 再次核对。

11. 整理床单位，处理用物。

12. 洗手，记录。

【操作难点及重点】

1. 根据患者病情，选择相应音乐：肝病患者，选择角调音乐；心病患者，选择徵调音乐；脾病患者，选择宫调音乐；肺病患者，选择商调音乐；肾病患者，选择羽调音乐。

2. 根据患者情志，选择相应音乐：怒伤肝，可用角调式音乐补之；喜伤心，可用徵调式音乐补之；思伤脾，可用宫调式音乐补之；忧伤肺，可用商调式音乐补之；恐伤肾，可用羽调式音乐补之。

3. 根据天人相应规律实施五音疗法：角调音乐在19:00~22:00实施，徵调音乐在晚上睡前实施，宫调音乐在进餐间或餐后1小时内实施，商调音乐在15:00~19:00实施，羽调音乐在07:00~11:00实施。

4. 肝、胆及所属经络的疾病，可选用《草木青青》《绿叶迎风》《一粒下土万担收》等角调式音乐曲目，以调节肝胆的疏泄功能，促进人体气机的升发条畅。

5. 心、小肠及所属经络的疾病，可选用《汉宫秋月》《喜相逢》《百鸟朝凤》等徵调式音乐曲目，以助养心气。

6. 脾、胃及所属经络疾病，可选用《秋湖月夜》《鸟投林》《闲居吟》等宫调式音乐曲目，以调节脾胃的升降功能，促进全身气机的稳定。

7. 肺、大肠及所属经络疾病，可选用《阳关三叠》《黄河大合唱》等商调式音乐曲目，以调节肺的宣降功能。

8. 肾、膀胱及所属经络疾病，可选用《昭君怨》《塞上曲》等羽调式音乐曲目，以助养肾气，促进人体气机的下降。

【注意事项】

1. 操作前应评估患者的听力情况，根据情况选择适宜的音量，以35分贝左右为宜。

2. 播放时间根据患者情况适当调整，以每日1次，每次20分钟为宜。

（张　兵　　孟思璠）

【参考文献】

[1] 国家中医药管理局医政司. 护理人员中医技术使用手册[M]. 北京：中国中医药出版社，2016.

[2] 王欣然，孙红，李春燕. 重症医学科护士规范操作指南[M]. 2版. 北京：中国医药科技出版社，2020.

[3] 陈佩仪，陈偶英. 中医护理技能[M]. 北京：中国中医药出版社，2020.

[4] 曾灿辉，郭萍，廖荣荣等. 中药穴位贴敷联合耳尖放血治疗外感高热的临床观察[J]. 广州中医药大学学报，2021，38（5）：967-972.

[5] 叶秀春，何桂娟，雷聪云等. 中药热熨治疗老年AECOPD无创正压通气相关性腹胀痰湿中阻证患者的疗效[J]. 浙江临床医学，2022，24

(12)：1624 – 1626.

[6] 张萃，张兵，孟思璠等．基于正交试验法的中药溻渍干预脓毒症高热临床方案优化研究[J]．北京中医药，2024，43（8）：852 – 856.

[7] 苏春芝．基于 CiteSpace 的拔罐法临床护理应用文献计量学分析[J]．护理研究，2024，38（14）：2628 – 2632.

第四章

卧位与转运技术

第一节　卧位护理技术

一、仰卧位

卧位（lying position）是患者休息和适应医疗护理需要所采取的卧床姿势。卧位与诊断、治疗和护理有密切的关系，正确的卧位对减轻症状、治疗疾病、预防并发症均起到良好的作用。

仰卧位（supine position）又称平卧位。患者仰卧，头下放枕，双臂放于身体两侧，双下肢伸直，自然放置。

【操作目的及意义】

保持自然的休息姿势；配合完成各项治疗及检查；适用于胸腹部检查。

【操作步骤】

1. 核对医嘱及患者。

2. 向患者解释操作目的及方法，取得其合作。

3. 评估患者肢体运动情况。

4. 妥善固定各类管路。

5. 遵医嘱使患者平躺于病床：①头下垫枕或去枕仰卧位；②将床头及床尾抬高，则为中凹卧位。

6. 双臂自然放于身体两侧。

7. 双下肢伸直，自然放置；也可屈膝，则为屈膝仰卧位。

8. 仰卧位时良肢位摆放：枕合适高度的枕头，保证颈部舒适且不能过度屈曲；肩关节下垫棉枕，防止肩胛骨后缩；肘关节和腕关节下垫浴巾或棉枕，保持伸肘位置，使腕关节处于背伸位；手握柔软毛巾卷；下肢伸直，腘窝下放一小枕，使髋、膝关节微屈，脚下放置足托，或足底与床尾之间放一软枕，双脚呈小"八字"样摆放，使足处于中外立位，以防足下垂、足内翻。患侧臀部至大腿外下侧放置楔形枕。防止下肢外旋。

9. 标准曲线仰卧位：患者仰卧于手术床后，根据患者的生理曲线，调节手术床各节段的角度，使患者身体与手术床面贴合，其目的是增大受力面积，减小局部压强。

（1）手术床背板抬高 20°~30°。

（2）整个手术床头低脚高 20°。

（3）腿板降低 15°~20°，臀部处于最低位置；手臂外展不超过 90°，远端关节高于近端关节，有利于上肢肌肉、韧带的放松及静脉血液回流。

（4）以上调节完成后，进行评估：与患者沟通，询问舒适程度，根据患者反馈，微测手术床各节段角度；体位安置护士通过目测和双手触及检查，确定患者身体与手术床面接触良好，以保障患者身体与手术床接触面积的最大化和患者的最佳舒适度。

10. 告知患者操作已完毕，整理床单位。

【操作难点及重点】

1. 全身麻醉尚未清醒、昏迷、脊髓腔穿刺后的患者适合于去枕仰卧位，并头偏向一侧，可防止误吸。

2. 休克患者适合于中凹卧位，抬高胸部，有利于通气，改善缺氧症状，抬高下肢，有利于血液回流，增加回心血量。

3. 屈膝仰卧位适合于接受腹部检查或做导尿、会阴冲洗等操作的患者。

4. 良肢位摆放是对脑卒中患者早期最基础的治疗，对抑制痉挛模式（上肢屈肌痉挛、下肢伸肌痉挛）、预防肩关节半脱位、早期诱发分离运动等均能起到良好的作用。一般建议 2 小时变换一次患者的体位，当患者能在床上翻身或主动移动时，可适当改变间隔时间。

【注意事项】

1. 中凹卧位一般抬高头胸部 10°~20°，抬高下肢 20°~30°。

2. 采取屈膝仰卧位做检查或操作时，注意保护患者隐私及保暖。

【操作并发症及处理】

仰卧位时皮肤的受压部位如枕部、肩胛部、骶尾部、足跟部等骨隆突处，需做好压力性损伤风险评估及护理。

二、侧卧位

侧卧位（side lying/lateral position）是患者侧卧于病床，上肢屈肘，一手放于枕旁，一手放于胸前，下腿伸直，上腿弯曲，此为稳定卧位。也可在患者背部、胸腹部、双腿之间放置软枕作为支撑。

【操作目的及意义】

保持自然的休息姿势；配合完成各项检查及治疗：适用于灌肠、肛门检查、体位引流或胃镜检查等。

【操作步骤】

1. 核对医嘱及患者。

2. 向患者解释操作目的及方法，取得其合作。

3. 评估患者肢体运动情况。

4. 妥善固定各类管路。

5. 按照患者病情、意愿或根据医嘱使患者向左或向右侧卧于病床。

6. 双上肢屈肘，一手放于枕旁，一手放于胸前。

7. 下腿伸直，上腿弯曲；如为肌内注射做体位准备，则下腿弯曲，上腿伸直。

8. 侧卧位良肢位

（1）患侧卧位：下肢稍后伸，屈膝。健侧上肢放在身侧或胸前垫枕上，应避免躯干向前引起患侧肩胛骨后缩。健侧下肢保持迈步姿势，放于枕上，膝关节和踝关节略为屈曲，但要避免姿势不对导致髋关节压迫。

（2）健侧卧位：躯干略为前倾，患侧上肢放于胸前枕上，肩关节向前平伸，肘关节伸直，手指伸开。患侧下肢膝关节、髋关节略为弯曲放于枕上，呈迈步状。健侧上肢取患者舒适体位，健侧下肢膝关节略屈曲，髋关节伸直。

9. 根据患者稳定情况酌情在患者背部、胸腹部、双腿之间加用软枕支撑。

10. 告知患者操作已完毕，整理床单位。

【操作难点及重点】

1. 保留灌肠时一般采取左侧卧位，可以使药物停留在结肠位置，达到清洁或治疗的目的。

2. 体位引流一般是做肺部的分泌物引流，根据治疗目的采取适当的侧卧体位。

【注意事项】

侧卧位时应在胸腹部、双腿间给予必要的支撑，保持侧卧位的稳定性。避免肢体受压等影响血运。

【操作并发症及处理】

侧卧位时受压的皮肤部位如耳廓、肩部、髋部、双膝两侧、足踝两侧等骨隆突处，需做好压力性损伤风险评估及护理。

三、俯卧位

俯卧位（prone position）是一种身体前表面俯于床上，头偏向一侧的姿势。

【操作目的及意义】

适用于腰背部的检查、治疗和手术；缓解腹部疼痛；俯卧位通气。

【操作步骤】

1. 核对医嘱及患者。

2. 向患者解释操作目的及方法，取得其合作。

3. 评估患者肢体运动情况。

4. 妥善固定各类管路。

5. 使患者俯卧于病床，头偏向一侧。患者可选择个体化的俯卧位姿势。主诉手臂麻木不适患者，推荐采用"游泳者姿势"；颜面部水肿患者，推荐采用"反向特伦德伦伯格体位"；佩戴无创呼吸机面罩者，推荐采用"海豚体位"；不能全程耐受全俯卧位患者，推荐间断、交替全俯卧位或半俯卧位。

6. 根据患者稳定情况酌情在患者面部、前胸、髋部之间加用软枕支撑。

7. 告知患者操作已完毕，协助患者恢复舒适卧位，整理床单位。

【操作难点及重点】

如患者可自主翻身，以患者自主翻身俯卧为主；如患者无自主活动能力，需由2~4名医务人员按轴位翻身法给予患者俯卧位。

【注意事项】

为预防俯卧位患者发生呕吐、反流误吸等并发症，实施清醒俯卧位应尽量安排在进食1小时后。若患者接受肠内营养，推荐在俯卧位前2小时暂停肠内营养，并评估胃残留量，若患者有胃潴留，推荐进行胃肠减压后实施俯卧位。

【操作并发症及处理】

1. 非计划性拔管

（1）翻身前，应检查管路固定情况。

（2）管路应预留足够的长度，必要时使用延长管。

（3）翻身过程中，操作者动作应保持同步，避免不必要的管路牵扯。

（4）翻身结束后，应立即检查所有管路是否固定且通畅。

2. 反流与误吸

（1）宜使用幽门后喂养。

（2）使用肠内营养的患者，翻转至俯卧位前，应暂停肠内营养，并监测胃残余量。

（3）俯卧位机械通气期间，应避免腹部受压，每次调整体位后均需检查腹部受压情况。

3. 压力性损伤

（1）应每2小时观察压力性损伤高风险部位皮肤的受压情况，检查受压部位保护措施是否有效。

（2）应每2小时进行左右侧卧位翻身，角度为15°~30°，躯干朝向应与头部朝向保持一致。

（3）应悬空鼻尖、腹部、女性胸部、男性生殖器等易受压部位。

4. 血流动力学紊乱

（1）应持续心电、血氧饱和度和动脉血压监测。

（2）应及时调整血管活性药物剂量。

（3）应避免在血流动力学不稳定时进行俯卧位翻身。

四、俯卧位机械通气

俯卧位机械通气是指一种俯卧于床上的体位姿势行机械通气的方法。机械通气是指自然通气和（或）氧合功能出现障碍时，运用器械（主要是呼吸机）恢复有效通气并改善氧合的方法。

【操作目的及意义】

1. 改善肺容积：俯卧位可以使胸腔内的肺部得到更好地扩张，增加肺容积，有助于更多的空气进入肺部。

2. 提高肺顺应性：俯卧位有利于减少肺部与胸壁之间的接触，降低胸腔内压力，使肺部更易于膨胀和收缩，提高肺的顺应性。

3. 降低肺通气阻力：俯卧位可以减少肺底部受重力影响的程度，帮助改善通气，并减少通气阻力。

4. 提高通气/血流比：俯卧位有助于改善肺泡通气和肺血流分布的匹配，使通气和血流的比例更均衡。

【操作步骤】

1. 俯卧位通气的评估

（1）应评估患者的生命体征、血氧饱和度等。

（2）应评估机械通气模式、潮气量、气道压力、报警限设置等参数。

（3）应使用风险评估量表评估压力性损伤的风险，高风险部位应使用减压工具或器械进行保护。

（4）应评估患者的管路种类及固定情况，宜夹闭尿管、胃管等非紧急管路。俯卧位通气前 2 小时暂停肠内营养，操作前回抽胃内容物避免过多胃残余量致反流误吸；危重型重度急性呼吸窘迫综合征（ARDS）患者早期置入鼻空肠管。

（5）应使用 RASS 或 SAS 表评估患者的镇静状态，维持 RASS 评分 -3 ~ -4 分或 SAS 评分 2 分。

（6）应使用 CPOT 或 BPS 评估患者的镇痛状态，维持 CPOT 评分 0 分或 BPS 评分 3 分。

（7）应保持气道通畅，双重固定气管插管，维持气囊压力 25 ~ 30cmH$_2$O。

（8）应充分清理口鼻腔、气道分泌物，呼吸机纯氧通气 2 分钟。

2. 准备并检查用物：大单、各类敷料、头面部、腹部支撑垫等。

3. 患者准备

（1）确定俯卧位通气翻转方向：根据仪器设备连接及患者体位翻转的方便性，决定患者由左向右或由右向左进行翻转。

（2）将电极片移至肩臂部，整理监护仪各导联线，留出足够长度便于翻转。

（3）夹闭非紧急管路（如尿管、胃管等），妥善固定各导管，防止脱管。整理各管路方向与身体纵轴方向一致，并留出足够长度便于翻转。

4. 操作流程

应由至少 5 名操作者执行。若患者正在接受 CRRT、ECMO 等治疗，宜增加操作者 1 ~ 2 名。考虑到俯卧位通气治疗时的安全性与方便性，推荐使用信封法。宜选择最重要管路的对侧作为翻身方向。应去除患者前胸位置的电极片，宜保留有创血压和血氧饱和度监测。翻身过程中，应实时监测血氧饱和度、心率及血压。翻身过程中，应由 1 号位操作者发号施令，指挥整个翻身过程。

（1）位置与分工

第一人：位于床头，负责呼吸机管路的妥善固定、头部的安置及发出口令；

第二人：位于左侧床头，负责监护仪导联线、左侧上身导管的安置；

第三人：位于左侧床尾，负责导尿管及左侧下半身各类导管的安置；

第四人：位于右侧床头，负责该侧静脉置管及右侧上半身各类导管的安置；

第五人：位于右侧床尾，负责右侧下半身各类导管的安置。

患者生命体征由位于监护仪对侧的医护人员查看。如患者行体外膜肺氧合（ECMO）治疗，第六人专门负责确认 ECMO 管道是否在位、通畅，并监测 ECMO 机器运转情况。

（2）翻转方法及操作后处理：俯卧位后应注意保持人工气道及血管通路的通畅，避免胸腹部受压。同时应注意保护易受压部位，避免压力性损伤发生。

1）将护理垫分别置于患者胸前及会阴部，吸水面朝向患者皮肤。

2）将两个圆柱形枕分别置于患者胸部及髂嵴处护理垫上，男性患者注意避开生殖器部位。

3）将翻身单覆盖在圆柱形枕头上，患者双手置于两侧紧贴身体。

4）由位于头侧的第一人固定住患者的人工气道及呼吸机管路。其余 4 人将患者身上身下两层翻身单边缘对齐。将其同时向上卷至最紧，固定住患者其他导管。

5）由第一人发出口令，并与其他四人同时将患者托起。先移向病床一侧。

6）确认患者及管道安全后，听第一人口令同时将患者翻转为 90°侧卧位，整理各类管路，然后 5 人同时将患者（由左向右或右向左）翻转至俯卧位。

7）将患者头偏向一侧，头下垫护理垫与减压枕，留出足够高度，确保人工气道通畅，便于吸痰操作。特殊情况如：颈部强直患者应给予镇静镇痛；气管切开患者需保障颈部悬空，留有操作空间。

8）确认圆柱形枕位置恰当；整理确认各导管是否在位通畅，导线妥善固定，摆放肢体于功能位。

9）头部及躯干部也可使用俯卧位专用膜垫、充气软垫等。在患者面部颧骨处、双肩部、胸前区、髂骨、膝部、小腿部及其他骨隆突俯卧位易受压处垫上泡沫型减压敷料、软枕等。

5. 俯卧位通气结束操作流程

(1) 俯卧位通气结束后，清理呼吸道及口鼻腔分泌物。

(2) 先由第一人明确人员分工及职责，各自妥善固定好所负责的管路，由第一人发出口令，其余人员同时将患者托起，先移向病床一侧，然后将患者转为侧卧位，撤除软枕及软垫，整理好病床，将患者摆放至需要的体位。

(3) 生命体征平稳后将心电监护接至胸前。

(4) 整理各管路，重新妥善固定。

(5) 清洁颜面部，更换气管插管固定胶布，进行口腔护理。

【操作难点及重点】

1. 俯卧位实施指征的评估：中/重度 ARDS 顽固性低氧血症，当呼气末正压（PEEP）≥5cmH$_2$O（1cmH$_2$O = 0.098kPa），氧合指数≤150mmHg 时应积极行俯卧位通气。相对禁忌证：俯卧位通气无绝对禁忌证，相对禁忌证包括：严重血流动力学不稳定；颅内压增高；急性出血性疾病；颈椎、脊柱损伤需要固定；骨科术后限制体位；近期腹部手术需限制体位者或腹侧部严重烧伤；妊娠；颜面部创伤术后；不能耐受俯卧位姿势。

2. 俯卧位通气时间：目前俯卧位通气持续时间尚有争议，建议不小于 12 小时，但当出现明显并发症（如恶性心律失常或严重血流动力学不稳定）时需考虑随时终止俯卧位通气。

【注意事项】

俯卧位通气疗效的评估：俯卧位通气时需密切评估患者反应性以决定进一步的治疗。疗效评估主要包括影像学、氧合指数和 PaCO$_2$ 的变化。

1. 影像学：胸部 CT 能准确评估俯卧位通气的效果，有条件者可实施。

2. 氧合指数与 PaCO$_2$ 的变化：当氧合指数升高 >20% 提示俯卧位通气反应性好。相关研究显示俯卧位通气效果显著的患者，脉搏血氧饱和度（SpO$_2$）多在俯卧位通气 1 小时内改善，仅少数患者超过 4 小时才出现氧合改善。俯卧位通气可改善通气，减少死腔通气量。当 PaCO$_2$ 下降 >2mmHg 亦提示俯卧位通气治疗有效。因此在实施俯卧位通气治疗过程中，需动态监测血气与机械通气情况（建议每隔 4 小时监测 1 次），实时评估俯卧位通气治疗的效果。

【操作并发症及处理】

1. 非计划性拔管

(1) 翻身前，应检查管路固定情况。

(2) 管路应预留足够的长度，必要时使用延长管。

（3）翻身过程中，操作者动作应保持同步，避免不必要的管路牵扯。

（4）翻身结束后，应立即检查所有管路是否固定且通畅。

（5）俯卧位机械通气期间，宜每 2 小时检查管路固定情况。

2. 反流与误吸

（1）宜使用幽门后喂养。

（2）使用肠内营养的患者，翻转至俯卧位前，应暂停肠内营养，并监测胃残余量。

（3）俯卧位机械通气期间，应避免腹部受压，每次调整体位后均需检查腹部受压情况。

3. 压力性损伤

（1）应每 2 小时观察压力性损伤高风险部位皮肤的受压情况，检查受压部位保护措施是否有效。

（2）应每 2 小时进行左右侧卧位翻身，角度为 15°～30°，躯干朝向应与头部朝向保持一致。

（3）应悬空鼻尖、腹部、女性胸部、男性生殖器等易受压部位。

4. 血流动力学紊乱

（1）应持续心电、血氧饱和度和动脉血压监测。

（2）应及时调整血管活性药物剂量。

（3）应避免在血流动力学不稳定时进行俯卧位翻身。

（4）俯卧位通气期间，患者出现恶性心律失常、严重血流动力学不稳定、心搏骤停及气管导管异位等情况时，应立即终止俯卧位通气。

五、半坐卧位

半坐卧位（fowler position）是一种患者仰卧，床头抬起 30°～45° 的姿势。

【操作目的及意义】

适用于头颈部、腹腔、盆腔手术恢复期患者，也适用于呼吸困难患者。有利于缓解腹部疼痛及增加胸腔呼吸容量。

【操作步骤】

1. 核对医嘱及患者。

2. 向患者解释操作目的及方法，取得合作。

3. 评估患者肢体运动情况。

4. 妥善固定各类管路。

5. 仰卧，床头支架或靠背架抬高 30°～45°，下肢屈曲。必要时，腘窝部位垫软枕。

6. 告知患者操作已完毕，整理床单位。

【操作难点及重点】

截瘫患者或下躯部神经损伤患者，不宜使用半坐卧位，在起卧过程中应帮助其抬起上躯部，以减轻骶尾部的剪切力。坐轮椅时，椅面与椅背应呈90°或<90°，避免半坐卧位剪切力损伤。

【注意事项】

取平卧姿势时，应先放平患者下肢，后放平上半身躯干。

【操作并发症及处理】

由于剪切力及重力作用，注意做好骶尾部皮肤评估及护理，预防压力性损伤。

六、端坐卧位

端坐卧位（sitting position）是一种端坐于床上的姿势，上身与床面之间角度达到90°。

【操作目的及意义】

适用于哮喘发作、呼吸困难、心力衰竭、心包积液患者。

【操作步骤】

1. 核对医嘱及患者。

2. 向患者解释操作目的及方法，取得其合作。

3. 评估患者肢体运动情况。

4. 妥善固定各类管路。

5. 患者坐起，背部垫靠枕或将床头抬高达90°，患者胸前可放小桌支撑。

6. 坐位良肢位：头部要直立，背部用软枕垫好，保持躯干伸展，双上肢伸展放在床前桌上，高度要适当。臀下垫一软垫，髋关节保持90°屈曲位，双膝稍屈曲，膝下垫软枕，患侧足底踏一沙袋，使踝关节保持中立位。

7. 根据患者稳定情况酌情在患者背部加用软枕、靠背架等支持物辅助坐姿。

8. 告知患者操作已完毕，整理床单位。

【操作难点及重点】

防止坠床，必要时加床档，做好背部保暖。

【注意事项】

端坐卧位时需做好肢体的支撑，关注循环、呼吸体征等。

【操作并发症及处理】

端坐卧位时皮肤的受压部位为骶尾部及坐骨结节部，注意皮肤评估及护理，预防压力性损伤。

七、约束带使用

国际医疗卫生机构认证联合委员会（Joint Commission on Accreditation of Healthcare Organizations，JCAHO）将约束定义为任何妨碍患者移动、活动或肢体活动的物理或药物的方式。中华护理学会团体标准《住院患者身体约束护理》将约束定义为使用相关用具或设备附加在或邻近于患者的身体，限制其身体或身体某部位自由活动和（或）触及自己身体的某部位。约束带（restraint）是一种保护患者安全的装置，用于有自伤或坠床危险的躁动患者；也用于治疗需要固定身体某一部位时限制其身体及肢体的活动。

【操作目的及意义】

保证患者安全，不阻挡医疗护理行为。

【操作步骤】

1. 核对医嘱及患者。

2. 评估患者的意识状态、病情、生命体征及肢体活动度（是否存在意外损伤可能），有无皮肤破损、血液循环障碍等情况。若患者兴奋躁动，有伤害自己或他人的行为或可能，或阻碍治疗和护理的实施的行为或可能，应及时进行约束。

3. 与医生共同协商、评价患者需保护性约束的必要性，请医生开具医嘱。《护理敏感质量指标实用手册（2016 版）》已经将住院患者身体约束率纳入到护理敏感指标中。书中也明确指出，通过对住院患者身体约束率的监测，医院或部门能够及时获得约束具使用率、约束具使用导致的不良事件和约束具使用的关联信息。2007 年美国急症约束循证指南指出：身体约束的使用一定要在对患者生理、心理、医疗设备及环境充分评估后进行。

4. 向患者及家属解释约束的目的、意义、方法和注意事项，尽量取得患者和家属的配合。

5. 签署保护性约束知情同意书。

6. 根据评估情况，选择约束方式（约束部位、约束带种类、约束带数量)。

(1) 上肢约束:将肢体约束带轻柔环绕于患者手腕部,松紧以可容纳 1~2 指为宜。将约束带上的固定绳带在环绕手腕部分的外围交叉系一活扣,然后将绳带系于两侧床档靠下部位,使患者不能自行触摸到绳结并解开。绳带活扣与床档系结之间的长度,以可预留出上肢安全活动范围为宜。必要时,双侧上肢可放托垫物品,以保持上肢处于功能位。适用于躁动、防止管路脱出的患者。

(2) 下肢约束:将肢体约束带轻柔环绕于患者足踝部,松紧以可容纳 1~2 指为宜。将约束带上的固定绳带在环绕足踝部分的外围交叉系一活扣,然后将绳带系于两侧床档或床尾。绳带活扣与床档系结之间的长度,以可预留出下肢安全活动范围为宜。足底部与床尾之间加垫支撑物品,保持足部处于直立稍外展的功能位,防止足下垂。适用于躁动、下肢术后、下肢有引流管路的患者。

(3) 全身约束:可使用肢体型约束带分别固定上肢、下肢,也可使用专门的衣裤型约束带、平面躯体约束带固定患者身体,保证患者全身处于约束状态,以保证治疗护理需求。适用于躁动、妨碍治疗、有自杀倾向的患者。

(4) 手套式约束:可以防止手抓握动作的手掌部包裹式约束,上肢各关节均可以活动(乒乓球拍式或手套包裹式),适用于防止患者抓伤皮肤。

7. 给予约束后,评估约束效果,并记录。记录约束的原因、部位、用具、执行时间、实施者等。

【操作难点及重点】

1. 应评估患者是否需要约束。

2. 应告知患者或监护人或委托人约束的相关内容,共同决策并签署知情同意书。紧急情况下,可先实施约束,再行告知。

3. 应根据评估结果和医嘱,选择约束方式和用具。

4. 约束用具的使用应遵循产品使用说明。

5. 保持约束肢体的功能位及一定活动度,约束用具松紧度以能容纳 1~2 指为宜,约束部位应给予皮肤保护。

6. 约束用具应固定在患者不可及处,不应固定于可移动物体上。

7. 约束中宜使用床档,病床制动并降至最低位。

8. 应动态观察患者约束松紧度,局部皮肤颜色、温度、感觉、局部血运等情况。一旦出现并发症,及时通知医师。

9. 严格掌握约束的适应证,综合评估患者的实际情况,选择合适的约束方式、约束装置和数目，对患者进行有效的约束，对烦躁的高危人群合理使用镇静剂，缓解其紧张、恐惧的心理，对降低意外事件的发生有帮助。杜绝因约束引起的各种并发症。

【注意事项】

约束解除指征：患者意识清楚，情绪稳定，精神或定向力恢复正常，可配合治疗及护理，无攻击、拔管行为或倾向；患者深度镇静状态、昏迷、肌无力；支持生命的治疗/设备已终止；可使用约束替代措施；如多部位约束，宜根据患者情况逐一解除并记录。

约束用具应专人专用，一次性约束用具使用后应按医疗废物处理，重复使用的约束用具使用后应按产品说明书处理。

【操作并发症及处理】

约束并发症主要有：皮肤损伤、皮下瘀斑、关节损伤、约束肢体末梢水肿以及患者心理、情绪问题。

1. 皮肤损伤、皮下瘀斑：约束松紧适宜，约束装置与皮肤接触面应为摩擦力小、透气的材质。每 2 小时评估约束部位皮肤，必要时间断停止约束。

2. 关节损伤：保持约束肢体关节的功能位，每 2 小时评估关节功能情况，必要时间断暂停约束，给予功能锻炼。

3. 肢体末梢水肿：约束松紧适宜，必要时抬高约束肢体末端。每 2 小时评估肢体末梢血运情况，必要时给予间断暂停约束。

4. 护理人员应了解患者心理需求，细致、耐心地向患者解释病情，讲解精神因素在治疗过程中的重要性，抚平患者的不良情绪，引导患者以乐观的精神面对疾病，积极地配合治疗，早日恢复身体健康。

（吕玉颖）

【参考文献】

[1] 刘楠，李卡．康复护理学［M］.5 版．北京：人民卫生出版社，2022.

[2] 徐晓玲，储爱琴．脑卒中康复护理技术［M］．合肥：中国科学技术大学出版社，2021.

[3] 么莉．护理质量指标监测基本数据集实施指南（2022 版）［M］．北京：科学技术文献出版社，2022.

[4] 中华护理学会．成人机械通气患者俯卧位护理［团体标准］T/CNAS 23－2023．北京：中华护理学会，2023：1.

[5] 中华护理学会．住院患者身体约束护理［团体标准］T/CNAS

04—2019. 北京：中华护理学会，2019：11.

［6］急性呼吸窘迫综合征患者俯卧位通气治疗规范化流程［J］. 中华内科杂志，2020，59（10）：781－787.

［7］张帅，陈娟红，仝殷殷，等. ICU 患者身体约束管理系统的构建与应用［J］. 中华护理杂志，2023，58（01）：55－59.

［8］Cui N, Zhang Y, Liu Y, Zhou Y, Sun H, Jin J; guideline adaptation working group of physical restraints. Protocol for the adaptation of clinical practice guidelines for the management of physical restraints in critically ill patients. Ann Palliat Med. 2021 Apr; 10（4）：4889－4896.

第二节　转　运　技　术

一、安全转运技术

重症患者转运（transport of critically ill patients）是重症监护病房（ICU）的重要工作内容之一，可以协助患者寻求或完成更好的诊疗措施，从而改善患者的预后。

【操作目的及意义】

1. 协助患者安全完成转运及相关检查和治疗。

2. 保障患者安全，避免患者在转运过程中发生意外事件。

【操作步骤】

1. 明确转运目的，转运前医生将转运的必要性和潜在风险告知患者家属，获取知情同意及签字。

2. 评估患者病情，有无控制活动性出血等情况，保持血流动力学稳定，针对性处理原发疾病，如创伤患者使用颈托、颅内高压降压处理、躁动患者给予有效镇静。

3. 准备维持转运过程和应对突发状况的药物、转运专用的设备及必要的后备设备，包括转运呼吸机、转运监护仪、氧气筒、简易呼吸器、外出抢救箱、急救药品箱、注射泵、电动吸痰装备等。

4. 确认各转运设备在工作状态，转运呼吸机正常运行，氧气储备足够全程所需并富余 30 分钟以上，准备转运呼吸机替代用简易呼吸器。

5. 机械通气患者确认气管导管深度并妥善固定，确保气道通畅，连接转运呼吸机前需试运行替代参数并观察通气及氧合情况。

6. 连接转运监护仪各参数，保证检查过程中生命体征的持续监护。转运监护仪电池储备足够全程所需并富余 30 分钟以上。

7. 固定其余各种引流管路、输液管路等，确保导管通畅、妥善固定。

8. 带有气管插管患者吸净口鼻内分泌物，并评估患者痰液的颜色、性质、量，必要时携带便携式吸痰装置。

9. 如患者持续进行胃肠内营养，应回抽胃内容物，并暂停肠内营养。

10. 转运过程中密切监测病情变化，安慰患者。

11. 转运中将患者稳妥固定。转运时应患者头部在后，入电梯时应头部向内。在患者头侧的转运人员负责观察患者的意识状态、呼吸等指征。注意患者的头、手、脚等不要伸出轮椅或推车外，避免推车速度过快、转弯过急，以防意外伤害。

12. 与相关科室交接病情，包括患者病史、重要体征、实验室检查、治疗经过、转运中有意义的临床事件。交接患者护理情况，包括皮肤、管路、动静脉置管情况、药物等。

13. 再次核对患者，准确记录。

【操作难点及重点】

1. 转运前应明确转运的目的和必要性，评估转运的风险、获益。根据患者的病情特征及临床实践等情况，从患者的生命体征、意识状态、呼吸支持、循环支持、主要临床问题及转运时间六方面进行评估，确定转运所需配备的人员和装备，以实现资源优化、安全转运。

2. 准备足够的设备和药物是确保转运安全的关键，根据患者病情、转运目的以及预期时间确定必备的设备，并根据患者病情选择转运所需设备。

3. 可以根据病情选择合适的气道管理和通气设备，推荐的设备包括鼻导管、鼻/口咽通气道、便携式吸引器及吸引管、加压面罩、简易呼吸器、喉镜、各种型号的气管插管、开口器、管芯、牙垫、舌钳、插管钳、环甲膜穿刺针、氧气瓶及匹配减压阀、流量表、扳手、便携式呼吸机、听诊器、胶布、血氧饱和度监测仪、气胸穿刺包、润滑剂等。气道管理选配设备包括：环甲膜切开包、各种型号储氧面罩、多功能转运呼吸机、呼气末 CO_2 监测仪、球囊外接可调 PEEP 阀、呼吸机螺旋接头、呼吸过滤器、温湿交换器、胸腔闭式引流设备、便携式血气分析仪。

4. 循环管理推荐设备包括：心电监护仪、血压计、除颤仪及导电糊、各种型号注射器、留置针、止血带、输液器、输血器、微量泵、输液泵、三通、皮肤消毒液、无菌敷料。可以根据病情选择的循环管理选配设备包括：动脉穿刺针、中心静脉导管包、压力延长管、压力传感器、加压输液器、经皮心脏起搏器。

5. 其他设备包括：体温计、血糖仪、胃肠减压装置、鼻饲管、约束带、手电筒及电池、通讯联络设备、止血钳、创伤手术剪、外科敷料、脊柱稳定装置。

6. 危重患者转运前和转运后均可参考如下 ABCDEF 法。

A（airways）：检查通气设备是否完善，是否有故障，连接是否正常，气管导管是否位置恰当，是否有氧源。

B（breath）：双肺听诊，确认 SpO_2 和 $ETCO_2$ 的情况。

C（circulation）：确认心电监护和血压值，妥善安置动静脉管道。

D（disconnect）：将气源和电源接头从移动或固定接口断开，转换至固定或移动接口。

E（eyes）：确认转运人员可以看到监护仪显示情况。

F（fulcrum）：确认有无应急预案。

【注意事项】

1. 根据转运目的、预计时间等确定转运过程所需的设备、药物等。

2. 重症患者的转运应由至少两位接受过专业训练的医生和护士完成，病情不稳定时，应由具备气道管理能力、掌握高级生命支持、熟悉危重病治疗等技术的医师指挥。必要时可配备一名专职负责医疗仪器、设备维护的工程师。

3. 转运前应确保转运设备正常运行，转运医生熟练操作且能够维持转运的过程和突发状况。

4. 配备转运设备的尺寸、重力、电池的维持时间与转运车匹配并能正常运转，且在光线差及颠簸时均能使用。

5. 注意防护、减轻患者心理和精神上的损害。转运人员应主动自我介绍，对于清醒患者，应对转运过程加以必要的说明，以减轻患者的紧张、焦虑情绪。转运过程中将患者妥善覆盖，注意保护患者隐私。

6. 转运过程中需确定患者管路固定良好，避免管路滑脱，保持管路通畅。注意观察引流液的颜色、性质和量。

7. 转运过程中要确保静脉输液通畅，以便抢救时用药。

8. 保持呼吸道通畅，呕吐时头偏向一侧，防止窒息和误吸，及时清除气道内分泌物。

9. 转运前后应进行完善交接。

10. 传染性疾病重症患者转运过程中还必须遵守传染性疾病的相关法规及原则。

【操作并发症及处理】

1. 转运过程中生命体征不稳定。患者在转运过程中可能有死亡、心搏骤停、低氧（SpO₂ 下降 > 19% 超过 10 分钟）、低血压（血压下降 > 20mmHg 超过 10 分钟）、出血（失血量 > 250ml）、心律失常、神经系统变化（颅内高压、神经系统定位体征、颅内出血）等。为确保患者安全，医护人员需各司其职，在转运过程中密切监测生命体征变化，监测仪器设备的正常运转，备好抢救药物，在转运过程中保证输液通路畅通，必要时紧急给予急救药物。如患者病情加重，应就地抢救、处理，必要时转至就近科室处理。再次评估转运利弊后，继续转运或返回科室。

2. 转运过程中还有可能出现人工气道移位、脱出，动/静脉导管脱出、胸腔引流管/导尿管/外科引流管等导管移位。患者在床单位间移动过程要注意各种管路连接的有效性，妥善固定，避免牵拉松脱。

二、过床易的应用技术

医用过床易是将患者在手术台、推车、病床、CT 台之间换床、移位、护理的最佳工具，可使患者平稳、安全地过床，并减轻其被搬运时所产生的痛苦。它既能避免在搬运患者过程中造成不必要的损伤，又提高了护理质量，解决了因此而造成的纠纷及风险，极大地降低了护理工作人员的劳动强度。

【操作目的及意义】

1. 保障患者安全，减轻患者被搬运时所产生的痛苦，避免在搬运患者过程中造成不必要的损伤。

2. 降低护理人员劳动强度，缩短患者搬运时间。

【操作步骤】

1. 核对患者，评估病情。

2. 洗手，向患者解释转移目的和过程，取得患者的理解和配合。嘱患者放松，双手放在胸前，若病情允许暂时给予平卧位，撤掉枕头。

3. 妥善固定患者的管路、气管导管等，预留出足够的长度。

4. 把平车的高度升降到和病床一样的高度（之间落差不能超过 15cm），推车紧靠病床，在两侧各站一人，将床及平车的车轮锁定。

5. 病床一侧的人两手分别扶持患者的肩部和臀部，轻轻将患者侧搬超过 30° 左右，另一侧的人将过床易滑入患者身体下方 1/3 或 1/4 处，患者双手交叉于胸腹。

6. 病床一侧的人托住患者肩部和臀部用力慢慢往下推，另一侧的人也要托住患者的肩部和臀部，防止滑得太快，发生意外。

7. 当患者完全过床到推车上时，推车一侧的人员要侧搬患者，另一人将过床易取出。

8. 给患者舒适体位，垫枕头，盖被，抬起床档，并询问患者有无不适主诉，实现安全、平稳、省力地过床。

【操作难点及重点】

1. 通过过床易与过床易外套之间的摩擦滑动而使过床易外套循环滚动，从而使躺在过床易上的患者轻松转移到另外一张床上（或其他设备）。

2. 可以用湿布清洗，尽量不要用硬刷在灰色材质上使用，外罩可以用60°以下的水清洗、消毒。

3. 过床易为两段式构造，中间可折叠，可以任意改变角度，但顺滑程度会受一定影响。

4. 颈脊髓损伤患者，在损伤部位固定良好的情况下可以使用过床易搬运，搬运过程中注意保持肢体轴线水平，防止躯干扭曲。两侧均需用双手固定患者头、颈、肩和臀部，使身体保持一条直线。

5. 过床易的尺寸为长 170cm、宽 50cm、厚 2cm，在超重、体型高大和过于消瘦成人或儿童使用时，放入的深度要适当调整，以免影响滑动的效果。

【注意事项】

1. 护理人员要熟练掌握操作过床易的使用方法，才能发挥过床易的功效，床和推车之间不能有缝隙，其距离不能超过 15cm。

2. 过床时要把推车的四轮锁住，以免过床时推车移位。操作时不能用太大力向前或向上提中单，以免发生意外。

3. 过床前应妥善固定各类导管及引流管，必要时夹闭，避免滑动过程中牵拉造成导管脱出、移位等不良事件。转运完毕后，要及时打开夹闭的导管，引流袋或引流瓶放置于合适的位置，并一一检查核对。

4. 操作时动作宜轻柔、匀速，避免拉拽和用力过大等操作，减少剪切力与摩擦力，以免发生意外及皮肤损伤。

5. 若为不能平卧的患者过床搬运，使用过床易时，要尽量保持符合病情要求的体位，以保证患者的安全。

6. 胸腰椎术后患者，常配有支具，可携带支具转运和过床，减少搬运过程的可能风险。

【操作并发症及处理】

1. 坠床：若在搬运过程中出现患者坠床，应第一时间通知医生，评估患者神志、意识，测量生命体征，初步检查伤口及身体其他部位受伤情况，妥善安置并安慰患者，并告知陪护人员和家属不要随意拉扯患者以免二次伤害。

2. 管路滑脱：若在过床过程中发生管路滑脱，立即采取相应措施，必要时立即通知医生。密切观察患者生命体征及病情变化，详细记录。根据医嘱及患者病情需要，给予再次置管。

（袁　翠）

【参考文献】

［1］Intensive Care Society. The transfer of the critically ill adult［EB/OL］.（2019 – 01 – 01）［2024 – 12 – 01］. https：//ics. ac. uk/resource/ transfer – critically – adult. html.

［2］李树亚，孙朋霞，华小雪，等. 急危重症患者院间转运决策最佳证据总结［J］. 中华护理杂志，2023，58（19）：2416 – 2421.

第五章

辅助诊疗技术

第一节　医护配合技术

一、腰椎穿刺

腰椎穿刺是神经科临床常用的检查方法之一，是将中空的穿刺针从成人的第3、4腰椎间隙或第4、5腰椎间隙导入蛛网膜下腔，以达到诊断和治疗目的的一项无菌技术。

【操作目的及意义】

1. 诊断作用：检测脑脊液的性质，对诊断脑膜炎、脑炎、脑血管病变、颅内肿瘤、脊髓病变周围神经病等神经系统疾病有重要意义。也可测定颅内压力以及了解蛛网膜下腔是否阻塞等。

2. 治疗作用：鞘内注射药物，达到治疗作用。

【操作步骤】

1. 核对患者信息，评估患者的年龄、病情、过敏史（如乳胶、麻醉药物等）、意识状态、合作程度。

2. 向患者和家属解释操作目的及方法，并签署操作知情同意书，取得其配合。

3. 洗手，戴口罩。

4. 准备并检查用物：一次性腰穿包、无菌手套、麻药、测压管、化验收集瓶。

5. 患者侧卧，靠近床沿，头向前胸部屈曲，双手抱膝，使其紧贴腹部，这种体位使脊柱尽量后突以增宽脊椎间隙（图5-1-1）。对于肥胖、关节炎或脊柱侧弯患者也可取坐位进行腰椎穿刺。

6. 暴露腰部，定位并做好标记。

7. 戴无菌手套，铺巾消毒，局部麻醉后穿刺。

8. 协助医生连接测压管测压。

9. 根据实际需要留取适量脑脊液送检，插入针芯，拔出穿刺针，无菌纱布覆盖，胶布固定。

10. 整理床单位。

11. 整理用物，洗手，记录脑脊液压力、颜色和性状。

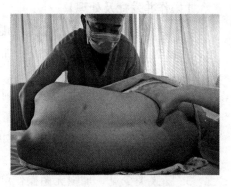

图 5 - 1 - 1　腰椎穿刺体位图

【操作难点及重点】

1. 操作前配合

（1）护士要充分评估患者病情，对躁动、不能配合者协助医生给予镇静剂。对气管切开、气管插管患者充分清理呼吸道，对疑有高颅压者及时通知医生，防止脑疝发生。

（2）协助患者取侧卧位，背齐床沿，与床板垂直，低头双手抱膝，腰部尽量后突，脊柱靠近床沿。

2. 操作中配合

（1）护士要随时协助患者维持体位姿势。

（2）穿刺过程中密切观察患者的生命体征、神志、面色、出汗和疼痛等情况，告知患者穿刺时尽量不咳嗽，如穿刺期间咳嗽尽可能提前告知医生，穿刺中有异常及时与医生沟通。

3. 操作后配合

（1）对清醒患者，护士要鼓励其多饮水，防止低颅压性头痛。

（2）对有意识障碍患者，应密切观察意识障碍程度和瞳孔的变化。

（3）给予患者去枕平卧 4 ~ 6 小时，卧床期间不可抬高头部，但可适当转动身体。

【注意事项】

1. 严格无菌操作，选择穿刺点时注意一定要位于椎间隙与脊柱正中线的"十"字交点上，偏离该点将导致腰椎穿刺失败、反复腰椎穿刺。

2. 当颅内压力超过 20cmH$_2$O 时或滴速超过 50 滴/分时，提示颅内压增高，此时放液不能太快，防止椎管内压力降低引起脑疝。

3. 术后要观察穿刺点有无出血，保持局部干燥，以防感染。

【操作并发症及处理】

1. 腰椎穿刺后头痛是最常见的腰椎穿刺并发症，见于穿刺后 24 小时。患者卧位时头痛消失，坐位时头痛加剧。多为枕部跳痛，可持续一周。病因可能是穿刺点渗出或脑组织牵拉、移位。腰椎穿刺后嘱患者去枕平卧 6 小时、多饮水，尽量用细的腰椎穿刺针，穿刺针的针尖斜面与患者身体长轴平行，有助于预防腰椎穿刺后头痛。

2. 马尾及脊髓圆锥损伤少见。如果穿刺过程中突然出现感觉异常，如下肢麻木或疼痛，应立即停止穿刺。

3. 脑膜炎少见。加强无菌操作可减少发生。

（张　维）

二、胸腔穿刺

胸腔穿刺术是自胸腔内抽取胸腔积液或积气的有创性操作，也是治疗胸腔积液、脓胸、做胸膜活检及胸腔用药等常用的诊疗技术，还是医护配合才能完成的工作。

【操作目的及意义】

1. 诊断作用：抽取胸腔内积液进行实验室检查，确定胸腔积液的性质，并协助明确病因诊断。

2. 治疗作用：抽出胸腔积液，促进肺复张；胸膜腔内给药，达到治疗作用。

【操作步骤】

1. 核对患者信息，评估患者的年龄、病情、过敏史（如乳胶、麻醉药物等）、意识状态、合作程度，术前做好 B 超定位。

2. 向患者和家属解释操作目的及方法，取得合作，并签署操作知情同意书。

3. 准备并检查用物：一次性胸穿包、无菌手套、麻醉药物、注射器、抢救设备及药品。

4. 协助患者摆放并保持适宜体位。患者取骑椅位，即患者取坐位面向椅背，双手臂平置于椅背上缘，前额伏于前臂上，以便充分暴露肋间隙。卧床患者可以采取仰卧高坡卧位，患侧略向健侧转，便于显露穿刺部位。

5. 戴无菌手套，铺巾消毒，局部逐层浸润麻醉。

6. 选择在胸部叩诊实音（或鼓音）最明显部位进行穿刺，积液量少或为包裹性积液时可选择 B 超定位点作为穿刺点，或在 B 超引导下进行穿刺。穿刺成功后协助医生抽取胸水。

7. 拔出穿刺针，用无菌纱布覆盖，胶布固定穿刺点。

8. 整理用物，洗手，记录胸水颜色、性状，送检化验。

【操作难点及重点】

1. 操作前配合

（1）协助医生检查穿刺针是否通畅，连接装置是否严密，有无漏气。

（2）胸腔积液者穿刺定位常取肩胛骨下角第 7～8 肋间或腋前线第 5 肋间，气胸者取锁骨中线第 2 肋间或腋前线第 4～5 肋间隙进针。

2. 操作中配合

（1）配合医生帮助患者调整心态，询问患者的疼痛反应并与之多交流，分散其注意力。

（2）穿刺过程中要避免患者咳嗽，保证患者适宜的体位，防止体位移动带来的不良后果。

（3）如患者出现面色苍白、出汗、恶心、头晕等症状，应立即停止操作，帮助患者卧床休息、保暖，症状轻者休息后即可缓解，如患者有胸闷、气短，可给予氧气吸入。

3. 操作后配合：观察患者血压、脉搏、呼吸、意识的变化，防止气胸、血胸等并发症的发生。

【注意事项】

1. 胸穿部位的麻醉要充分，防止胸膜休克的发生。

2. 操作中要保持针、胶管和注射器的密闭性，防止空气进入。

3. 穿刺速度要适宜，第一次抽吸不可过多、过快，诊断性穿刺抽液 50～100ml，治疗性穿刺首次不超过 600ml，以后每次少于 1000ml，感染性胸腔积液尽量一次抽尽。

【操作并发症及处理】

1. 胸膜反应穿刺过程中患者如出现头晕、心悸、出冷汗、面色苍白、胸闷或胸部压迫感、血压下降，甚至昏厥时应考虑"胸膜反应"。多见于精神紧张患者，为血管迷走神经反射增强所致。应立即停止操作，拔出穿刺针，协助患者平卧，必要时给予 0.1% 肾上腺素 0.3～0.5ml 皮下注射，密切观察病情及血压变化，防止休克。

2. 气胸胸腔穿刺抽液时气胸发生率为 3%～20%。可由以下原因引起：穿刺时进针过深刺伤肺组织；抽液过程中患者剧烈咳嗽使肺膨胀，被胸穿针刺伤；在取下注射器或拔出胸穿针时气体漏入胸膜腔。少量气胸患者无明显症状时观察即可，大量气胸时需要放置胸腔闭式引流管。注意患者若有机械通气，气胸可能会继续发展，甚至成为张力性气胸，应注意观察，必要时放置胸腔闭式引流管。

3. 出血穿刺针刺伤可引起肺内、胸腔内或胸壁出血。少量出血多见于胸壁皮下出血，一般无须处理。如损伤肋间动脉可引起较大量出血，形成胸腔内积血即血胸，须立即止血，并抽出胸腔内积血。如怀疑血胸，术后应严密监测血压，严重者按大量失血处理以及外科手术止血等。肺损伤可引起咯血，小量咯血可自止，较严重者按咯血常规处理。

4. 胸腔内感染是一种严重的并发症，主要见于反复多次胸腔穿刺者。多因操作者无菌观念不强，操作过程中引起胸膜腔感染所致。一旦发生应全身使用抗菌药物，并进行胸腔内局部处理。形成脓胸者应行胸腔闭式引流术，必要时外科处理。

5. 复张性肺水肿多见于大量胸腔积液或气胸存在较长时间（＞3 天）的患者。临床表现为剧烈咳嗽、呼吸困难、胸痛、烦躁、心悸等，继而出现咳大量白色或粉红色泡沫样痰，有时伴发热、恶心及呕吐，甚至出现休克及昏迷。处理措施包括纠正低氧血症，稳定血流动力学，必要时给予机械通气。

6. 膈肌及腹腔脏器损伤穿刺部位选择过低，可造成损伤膈肌和腹腔脏器的危险，应尽量避免在肩胛下角线第 9 肋间和腋后线第 8 肋间以下进行穿刺。

7. 其他如咳嗽、疼痛、局部皮肤感染等，给予对症处理即可。

（张　维）

三、胸腔闭式引流

将胸腔引流管一端经胸壁置入胸膜腔，另一端连接胸腔引流装置，借助气压差或重力引流胸膜腔内积气、积液，以重建胸膜腔内负压。留置胸腔闭式引流装置操作的全过程及后期维护均需要医护的密切配合。

【操作目的及意义】

1. 诊断作用：引流出来的液体可以进行相应检查，明确病因，指导作出相应治疗。

2. 治疗作用：预防纵隔移位，保持纵隔的正常位置，促进肺组织复张的技术。

【操作步骤】

1. 核对患者信息，评估患者的年龄、病情、过敏史（如乳胶、麻醉药物等）、意识状态、合作程度。评估病情，术前做好 B 超定位。

2. 向患者和家属解释操作目的及方法，取得合作，签署知情同意书。

3. 准备并检查用物：无菌手套和无菌手术衣、皮肤消毒液（常用碘伏）、局部麻醉药（1%或2%利多卡因）、无菌胸腔闭式引流包、无菌胸腔闭式引流装置及无菌蒸馏水或生理盐水、抢救设备及药品。

4. 气胸患者常取坐位或斜坡仰卧位，双手抱头；胸腔积液患者常规取健侧半卧位或斜坡仰卧位。

5. 戴无菌手套，铺巾消毒，局部麻醉。

6. 根据 B 超定位行胸腔穿刺术，置入引流管后夹毕固定。

7. 协助医生连接水封瓶，打开夹子，观察有无气体溢出，调整引流管位置。

8. 缝合皮肤切口，固定引流管，随时观察水柱波动情况。

9. 局部消毒，无菌纱布覆盖固定穿刺点，整理用物，洗手。

【操作难点及重点】

1. 操作前配合

（1）护士配合医生准备好密闭式引流装置，水封瓶内放置生理盐水，水封瓶的长管下端在水平面以下 1~2cm，短管则距离水平面5cm以上，使瓶内空间与大气相通。16~22F 导管适用于大多数患者，如有支气管胸膜瘘或机械通气患者，应选择 24~28F 的大导管。

（2）护士要指导患者配合体位，避免变动。

（3）穿刺引流定位的选择：排出气体一般选择患侧第 2 肋间锁骨中线外侧，引流液体一般选择患侧第 6、7 肋间腋中线或腋后线，如为局限性气胸或需引流胸腔积液，则应根据 X 线胸片或胸部 CT 检查的影像学表现选择适当部位插管。引流脓胸选择在脓腔最低点。

2. 操作中配合

（1）嘱患者避免体位变动。

（2）密切观察患者的生命体征，并关注安慰和支持患者。

3. 操作后配合

（1）确保引流装置安全：所有接口的地方要用胶带加固，防止脱开。引流瓶要保持密闭性且直立，放置位置应低于胸膜腔出口 60~100cm，防止液体倒流。

（2）观察气体排出情况：放置胸腔管后，需定时观察有无气体自水封瓶液面逸出，刚开始时，患者在平静呼吸时即有气泡排出，随着肺的复张，排出的气泡逐渐减少。

（3）观察引流管通畅情况：密切观察水封瓶内引流管内的水柱是否随呼吸上下波动，开始时，水柱的波动较大，待肺复张后，水柱波动范围逐渐减小。当看不到水柱波动时，可请患者做深呼吸或咳嗽，如水柱有波动，表明引流通畅。

【注意事项】

1. 护士掌握胸腔闭式引流术后护理要点，保持密闭性，更换生理盐水时，双重夹闭引流管，严格无菌操作。

2. 随时观察引流液的量、性状、气体排出情况及水柱波动情况，不应常规挤管，挤管会产生极大的负压，损伤胸膜腔，除非导管堵塞限制引流时方可离心方向挤压导管，使之保持通畅，避免引流管打折、受压或脱出。若引流管阻塞应首先查找原因，配合医生挤压或冲洗导管，无法疏通时，协助医生拔除胸腔闭式引流管。若引流管连接处意外断开，应立即夹闭引流管，但时间不可过长，迅速准备消毒物品，待消毒接口处重新连接，或将引流管放置于 250ml 的生理盐水中，但需低于水平面 2~4cm，若条件允许则更换新的引流装置。若引流管脱出，嘱患者不可剧烈咳嗽，保持屏气，捏紧置管口处皮肤，使用无菌封闭敷料覆盖插管部位，并用胶带将敷料的三边封好，剩下一边提供单向阀功能，以保证胸膜腔内的气体逸出。

3. 至少每 4 小时观察患者的生命体征、血氧饱和度、听诊呼吸音，观察呼吸节律、频率、幅度。

4. 应每日检查置管部位有无渗血、渗液、皮肤过敏以及伤口敷料有无松脱、污染等。伤口敷料每 1~2 天更换 1 次或根据敷料制造商建议的更换时间更换敷料，有分泌物渗湿或污染时及时更换。

5. 拔管护理：拔管前可用冰袋冷敷置管部位 15~20 分钟或遵医嘱使用镇痛药物。拔管后宜指导患者取健侧卧位，并按压伤口 20 分钟。观察患者的生命体征及有无胸闷、胸痛、呼吸困难、皮下气肿。告知患者及照护者拔管后避免剧烈运动、提举重物等。

【操作并发症及处理】

1. 皮下气肿：多由于插管的深度不够或固定不牢，致使引流管或其侧孔位于胸壁软组织中，引流管连接不牢，大量漏气也可造成皮下气肿。当患者出现胸部或腹部、颈部、手臂甚至面部皮肤肿胀，触之有海绵样感觉或捻发音等，应及时通知医师，并观察患者的生命体征、皮下气肿范围及呼吸道压迫等情况。局限性皮下气肿者，应密切监测生命体征及皮下气肿的范围变化；广泛性皮下气肿者，应协助医师行皮下切开引流。

2. 复张性肺水肿：对于肺萎陷时间较长者，大量排出积气或积液后，受压肺泡快速复张后引起复张性肺水肿，患者突然出现气促、咳泡沫痰等表现。成人大量胸腔积液患者引流量达到 1000 ~ 1500ml/h，儿童达到 20ml/（kg·h），或出现剧烈咳嗽、胸痛、呼吸困难、血氧饱和度下降等症状时，应立即通知医师。必要时应遵医嘱夹闭胸腔引流管，给予正压通气。观察患者的生命体征、痰液性状、血氧饱和度、咳嗽等情况。

3. 疼痛：对胸腔引流管对肋间组织神经的卡压和膈肌、胸膜、肺部摩擦所引起的疼痛，应选择有效工具评估胸部疼痛的程度、性质及相关因素（如引流管牵拉、肺复张）。可使用非药物措施（如置管部位冷疗、音乐疗法等）或遵医嘱使用药物镇痛，并监测镇痛效果。为避免因咳嗽时震动引起疼痛，应嘱患者咳嗽时双手放置于胸部切口两侧并按压切口，家属和护士也可从旁协助，咳嗽结束后放松。

4. 出血：多由于引流的位置靠近肋骨下缘损伤肋间血管所致，少数由于引流管所致胸内粘连带断裂或直接损伤心脏、大血管引起。观察患者生命体征、装置中引流液的变化、切口敷料及引流管周围渗血情况；若置管部位出血或鲜红色胸腔引流液量多（>100ml/h），并出现烦躁不安、脉搏增快、血压下降等情况，提示患者有活动性出血可能，应立即联系医生处理。

5. 感染：观察患者生命体征、引流液性状及切口情况，若引流管切口局部脓性渗出，引流液呈脓性或患者出现寒战、高热、咳脓痰等感染征象，应及时通知医生，遵医嘱处理。

（刘　畅）

四、支气管镜检查

支气管镜是利用光学纤维内镜或电子内镜从口腔、鼻腔、气管导管或气管切开套管进入气管及支气管管腔，在直视下进行检查及治疗的手段。它在呼吸系统疾病的诊断、治疗及危重患者的抢救中的应用越来越广泛，因此加强护理配合是不容忽视的环节。

【操作目的及意义】

1. 诊断作用：通过支气管镜可对气管及支气管病变进行活检或刷检，亦可作支气管灌洗和支气管肺泡灌洗，进行细胞学或液性成分检查。

2. 治疗作用：通过支气管镜可进行气管或支气管内钳取异物、吸引或清除阻塞物、气管内注入药物、切除气管腔内良性肿瘤、呼吸衰竭、肺部感染性疾病的治疗等。

【操作步骤】

1. 核对患者信息，评估病情，询问病史，完善胸部 X 片或 CT，凝血功能及心电图等检查，了解病变部位。

2. 向患者及家属说明检查目的、操作过程及配合注意事项，以消除紧张情绪，取得配合，并签署知情同意书。

3. 局部麻醉时术前禁食 4 小时、禁水 2 小时；全身麻醉时术前禁食 8 小时、禁水 2 小时。提前取下活动性义齿。常规建立静脉通道，并保留至术后恢复期结束。

4. 准备并检查用物：支气管镜及其附件、局部表面麻醉药品、收集标本用品、吸痰管、无菌手套、纱布、无菌巾、注射器、氧气、吸引装置、监护仪以及必需的急救用品及药品。

5. 洗手，戴口罩、帽子，必要时穿防护服、戴护目镜。

6. 护士站在患者右侧，协助患者取仰卧位，头摆正稍向后仰，肩部略垫高，不能平卧者可取坐位，给予常规吸氧。

7. 术前麻醉用 2% 的利多卡因，经口腔或气管插管做局部麻醉，昏迷患者咳嗽反射显著减弱者支气管镜可直接进入。

8. 戴无菌手套，支气管镜表面涂润滑剂，将负压装置与支气管镜相连接，操作动作轻巧。窥镜进入声门后嘱患者深呼吸，勿紧张，必要时协助医生做气管内麻醉。

9. 配合各项操作，递给活检钳、标本刷、灌洗注射器并及时吸除分泌物。

10. 术毕可以取半卧位，嘱患者休息观察半小时后方可离开检查室。

11. 整理用物，洗手记录，及时送检标本，严格按要求对支气管镜及其附件进行清洗、消毒、灭菌。

【操作难点及重点】

1. 操作前配合

（1）对患者进行有效评估，了解患者的一般情况、心理状态、此次检查原因、有无检查禁忌证，如严重心律失常、严重高血压、严重心肺功能障碍、哮喘急性发作期、对麻醉药物过敏、凝血功能障碍、全身状况极度衰弱不能耐受检查者等。护士有针对性地对患者进行指导，使其保持安静并主动配合检查。年龄较大且有心脏病或危重患者做支气管镜检查时，应在心电监护下进行。

（2）仔细检查器械各部件，软性接管是否光滑，吸引器及吸引管有无堵塞，调节弯曲角度钮是否灵活，活检钳是否锐利灵活，细胞刷有无折断现象，安装冷光源后视野是否清晰等，经检查确认合格后方可使用。必须做好抢救设施及药物的准备，例如各种心肺复苏药物以及各种止血药物等。

2. 操作中配合

（1）充分供氧，支气管镜进入前应确保 $SpO_2 > 90\%$，严密观察患者的生命体征，如有异常及时汇报。当脉搏氧饱和度明显下降（即 SpO_2，绝对值下降 $>4\%$，或 $SpO_2 < 90\%$）并持续超过 1 分钟时，应积极提高吸氧浓度，必要时停止支气管镜操作，以减少低氧相关损伤的发生。

（2）遵医嘱用药，并做好吸引、灌洗、活检、治疗等操作的配合。

3. 操作后配合

（1）注意患者呼吸、咳嗽、吞咽等情况，避免用力咳嗽，防止气道出血。术后数小时内，特别是活检后会有少量咯血及痰中带血，应向患者说明情况，缓解患者紧张情绪。对出血者应通知医生，并观察咯血的性质及量。

（2）做活检患者还需观察有无气胸的发生。

（3）极少数患者做完支气管镜后可能出现继发感染、发热、咳嗽、痰多等情况，可酌情给予镇静剂、止血剂、抗生素等以预防呼吸道和肺部感染的发生。

【注意事项】

1. 使用抗凝药患者，应根据检查的要求及病情遵医嘱提前停用抗凝药。

2. 连续吸痰时间不宜超过 3 分钟。术中应给予足够的氧气吸入，使血氧指标达到 90% 以上。对于机械通气患者，可在不间断通气的情况下进行支气管镜检查，且气管插管或气管切开套管的内径应大于支气管镜外径 $1.5 \sim 2mm$ 为宜。

3. 防止灌洗液过冷或过热，灌洗量一次也不宜太多，一般不超过 60ml。吸痰的负压不宜过大，一般不超过 50kPa。吸引某一部位时不宜过久，以免引起出血。一旦出血立即注入 1∶10 肾上腺素 $4 \sim 5ml/$次。

4. 局部麻醉术后 2 小时或全身麻醉术后 6 小时才可进食、水。进食前试验小口喝水，无呛咳再进食。

【操作并发症及处理】

1. 术中、术后出血：是最常见的并发症，一般出血量不大，可自行缓解，偶尔有大出血，甚至引起窒息危及生命。检查前要了解患者是否有凝血功能障碍，活检时要尽量避开血管。出血较多可给予 1∶10000 肾上腺素和（或）10U/ml 凝血酶局部止血，并保持出血侧处于低位，防止血液灌入健侧，并充分抽吸凝血块，以防窒息，内镜下见出血停止后方可退镜。

2. 低氧血症：一般认为插镜时约 80% 患者 PaO_2 会下降，其下降幅度在 10mmHg 左右，操作时间越长，下降幅度越大。低氧血症可诱发心律失常、心肌梗死甚至心搏骤停。PaO_2 下降时应暂停操作，提高吸氧浓度，PaO_2 提升后再继续操作，必要时配合医生进行气管插管等抢救工作。

3. 喉、气管、支气管痉挛：多为麻醉药所致，亦可在给支气管哮喘或慢性阻塞性肺疾病患者插镜时发生。出现该情况应立即停止检查，并吸氧，待缓解后再酌情决定是否继续进行操作。

4. 气胸：发生率为 1%～6%，主要是由肺活检所致，也有少数发生在气管腔内直视下活检时。约 50% 患者需进行胸腔闭式引流处理，发生死亡的极少。

（刘　畅）

五、腹腔穿刺

腹腔穿刺是借助穿刺针直接从腹前壁刺入腹膜腔抽取腹腔积液，用以协助诊断和治疗疾病的一项技术。

【操作目的及意义】

1. 诊断作用：抽取腹腔内液体，以明确腹水的性质、降低腹腔压力。

2. 治疗作用：向腹腔内注射药物，进行局部治疗。

【操作步骤】

1. 核对患者信息，评估病情。

2. 向患者说明检查目的，取得患者的配合，并签署知情同意书。

3. 准备并检查用物：腹穿包、无菌手套、局部麻醉药、止血钳、注射器、皮尺、碘伏、乙醇、盛腹腔积液容器、培养瓶（需要做细菌培养时），如需腹腔内注药，准备所需药物。

4. 根据病情，协助患者平卧位、半卧位或侧卧位。

5. 常规消毒，范围以穿刺点为中心，直径 15cm。

6. 戴无菌手套，铺消毒洞巾，局部浸润麻醉。

7. 选择适宜穿刺点，左手固定穿刺皮肤，右手持针经麻醉点垂直穿刺入腹壁，待感到针尖抵抗突然消失时，表示针尖已穿过腹膜壁层，即可抽吸和引流腹水。

8. 协助医生固定针头，放腹水，如需留取化验可将腹水置于试管中（抽取的第一管液体应舍去）。

9. 放液结束后，拔出穿刺针，无菌敷料覆盖。

10. 整理用物、洗手、记录。

【操作难点及重点】

1. 操作前配合

（1）术前嘱患者排尿，以免穿刺时损伤膀胱。

（2）放腹水前测量腹围、脉搏、血压，注意腹部体征。

2. 操作中配合

（1）注意患者保暖及隐私。密切观察患者的反应，如有头晕、恶心、心悸、气促、脉搏增快、面色苍白等，应停止操作，并适当处理。

（2）放腹水速度不宜过多、过快，初次放腹水者一次不超过 1000ml，以后一般每次放液不超过 6000ml，以防腹内压骤然降低，内脏血管扩张而发生血压下降甚至休克等现象。肝硬化患者过多放腹水，可诱发肝性脑病和电解质紊乱，一次放腹水一般不超过 3000ml，但在输注大量白蛋白的基础上，也可以大量放液，一般放腹水 1000ml 补充白蛋白 6～8g，可以有效预防大量放腹水后循环功能障碍的发生。

3. 操作后配合

（1）嘱患者加强休息，尽量使穿刺点处于高位，以防止渗出，保持穿刺部位清洁干燥。

（2）放腹水后再次测量腹围、脉搏、血压，注意腹部体征情况，腹压高者需要借助腹带加压包扎。

（3）严密观察有无出血和继发感染等并发症。注意无菌操作，防止腹腔感染。

【注意事项】

1. 腹腔穿刺前需要检查患者血常规、凝血功能，必要时查心、肝、肾功能，穿刺前 1 周停服抗凝药；有严重凝血功能障碍者，需输血浆或相应凝血因子，纠正后再实施；腹腔胀气明显者服泻药或清洁灌肠。

2. 穿刺点的选择，结合腹部叩诊浊音最明显区域和超声探查结果选择适宜穿刺点。

（1）脐与耻骨联合上缘连线中点上 1cm，偏左或偏右 1～2cm，此处无重要脏器，穿刺安全。

（2）脐与左髂前上棘连线中、外 1/3 交界处，此处不易损伤腹壁动脉。

（3）脐平面与腋中线或腋前线交点处，此处适应于腹腔内少量积液的诊断性穿刺。

（4）对于少量或包裹性腹腔积液，常需超声指导下定位穿刺。急腹症穿刺点选择压痛和肌紧张最明显部位。

3. 腹腔积液常规检测需要留取 4ml 以上，腹腔积液生化检测需要留取 2ml 以上，腹腔积液细菌培养需要在无菌操作下将 5ml 腹腔积液注入细菌培养瓶中，腹腔积液病理检测需收集 250ml 以上。

4. 放腹腔积液时若流出不畅，可将穿刺针稍作移动或变换体位。腹腔积液量少者穿刺前可借助超声定位。如腹腔穿刺时，抽出血液或气体，需考虑内脏器官发生破裂。

【操作并发症及处理】

1. 肝性脑病和电解质紊乱：术前了解患者有无穿刺禁忌证。放腹水速度不宜过快，每次不能超过 3000ml。出现症状时，需要停止抽液，按照肝性脑病处理，并维持酸碱及电解质平衡。

2. 出血、损伤周围脏器：术前复核患者凝血功能。操作动作规范、轻柔，熟悉穿刺点，避开腹部血管。

3. 感染：严格执行无菌操作。感染发生后根据病情适当应用抗生素。

4. 休克：注意放液的速度。如患者发生休克立即停止操作，进行适当处理。

5. 麻醉意外：术前要详细询问患者的药物过敏史，特别是麻醉药。如使用普鲁卡因麻醉，术前应做皮试。手术前应该备好肾上腺素等抢救药物。

（朱立娟）

六、CT 引导下腹腔引流

医生利用 CT 扫描技术，精准定位患者腹腔脓肿或积液积聚的部位，并准确地插入引流管，是一项安全有效的微创手术。穿刺过程经 CT 动态成像明确穿刺距离、方向，利于及时调整进针点、方向及角度。

【操作目的及意义】

1. 诊断作用：随着影像引导技术的发展，目前影像引导主要有 B 超和 CT 两种引导方法。虽然 B 超引导已经广泛应用于临床，但对于位置较深、与周围脏器和血管关系密切的腹腔脓肿，特别是周围有肠管包绕的腹腔脓肿，受到肠内气体的影响，其对脓肿和引流管的位置显示不佳；而 CT 引导可消除肠管内气体对治疗的影响，明确显示脓肿腔和周围器官的关系，也可判断腹腔积液的性质，了解肠道的功能。高清 CT 穿刺定位较 B 超更加准确，可对病灶的位置及周围组织关系进行完整地显示，有效避免组织器官损伤。

2. 治疗作用：用高清 CT 进行穿刺可实时对引流后的脓腔进行评估。

【操作步骤】

1. 核对患者信息，评估患者病情，完善相关检查。

2. 向患者说明检查目的，取得患者的配合，并签署知情同意书。

3. 仪器准备：心电监测仪、吸氧装置、吸引器、CT 设备，以及其他抢救设备。

4. 准备并检查用物：腹穿包、引流管、引流袋、无菌治疗巾、无菌手套、敷料贴膜、无菌注射器、局部麻醉药品及其他抢救药品。

5. 配合医生取合适体位，保证患者在该体位下的稳定性和舒适性，进行 CT 扫描定位。

6. 常规消毒，范围为以穿刺点为中心，直径 15cm。

7. 戴无菌手套，铺消毒洞巾，局部浸润麻醉。

8. 根据病灶位置进行穿刺，按预定的方向和深度进针穿刺腹腔。

9. 协助医生放置引流管，经 CT 扫描确定引流管位置良好。

10. 协助医生缝合固定，记录引流管体内长度，连接引流袋，用贴膜沿导管引出方向固定导管。

【操作难点及重点】

1. 操作前配合

（1）禁食 6~8 小时，必要时给予灌肠排便。

（2）焦虑、烦躁者，可给予适当镇静。

（3）嘱患者排尿，以免穿刺时损伤膀胱。

2. 操作中配合

（1）严格遵守无菌操作原则，防止腹腔感染。

（2）嘱患者保持体位不变，当穿刺至脓腔壁时，嘱患者屏住呼吸，穿刺至囊腔后告诉患者平静呼吸，如有不适及时告知护士。

（3）密切观察患者的反应，如有头晕、恶心、心悸、气促、脉搏增快、面色苍白等应停止操作，并给予适当处理。

3. 操作后配合

（1）留取标本做药敏试验，术后根据药敏试验静脉滴注敏感抗菌药物。根据患者病情，可考虑在积液区以生理盐水冲洗。坏死组织多、黏稠易堵管者，选择三腔引流管低负压持续冲洗引流。

（2）嘱患者平卧休息，注意观察脉搏、血压、腹部体征及有无腹痛主诉。

（3）置管后将导管上标有刻度的一面朝外，并在导管末端贴上标识，注明置管时间和置入的深度。

（4）护士每班交接引流液颜色、性状和气味。有异常及时通知医生。

（5）腹腔内无液体引出，即可拔除引流管，穿刺部位以无菌纱布覆盖。

【注意事项】

1. 严格掌握 CT 引导腹腔穿刺的适应证及禁忌证。

2. 膈下脓肿经肋间穿刺时，要确定吸气时横膈的最低位置，严格控制进针方向和深度，以免刺伤横膈引起气胸或脓胸。

3. 注意保证引流管通畅，避免导管脱出，引流袋悬挂在低于穿刺部位 20～30cm 处，如引流不畅，可嘱患者变换体位，以助液体流出。翻身护理时注意避免牵拉引流管，昏迷、躁动患者适当进行保护性约束，以防抓脱引流管。放腹水速度不宜过快、过多，一次放腹水量不超过 3000ml。

4. 应告知患者及家属避免剧烈运动、提举重物等。

5. 转运风险防范

（1）安排经验丰富，了解患者病情的医护人员全程监护。

（2）配置便携监护仪密切监测患者生命体征，给予患者适当镇静、镇痛。

（3）对于有气管插管的患者，保证其气道安全，转运呼吸机工作正常。

（4）转运前告知患者家属，医护人员要熟悉转运路线，通知转运电梯，电话通知 CT 室预计到达时间。

【操作并发症及处理】

1. 同腹腔穿刺并发症：肝性脑病及电解质紊乱、出血、损伤周围脏器、感染、休克、麻醉意外。

2. 导管引流不畅：检查导管是否扭曲、打折，保证引流管通畅，协助患者调整体位以改善引流不畅。

3. 引流管意外脱出：及时了解患者心理状态，并积极疏导患者负面情绪，鼓励患者主动配合治疗。评估患者置管侧肢体的活动情况，评估患者意识状态、依从性，进行适当约束。妥善固定导管，每班护士需对导管进行交接检查。如发生引流管脱出，应立即报告医生，使用无菌敷料覆盖穿刺点，同时查看脱出的管路是否完整。

4. 疼痛：应选择有效工具评估疼痛的程度、性质及相关因素。可使用非药物措施或遵医嘱使用药物镇痛，并监测镇痛效果。

5. 辐射：与准确定位脓肿、积液和调整引流管位置导致需要多次 CT 扫描有关。

（朱立娟）

【参考文献】

［1］王欣然，孙红，李春燕．重症医学科护士规范操作指南［M］．北京：中国医药科技出版社，2020．

［2］万学红，卢雪峰．诊断学［M］．北京：人民卫生出版社，2024．

［3］尤黎明，吴瑛．内科护理学［M］．北京：人民卫生出版社，2022．

［4］姜保国，陈红．临床技术操作规范重症医学分册［M］．北京：人民卫生出版社，2020．

［5］葛均波，王辰，王建安．内科学［M］．北京：人民卫生出版社，2024．

［6］张雨思，张红梅，杨慧，等．成人胸腔闭式引流管管理的研究进展［J］．中国老年保健医学，2023，21（6）：96－99．

［7］张雨思，张红梅，杨慧，等．成人胸腔闭式引流管规范化管理方案的构建［J］．现代医药卫生，2024，40（4）：563－568．

［8］中华护理学会．胸腔闭式引流护理：T/CNAS 25—2023［S］．北京：中华护理学会，2023：1．

［9］中华医学会呼吸病学分会，中国医师协会内镜医师分会．一次性支气管镜临床应用专家共识［J］．中华结核和呼吸杂志，2023，46（10）：977－984．

［10］熊诗萌，余稳稳，刘志昌，等．CT引导下经腹腔穿刺器放置黎氏管引流术治疗腹腔脓肿的疗效观察［J］．华南国防医学杂志，2022.1，36（1）：28－32．

［11］罗云，朱长康，谢小路．CT与超声引导下经皮穿刺置管引流治疗腹腔脓肿的疗效比较［J］．中国现代普通外科进展，2024，27（07）：554－557．

第二节　常用化验标本的留取技术

一、静脉采血技术

静脉采血是指由医务人员经静脉穿刺采取血液标本的过程。常用的静脉包括四肢浅静脉、颈外静脉、股静脉等。

【操作目的及意义】

用于协助明确疾病诊断，推测病程进展，制定治疗措施，观察病情变化。

【操作步骤】

1. 洗手，戴口罩，备齐用物。

2. 核对医嘱及检验标签，明确检验项目、检验目的和注意事项。

3. 根据检验项目选择适当的采血管，检查有效期，采血管外贴上标签。

4. 核对患者，向患者做好解释，以取得合作。

5. 协助患者摆好体位，选择穿刺静脉。

6. 再次核对患者及采血管，系止血带。

7. 常规消毒皮肤，待干后，静脉采血针穿刺静脉，穿刺成功后，固定针头，将采血管置入采血针的另一端，观察回血良好。

8. 当采血管内负压耗尽，血流停止（如需多个采血管此时更换采血管），采血完毕，松止血带，取下采血管，迅速拔出采血针，按压穿刺点。

9. 再次核对患者及采血管。

10. 协助患者取舒适卧位，整理用物。

11. 洗手，记录，将血标本及时送检。

【操作难点及重点】

1. 采集标本的方法、采血量和时间要准确，如做生化试验，应在清晨空腹时采血。

2. 采血时，肘部采血不要拍打患者前臂，结扎止血带的时间以 1 分钟为宜，过长可导致血液成分变化，影响检验结果。

3. 如需多管采血，动作应迅速准确，不同采血管的采集顺序如下：①血培养瓶。②柠檬酸钠抗凝采血管。③血清采血管，包括含有促凝剂和（或）分离胶。④含有或不含分离胶的肝素抗凝采血管；⑤。含有或不含分离胶的 EDTA 抗凝采血管。⑥葡萄糖酵解抑制采血管。

4. 用于分子检测的采血管宜置于肝素抗凝采血管前采集，避免可能的肝素污染引起聚合酶链式反应（PCR）受抑。

5. 用于微量元素检测的采血管宜充分考虑前置采血管中添加剂是否含有所检测的微量元素，必要时单独采集；不宜使用注射器采集。

6. 使用蝶翼针且仅采集柠檬酸钠抗凝标本时，宜弃去第一支采血管，被弃去的采血管用于预充采血组件的管路，无须完全充满。

【注意事项】

1. 采集标本均应按医嘱执行，如对检验申请单有疑问，应核实清楚后再执行。

2. 正确使用真空采血管，根据不同的检验项目选择合适的采血管，不同真空采血管的适用范围与使用要求，具体见表 5 - 2 - 1。

表 5 - 2 - 1　不同真空采血管的适用范围与使用要求

试管类型	添加剂	适用范围	要求
血培养瓶	肉汤混合剂	血液、体液需氧/厌氧细菌培养	标本量 8 ~ 10ml，摇匀，不能注入空气（厌氧瓶）
无添加剂采血管	无	微量元素或特殊项目	无须颠倒混匀
柠檬酸钠抗凝采血管	柠檬酸钠	血凝实验	按照瓶上的刻度线采集到推荐的血量，采血后立即颠倒混匀 3 ~ 4 次
血清采血管	分离胶/促凝剂	急诊各种生化和血清学实验	采血后立即颠倒混匀 5 次
肝素抗凝采血管	肝素锂/肝素钠	急诊、大部分的生化实验和某些特定的化验项目	采血后立即颠倒混匀 8 次
EDTA 抗凝采血管	乙二胺四乙酸（EDTA）	血液常规检查、糖化血红蛋白等	采血后立即颠倒混匀 8 次
葡萄糖酵解抑制采血管	氟化钠和草酸钾	血糖检测	采血后立即颠倒混匀 8 次

3. 多管采血时要固定好持针器及穿刺针，防止位置移动。

4. 选择正确的采集部位，避开输液侧、手术侧及末梢循环差的肢体，同时要避开血肿炎症等皮肤破损处。

5. 患者餐后、服药后、剧烈运动后、长时间空腹，甚至情绪激动时采血，由于生理因素改变，将影响到检验结果，因此，应在患者安静休息 15 分钟后采血。

6. 采血针后端的乳胶管可以防止滴血，采血时不能取下来，需从采血管胶塞中央垂直进针。

7. 拔针后按压时间应充分，凝血机制差的患者应适当延长按压时间。

8. 标本采集后应及时送检。

【操作并发症及处理】

1. 皮下出血或局部血肿

（1）临床表现：针穿行引起的皮肤淤血，其面积较小，青紫颜色淡，短时间就能吸收。如为针刺破血管，可见穿刺血管周围迅速有血肿形成，其大小取决于能否及时按压止血，颜色多为紫红，逐渐转为青紫。穿刺处按压不当，有时可见渗出皮肤表面的血滴，皮肤表面呈青紫色，吸收淤血时间相对较长。淤血部位常伴有疼痛、肿胀等症状。

（2）预防措施

1）合理选择血管，宜选择粗、直、充盈饱满、弹性较好的静脉，尽量做到一针见血，避免反复穿刺对血管壁的损伤。

2）上肢静脉（如贵要静脉、肘正中静脉等）采血时，若上衣袖口较紧，要求患者脱去衣袖后再采血，避免较紧的衣袖影响静脉回流，引起皮下出血。

3）采血时询问患者有无不适并观察采血局部情况，发现异常及时处理。

4）采血后有效按压是预防血肿的有效措施，按压时间 5～10 分钟，按压过程中不要揉搓穿刺部位。

5）指导患者和家属正确实施有效按压，如果穿刺时针头经皮直接进入血管，按压棉签与血管走向垂直；如果针头在皮下行走一段距离后进入血管，按压时棉签与血管走向平行。

（3）处理措施

1）采血过程中，如发现有血肿迹象，应迅速拔针，加压按压穿刺部位 10～15 分钟，至不出血为止。

2）早期给予冷敷，使毛细血管收缩，以减轻局部充血和出血，可防止皮下出血或血肿扩大；抬高肢体，促进静脉回流；48 小时后给予热敷，以改善局部血液循环，减轻炎性水肿，加速淤血吸收和消肿。

2. 晕针或晕血

（1）临床表现：晕针或晕血发生持续时间短，恢复快，2～4 分钟后自然缓解。

1）先兆期患者多主诉头晕、眼花、心悸、恶心、四肢无力等。

2）发作期突然昏倒、意识丧失、面色苍白、四肢冰凉、血压下降、心率减慢、脉搏细弱等。

3）恢复期意识恢复清晰，自诉全身无力、四肢酸软，面色由苍白转红润，四肢转温，心率、脉搏恢复正常。

（2）预防措施

1）采血前应评估患者身体、心理状况、有无晕针晕血史等，并做好解释工作，消除害怕心理。

2）采血时与患者适当交流，分散患者的注意力。

3）协助患者取适当体位、姿势，以利于机体放松，尤其是易发生晕针或晕血的患者可采取平卧位。

4）熟练掌握操作技术，做到一针见血，减少刺激。

（3）处理措施

1）发生晕针或晕血时，应立即停止采血，迅速将患者置于空气流通处，解开领扣，适当保暖。

2）患者坐位时立即改为平卧位，以增加脑部供血，指压或针灸人中穴、合谷穴。

3）适当给予温开水或糖水，一般很快即可自行缓解。

3. 局部皮肤过敏反应

（1）临床表现：局部有灼伤感，甚至出现皮疹及过敏性皮炎。

（2）预防措施

1）评估患者的消毒剂过敏史，针对性改用其他消毒剂。

2）对于皮肤敏感的患者，采血后按压穿刺点至不出血后，不粘贴任何敷料，保持穿刺局部清洁干燥即可。

（3）处理措施：如出现过敏现象，立即去除局部致敏因素，并报告医生，必要时用药物改善症状。

4. 采血失败

（1）临床表现：无回血。

（2）预防措施

1）采血者保持良好的情绪。熟悉静脉的解剖位置，提高穿刺技术。

2）评估血管条件，尽量选择易暴露、较直、弹性好的浅表静脉。

3）对四肢末梢循环不良的患者，可通过局部热敷等保暖措施促进血管扩张。

4）运用真空负压静脉采血法采血时，如感觉针头进入血管却不见回血时，应检查采血管负压是否充足，不应盲目拔针。

（3）处理措施：确定针头没有在静脉内，应立即拔针，重新更换针头另选静脉进行采血，不能来回多次进针或退针。

（沈志奇　鱼　琳）

二、血培养标本留取技术

血培养标本留取是指从患者的静脉血液中提取样本，将其接种到一个或多个培养瓶或培养管中的过程。

【操作目的及意义】

血培养是临床微生物学实验室最重要检查之一，用来发现和识别可能侵入血流的微生物，是诊断血流感染、菌血症的金标准。

【操作步骤】

1. 洗手，戴口罩，备齐用物。

2. 核对医嘱及检验标签，明确检验项目、检验目的和注意事项。

3. 检查血培养瓶有效期，贴好标签。

4. 核对患者，向患者做好解释，以取得合作。

5. 打开血培养瓶盖，使用70%乙醇消毒血培养瓶塞，待干30～60秒。

6. 再次核对，使用含2%的碘酊或含酒精氯己定消毒穿刺部位皮肤，待干30～60秒，采集静脉血（方法同静脉采血）。

7. 将血液标本（10ml/瓶）注入血培养瓶。

8. 再次核对患者及检验标签，在标签上标明抽血时间（精确到分钟）、部位及体温。

9. 协助患者取舒适卧位，整理用物。

10. 洗手，记录，将血标本及时送检。

【操作难点及重点】

1. 留取血培养的指征：①发热（≥38℃）或低体温（≤36℃），寒战；②白细胞增多（>10×10⁹/L，特别是"核左移"时，即未成熟的或带状的白细胞增多）；③粒细胞减少（成熟的多核白细胞<1×10⁹/L）；④血小板减少；⑤皮肤黏膜出血；⑥昏迷，血压降低，C反应蛋白升高及呼吸加快；⑦多器官功能衰竭；⑧其他怀疑有菌血症可能发生的情况；⑨对入院危重感染患者应在未使用抗感染药物之前做血培养。

2. 血培养标本一般在患者寒战或发热初期时采集，且在抗菌药物使用之前采集最佳。

3. 若开始抗菌治疗72小时后仍存在发热、白细胞增多或其他感染征象，需重复血培养。

4. 对于怀疑感染性心内膜炎患者，建议立即在10分钟内采集2～3套血培养（每套血培养为来自不同部位的静脉血，包括一个需氧瓶和一个厌氧瓶），每套采血量16～20ml，如果培养24小时未报阳性，再采集1～2套血培养。对感染性心内膜炎推荐在24小时至少进行3次穿刺采样。

【注意事项】

1. 应使用专用的血培养瓶。

2. 在抗菌药物使用前，选择最佳时间采集标本。

3. 采集标本时须严格无菌操作，最大限度地降低污染风险。采集者在采集前进行手卫生消毒，并且佩戴适当大小的一次性手套，皮肤消毒后需进一步触诊静脉，应戴无菌手套；对拟采血部位进行皮肤消毒，可根据患者的年龄、过敏史等选用碘伏、≥2g/L 氯己定－乙醇（70%）溶液、70%～80% 乙醇溶液、70% 异丙醇等消毒剂。

4. 首选的静脉穿刺部位包括前臂静脉或其他上肢静脉，除非需要诊断导管相关性血流感染（CRBSI），否则不建议从留置的静脉或动脉导管采集血培养标本。

5. 建议使用注射器或蝶形针采血，按照瓶上的刻度线采集到推荐的血量。使用注射器采集血液后勿换针头，直接注入血培养瓶，如果采血量充足，先接种厌氧瓶，再接种需氧瓶；如果血量少于推荐的血量，应优先保证需氧瓶的血量达到 8ml，剩余的血液接种到厌氧瓶。使用蝶形针采血，采集过程中应保持培养瓶直立放置，位置低于患者手臂，先注入需氧瓶，再注入厌氧瓶。血液注入血培养瓶后，立即轻轻上下颠倒几次混匀，以防血液凝固。

6. 新生儿和儿童患者，基于体质量的血容量判断采血量。

7. 如果疑似 CRBSI，在不拔除导管的情况下，成人至少同时采集 2 套血培养，一套从外周静脉（置入导管对侧肢体），另一套从导管采血；新生儿和儿童患者优先需 2 个以上的需氧培养瓶；对于多腔静脉导管，样本应取自所有管腔（每个管腔取相同体积）并做好标记，分别进行血培养。

8. 穿刺采集第 2 套血培养标本时应更换注射器或蝶形针。

9. 建议血培养标本在采集 2 小时内（最迟不超过 4 小时）送至实验室，室温（20～25℃）运送，运送条件须符合生物安全要求，转运过程中避免碰撞，以免采血管破裂、血液溅溢。如果运送延迟，应置于室温（20～25℃）保存，禁止冷藏或冷冻。

【操作并发症及处理】

同静脉采血部分。

（沈志奇）

三、经动、静脉导管采血技术

经动、静脉导管采血是指通过留置体内的动脉或静脉导管来采集血液样本的过程，主要包括中心静脉通路装置（CVAD）、动脉测压导管等。

【操作目的及意义】

经动、静脉导管采集血标本，可实时监测血液动力学参数、血气分析，对评估患者的健康状况和治疗反应非常关键。同时，经动、静脉导管采血可避免反复穿刺，减轻患者的痛苦，尤其对于血管条件差、穿刺困难的患者；还可降低穿刺部位局部血肿或感染的风险，以及医护人员采血时针刺伤的职业暴露风险。

【操作步骤】

1. 洗手，戴口罩，备齐用物。

2. 核对医嘱及检验标签，明确检验项目、检验目的和注意事项。

3. 核对患者，向患者做好解释，以取得合作。

4. 协助患者摆好体位，检查留置的导管是否通畅，固定良好。

5. 再次核对患者及检验标签。

6. 采血

（1）经中心静脉通路装置采血

1）停止所有正在使用导管输液，消毒输液接头，用注射器抽 10 ~ 20ml 无菌生理盐水冲洗导管，关闭夹子，等待至少 2 分钟。

2）取下接头，消毒导管口，用注射器抽吸导管内血液 3 ~ 5ml，弃去。

3）更换注射器，依检验要求，抽吸适量血标本。

4）用注射器抽 10 ~ 20ml 无菌生理盐水进行脉冲式冲管彻底冲洗管腔。

（2）经动脉测压导管采血

1）旋转三通阀使"OFF"指向冲洗端，取下堵帽，消毒接口，用注射器抽吸导管内血液 3 ~ 5ml，弃去。

2）更换注射器，依检验要求，抽吸适量血标本。

3）旋转三通阀使"OFF"指向患者端，取无菌纱布置于接口下，挤压灌注阀，冲洗接口处残留血液，安装堵帽。

4）旋转三通阀使"OFF"指向三通接口，继续挤压灌注阀，冲洗导管至无残留血液为止。

7. 再次核对患者及检验标签。

8. 协助患者取舒适卧位，整理用物。

9. 洗手，记录，标本及时送检。

【操作难点及重点】

1. 现有的采血方法主要包括推拉混合法、弃血法和回输法。因回输法存在较多安全隐患，如会增加污染和血栓形成的风险，故目前的高质量证据只推荐推拉混合法和弃血法，明确禁止将弃血再次回输。

2. 弃血法是目前临床最常用的采血方法，但弃血量的差异较大，这种较大差异取决于 CVAD 的容积、弃血前生理盐水的冲洗量以及采集的标本种类。对于婴幼儿、贫血、需要频繁采血的患者或采集凝血功能等弃血量较大的特殊标本时，建议选择其他采血方法。

3. 弃血法：根据导管容积，中心静脉导管建议弃血量至少为 3～5ml；经非隧道式导管采血的弃血量为 6ml，隧道式导管为 9ml；经 CVAD 采血进行凝血功能检查时，建议弃血量为 25ml，以保障检测结果的准确性，但是该量可能导致医院获得性贫血。

4. 推拉混合法：将 10ml 无菌注射器连接 CVAD，在不断开注射器连接的情况下，将 4～6ml 的血液轻轻抽吸到注射器中，然后再缓慢推回 CVAD 中，抽吸和推回的过程重复进行 4 个循环，随后断开并丢弃注射器，采集血标本。使用推拉混合法采血不需要丢弃血液，且无须断开注射器与 CVAD 的连接，可降低患者失血和感染的风险。

【注意事项】

1. 为防止感染和血液凝固，禁止将采血前的弃血再次回输到 CVAD 中。

2. 经多管腔 CVAD 采血时，建议选择直径最大的管腔。如果管腔的长度不同，应从开口距心脏最远的管腔采血。

3. 监测血药浓度时，应从不输注该药物的专用管腔中采血。如果无法使用专用管腔，检测结果可能会偏高。应向实验室提供药物名称、剂量、最后一次输液时间和标本采集时间，以便校正检测结果。

4. 不宜常规从输注肠外营养的管腔中采血，以减少 CRBSI 发生的风险。

5. 经导管采血时，严格无菌操作，连接导管前，应使用乙醇氯己定制剂或 70% 乙醇溶液消毒导管接口，不得污染。

6. 从导管中抽取血液标本时，应将第一个抽取的标本送出进行培养。

7. 留取标本后，要确保有效冲洗导管，不能残留血液，防止感染以及导管堵塞。

【操作并发症及处理】

1. 远端肢体缺血

（1）临床表现：术侧远端手指出现苍白、发凉，有疼痛感等缺血征象。

（2）预防措施

1）桡动脉置管前必须做 Allen 试验，判断尺动脉是否有足够的血液供应。

2）选择适当的穿刺针，切勿太粗及反复使用。

3）穿刺动作轻、柔、稳、准，避免反复穿刺造成血管壁损伤。

4）固定置管肢体时，切勿行环形包扎或包扎过紧。

（3）处理措施：密切观察术侧远端肢体末梢的颜色与温度，当发现有缺血征兆时，立即拔管。

2. 血栓形成

（1）临床表现

1）较少见，主要发生在股动脉穿刺时。

2）患者主诉穿刺端肢体疼痛、无力。查体可见穿刺端皮肤青紫或苍白，皮温下降，穿刺远端动脉搏动减弱或消失。

（2）预防措施

1）穿刺做到一针见血，避免反复穿刺造成血管内皮损伤。

2）拔针后，压迫穿刺点的力度要适中，应做到穿刺处既不渗血，血流又保持通畅；按压时以指腹仍感到有动脉搏动为宜。

3）按要求正确冲管、封管，动脉置管使用肝素盐水持续加压冲洗。

（3）处理措施：若有血栓形成，遵医嘱行抗凝治疗，必要时给予溶栓治疗。

3. 导管感染

（1）临床表现

1）穿刺点出现红肿甚至有脓性分泌物。

2）出现不明原因的发热、寒战、低血压。

（2）预防措施

1）严格无菌操作。

2）透明敷料 5~7 天更换，纱布敷料 48 小时更换，有渗出或贴膜潮湿、松动随时更换；一次性压力传感器 96 小时更换，有残留血液随时更换；肝素盐水每 24 小时更换，确保压力袋压力充足（300mmHg）。

3）每日评估评估导管留置的必要性，尽可能缩短导管留置时间。

（3）处理措施

1）对症处理，同时立即抽取血培养，尽快明确诊断。

2）确诊为 CRBSI，立即拔管，根据血培养结果应用相应抗生素。

（沈志奇）

四、保留导尿患者尿标本留取技术

保留导尿患者尿标本留取是指在留置导尿管的情况下，使用无菌技术通过导尿管采集尿液样本的过程。

【操作目的及意义】

尿液的组成和性质不仅与泌尿系统疾病直接相关，而且还受机体各系统功能状态的影响，反映了机体的代谢状况。临床上常采集尿标本做物理、化学、细菌学等检查，以了解病情、协助诊断和观察疗效。

【操作步骤】

1. 洗手，戴口罩，备齐用物。

2. 核对医嘱及检验标签，明确检验项目、检验目的和注意事项。

3. 根据检验项目选择适当标本试管，试管外贴上标签。

4. 核对患者，向患者做好解释，以取得合作。

5. 协助患者取舒适卧位，评估导尿管引流通畅，清空尿袋内尿液。

6. 再次核对患者及试管，评估患者会阴部位及导尿管表面清洁程度，必要时清洗会阴。

7. 收集尿标本

（1）尿常规标本：于尿袋下方引流孔处打开开关收集尿液至试管内。

（2）尿培养标本：夹闭导尿管 10～20 分钟，常规消毒导尿管近端侧壁，用无菌注射器抽吸尿液 5～10ml，注入无菌试管内。

（3）12 小时或 24 小时尿标本（以次日 7：00 完成标本采集为例）

1）遵医嘱按规定的时间留取标本，留取 12 小时或 24 小时尿标本，应于当日 19：00 或当日 7：00 排空膀胱并清空尿袋内尿液后开始留取，至次日 7：00 为止。

2）留取标本期间，将尿袋内尿液集中存放于集尿瓶内。

3）次日 7：00 将留取的全部尿液测总量，记录于检验标签上。

4）充分混匀，用注射器从中抽取 5～10ml 注入标本试管中，余尿弃去。

8. 再次核对患者及试管。

9. 整理用物，用物按消毒隔离原则处理。

10. 洗手，记录，标本及时送检。

【操作难点及重点】

1. 12 或 24 小时尿标本用于各种尿生化检查和尿浓缩结核杆菌等的检查。留取 12 或 24 小时尿标本时，集尿瓶应放在阴凉处，根据检验项目要求在瓶内加防腐剂，常用防腐剂的作用与用法见表 5-2-2。

表 5-2-2　常见防腐剂的使用

防腐剂	作用	用法	临床应用
甲醛	固定尿液中有机成分，防腐	每 100ml 尿液加 400mg/L 甲醛 0.5ml	艾迪计数（12 小时尿细胞计数）等

续表

防腐剂	作用	用法	临床应用
浓盐酸	保持尿液在酸性环境中，防止尿液中激素被氧化，防腐	24 小时尿中加 10ml/L 浓盐酸	内分泌系统的检查，如 17 - 羟类固醇、17 - 酮类固醇
甲苯	保持尿液中化学成分不变，防腐	第一次尿液倒入后再加，每 100ml 尿液中加 0.5% ~ 1% 甲苯 2ml	尿蛋白定量、尿糖定量检查

2. 留取尿培养标本时，应严格执行无菌操作原则；有研究表明，留置导尿管患者在导尿管分叉处上 5cm 采样能够最大限度地减少尿培养标本的污染。

3. 尿细菌培养的菌落计数，单种细菌菌落数量连续 3 次测量均超过 10^5 CFU/ml 时，则为尿路感染；单种细菌菌落数量为 10^4 ~ 10^5 CFU/ml 时，需要根据患者临床表现进行评估，判定是否为尿路感染；单种细菌菌落数量低于 10^4 CFU/ml，通常需要考虑是否为污染。对于留置导尿管的患者，如果出现典型的尿路感染症状且尿标本细菌培养菌落计数超过 10^3 CFU/ml，应考虑导管相关性尿路感染的诊断。

【注意事项】

1. 尿液标本应避免经血、白带、精液、粪便等混入。

2. 尿常规标本应留取新鲜晨尿，因未受饮食、运动影响，检验结果比较准确。

3. 采集尿培养标本时需注意患者会阴部皮肤及尿管表面的清洁情况，尤其是患者排便后需及时清洗会阴，而不仅是消毒，避免会阴部皮肤及导尿管表面污染，造成尿培养结果假阳性。

4. 留取尿培养标本时，夹闭导尿管不超过 30 分钟，禁止从集尿袋中采集标本。

5. 12 小时或 24 小时尿标本必须在医嘱规定时间内留取，以得到正确的检验结果。开始留取时间节点（如 7pm 或 7am）之前的尿液为检查前存留在膀胱内的，不应留取。

6. 标本采集后尽快送检，最好不超过 2 小时，如不能及时送检，必须采取保存措施，如冷藏或添加防腐剂等。

7. 根据检验目的准备适当容器

（1）尿常规标本：一次性尿常规标本容器。

（2）尿培养标本：无菌试管。

（3）12 或 24 小时尿标本：清洁带盖的集尿瓶（容量为 3000～5000ml）。

【操作并发症及处理】

1. 尿道黏膜损伤

1. 临床表现

1）尿道外口出血，有时伴血块。

2）尿道内疼痛，排尿时加重，伴局部压痛。

3）部分患者有排尿困难甚至发生尿潴留。

4）严重损伤时，可有会阴血肿、尿外渗，甚至直肠瘘。

5）并发感染时，出现尿道流脓或尿道周围脓肿。

（2）预防措施

1）选择粗细合适、光滑柔软的导尿管。

2）熟悉尿道解剖特点，严格执行操作流程。

3）操作时手法宜轻柔，插入速度要缓慢，切忌强行插管及反复插管。

4）插管时延长插入长度，见尿液流出后继续插入 5cm 以上，往气囊内注液后再轻轻拉至有阻力感处，可避免导尿管气囊部未进入膀胱即球囊充液膨胀而压迫损伤后尿道。

5）妥善固定留置导尿管，以防止运动和尿道牵拉。

（3）处理措施

1）导尿所致的黏膜损伤，轻者无须处理或经止血镇痛等对症治疗即可痊愈。

2）偶有严重损伤者，需要尿路改道、尿道修补等手术治疗。

2. 尿路感染

（1）临床表现

1）主要症状为尿频、尿急、尿痛，当感染累及上尿道时可有寒战、发热，尿道口可有脓性分泌物。

2）尿液检查可有红细胞、白细胞，细菌培养可见阳性结果。

（2）预防措施

1）严格掌握留置导尿管的指征，尽量缩短留置时间。

2）严格执行无菌操作，避免损伤尿道黏膜。

3）保持会阴部清洁，尿道口常规使用水和肥皂进行清洁，每次大便后应清洗会阴和尿道口，避免粪便中细菌对尿路的感染。

4）鼓励患者多饮水，无特殊禁忌时每日饮水量应在 2000ml 以上，达到自然冲洗的目的。

5）保持引流装置低于膀胱位置，防止尿液逆流。

（3）处理措施

1）当尿路感染症状出现时开始使用抗生素，如患者出现脓毒症或危及生命的感染征兆，应立即给予抗生素治疗。

2）在治疗前留取尿液和（或）血液样本进行培养。

3）如症状局限于下尿路，建议持续治疗 7 天；对于有发热、菌血症、器官损害或脓毒症患者，建议持续治疗 14 天。

4）尿路感染治疗时如导管留置时间 > 7 天，可考虑拔除或更换导管，并进行相关抗生素治疗。

3. 引流不畅或导尿管堵塞

（1）临床表现：无尿液引出或尿液引出减少，导致不同程度的尿潴留。

（2）预防措施

1）留置导尿管期间，无心肾功能不全者，应鼓励多饮水，增加液体摄入量，保证每小时尿量为 50~100ml，以保持排尿通畅，预防堵管。

2）引流袋不宜放置过低，避免引流管中尿液受真空效应影响可能将黏膜吸入导管孔隙使其闭塞。

3）气囊内注入适量（成人为 10ml，儿童为 3~5ml）的生理盐水，避免导尿管气囊充盈过度，压迫膀胱三角区引起膀胱痉挛，造成尿液外溢。

4）维持尿液 pH 5~6，可预防尿液结晶导致的尿管堵塞。

5）导尿管留置时间长短对菌尿和结痂有显著影响，故需定期更换以降低导尿管堵塞风险，导管更换频率不应超过制造商推荐的时间范围。

（3）处理措施

1）分析导致引流不畅的原因，如气囊注水量过大、引流袋位置过低或出血形成血凝块堵塞导管等，分别给予相应处理，必要时遵医嘱行持续膀胱冲洗。

2）有膀胱痉挛者，遵医嘱给予解痉药物。

3）导尿管在膀胱内"打结"，可在超声引导下细针刺破气囊，套结自动松解后拔出导尿管。

4）若发生导尿管堵塞，立即予以拔除，同时分析堵管原因，评估留置导尿管的必要性，如确实需要，给予重新留置导尿管。

（沈志奇　　鱼　琳）

五、人工气道患者痰培养留取技术

人工气道患者痰培养留取是指对于无法自主咳痰的患者通过人工气道

采集痰液样本进行微生物学检查的过程。

【操作目的及意义】

对于行人工气道患者留取痰培养能作为疾病诊断及治疗的参考，使临床医生排除某些致病菌，并在致病菌确定后，根据痰培养药敏的结果合理选择抗生素，还可以评价经验性使用抗生素的疗效。

【操作步骤】

1. 核对医嘱及检验标签，明确检验项目、检验目的及注意事项。

2. 核对患者，并向患者耐心解释，以取得合作。

3. 洗手，戴口罩，备齐用物。

4. 同人工气道吸痰技术（评估，给予纯氧，检查负压）。

5. 打开无菌集痰器，戴无菌手套。

6. 以惯用手持无菌集痰器，保持吸痰管端无菌状态，另一手将无菌集痰器抽吸端连接负压吸引管。

7. 无负压条件下，将吸痰管插入人工气道。

8. 打开负压，抽取适量痰液入集痰器中。

9. 吸痰完毕，关闭负压。

10. 操作过程中观察患者的生命体征。

11. 将无菌集痰器上的吸痰管连同盖子取下弃去。

12. 将集痰器底部的盖子取下，盖严瓶盖。

13. 若仍有痰液，则另取吸痰管按照吸痰技术吸痰。

14. 核对无误后，标明标本留取时间，及时送检。

15. 整理用物，洗手，记录。

【操作难点及重点】

1. 标本采集符合无菌要求。

2. 痰标本送检最佳时间在 60 分钟内，以提高病原菌检出率。不能及时送检者，可暂存 4℃冰箱。室温下延搁数小时，定植于口咽部的非致病菌呈过度生长，而肺炎球菌、葡萄球菌和流感杆菌检出率则明显下降。

【注意事项】

1. 集痰器为无菌包装，痰液采集过程中注意绝对无菌操作。

2. 操作过程基本同人工气道吸痰技术，保证充分给氧，吸痰时间＜15秒，确保患者安全。

3. 不常规采用将生理盐水滴入气道的方法降低痰液黏稠度，仅当患者痰液黏稠且常规治疗手段效果有限时，才可在吸痰时注入少量生理盐水，以促进痰液排出。

4. 操作过程中，严密观察患者的病情和生命体征。

【操作并发症及处理】

1. 低氧血症

（1）临床表现：临床表现因缺氧程度的不同而有所差别。

1）轻度缺氧时表现为呼吸加深加快，心率加快，血压升高，肢体协调动作差等。

2）中度缺氧时表现为疲劳，精细动作失调，注意力减退，反应迟钝，思维紊乱。

3）严重缺氧时表现为头痛、发绀、眼花、恶心、呕吐、耳鸣、全身发热，不能自主运动和说话，很快出现意识丧失、心跳减弱、血压下降、抽搐、张口呼吸甚至呼吸停止，继而心脏停搏，甚至死亡。

（2）预防措施

1）吸痰管型号要适当，其外径不应超过气管插管内径的 1/2，如果直径过大易导致肺萎陷或肺不张。

2）吸痰过程中患者若有咳嗽，可暂停操作，让患者将深部痰液咳出后再继续吸痰。

3）吸痰前后给予高浓度吸氧 30 ~ 60 秒，机械通气患者可给 100% 纯氧 2 分钟，以提高血氧浓度。

4）吸痰管不宜反复刺激气管隆突处，避免引起患者剧烈咳嗽；不宜深入至支气管处，否则易堵塞呼吸道。

5）按需吸痰，在有吸痰指征（听诊有痰鸣音或大水泡音、患者频繁呛咳等）时给予及时吸痰。

6）每次吸痰时间不超过 15 秒。若痰液一次未吸净，可暂停 3 ~ 5 分钟再次抽吸。

7）使用呼吸机的患者，在吸痰过程中不宜使患者脱离呼吸机时间过长，尤其是对于呼吸机条件较高者，应采用密闭式吸痰。

（3）处理措施

1）吸痰时密切观察患者心率、血压和血氧饱和度的变化，如发生低氧血症，应立即停止吸痰，并给予面罩、加压吸氧或机械通气。

2）如发生心律失常，立即停止吸引，退出吸痰管，并给予吸氧或加大吸氧浓度。

3）一旦发生心搏骤停，立即施行心肺复苏，开放静脉通道，同时准备注射肾上腺素等复苏药物，配合医师进行气管插管等抢救措施。

2. 呼吸道黏膜损伤

（1）临床表现

1）口唇黏膜受损可见表皮破溃，甚至出血。

2）气道黏膜受损可吸出血性痰；纤维支气管镜检查可见受损处黏膜糜烂、充血肿胀、渗血甚至出血。

（2）预防措施

1）使用优质、柔软、前端钝圆并有多个侧孔、后端有负压调节孔、管径适宜的吸痰管。

2）每次吸痰前调节合适的吸引负压（−80～−120mmHg）。

3）吸痰管插入的长度为患者有咳嗽或恶心反应即可；有气管插管者，则超过气管插管1～2cm，避免插入过深损伤黏膜。

4）插入吸痰管时应动作轻柔，特别是从鼻腔插入时，不可蛮插，不要用力过猛。

5）禁止带负压插管；抽吸时，吸痰管必须旋转向上提拉。

（3）处理措施

1）发现患者口腔黏膜糜烂、渗血等，选择合适的溶液进行口腔护理，如复方氯己定含漱液、1%～3%过氧化氢溶液、1%～4%碳酸氢钠等溶液。

2）发生气管黏膜损伤时，可遵医嘱行药物超声雾化吸入，以消炎并促进修复。

3. 气道痉挛

（1）临床表现：呼吸困难、喘鸣和咳嗽。

（2）预防措施：对气道高度敏感者，吸引前遵医嘱给予利多卡因雾化吸入，也可给予抗组胺药物。

（3）处理措施

1）发作时，应暂停气道吸引，遵医嘱应用 β_2 受体激动剂通过人工气道给药，以扩张支气管，缓解痉挛。

2）调整呼吸机参数，如氧浓度、吸呼比等，改善其氧合状态，减轻呼吸困难。

3）遵医嘱应用肾上腺素增强支气管平滑肌的舒张作用，糖皮质激素减轻支气管黏膜的炎症和水肿。

4. 感染

（1）临床表现

1）口鼻局部黏膜感染时，出现局部黏膜充血、肿胀、疼痛，有时有脓性分泌物。

2）肺部感染时出现寒战、高热、痰量增多、黏液痰或脓痰，听诊肺部有湿啰音，X线检查可发现散在或片状阴影，痰培养可找到致病菌。

（2）预防措施

1）吸痰时严格遵守无菌技术操作原则。

2）加强口腔护理，防止感染，推荐使用0.12%氯己定进行口腔护理。

3）吸痰所致的感染几乎都发生在呼吸道黏膜损伤的基础上，所有防止呼吸道黏膜损伤的措施均适合于预防感染。

（3）处理措施

1）发生局部感染时，遵医嘱对症处理；出现全身感染时，根据药敏试验结果给予抗生素治疗。

2）痰液黏稠者，加强气道湿化，遵医嘱给予氨溴索等药物雾化吸入，以稀释痰液。

3）当培养出致病菌时，可根据药敏试验结果，选择适当的含漱液进行口腔护理。

（沈志奇　　孟令楠）

六、静脉导管穿刺点及导管尖端培养标本留取技术

静脉导管穿刺点及导管尖端培养标本留取是指从静脉导管的穿刺部位及静脉导管尖端采集样本进行微生物培养的过程。

【操作目的及意义】

中心静脉导管尖端细菌定植是引起CRBSI的重要因素，临床上常留取静脉导管穿刺点及导管尖端培养标本，以明确诊断及细菌类型，作为下一步治疗的依据。

【操作步骤】

1. 洗手，戴口罩，备齐用物。

2. 核对医嘱及检验标签，明确检验项目、检验目的和注意事项。

3. 核对患者，向患者做好解释，以取得合作。

4. 协助患者取合适体位，使导管穿刺点位置低于心脏水平。

5. 用无菌生理盐水擦洗病灶表面后，用棉拭子采集穿刺点深部的脓液和分泌物，置运送培养基内送检。

6. 对未溃破的脓肿用碘伏消毒皮肤后，以无菌注射器抽取脓液送检，也可切开排脓时用无菌棉拭子采样。

7. 戴无菌手套，消毒局部皮肤，缓慢拔出导管，拔管后局部压迫止血5～10分钟，检查导管尖端是否完整（中心静脉导管的拔除应由医生进行操作）。

8. 再次核对检验标签和培养瓶。

9. 用灭菌剪刀剪取导管尖端（导管近心端）至少 5cm，置于培养瓶内，注明留取时间。

10. 观察拔管处渗血情况，穿刺点用无菌纱布覆盖，观察 24 小时。

11. 再次核对。

12. 协助患者取舒适卧位，整理床单位。

13. 观察穿刺及拔管部位有无肿胀、渗血，询问患者感觉，告知注意事项。

14. 处理用物，洗手，记录。

【操作难点及重点】

1. CRBSI 是指安置有血管内导管或拔除导管后 48 小时内的患者，出现菌血症或真菌血症，伴发热（≥38℃）、寒战或低血压等感染表现，且除导管外无其他明确的血行感染源。

2. 在鉴定静脉导管为菌血症来源时，应同时做血液培养和血管内导管尖端培养，或抽取软组织感染处新鲜脓性标本培养。

3. CRBSI 的诊断标准：患者出现感染症状且排除其他部位感染，导管尖端半定量培养菌落数 >15CFU 或定量培养菌落数 >10^2CFU，并符合以下条件之一：①导管尖端所培养的病原菌至少与 1 份外周血培养结果相同。②分别从不同的两个导管腔留取血培养，两腔的菌落计数比值 >3∶1。③导管留取血培养的菌落计数与外周静脉血培养的菌落计数比值 >3∶1。④导管留取血培养出现阳性结果的时间至少要比外周静脉血培养提前 2 小时。

【注意事项】

1. 坚持无菌原则。

2. 用无菌手去移动导管，剪取导管尖端末段 5cm，直接置入无菌试管中，同时应采集两套外周静脉血（两个不同部位）进行培养。

3. 立即送到细菌室，为防止干燥，常规培养不超过 15 分钟，4℃保存不超过 2 小时。

（沈志奇 孟令楠）

【参考文献】

［1］王欣然，孙红，李春燕．重症医学科护士规范操作指南［M］．2 版．北京：中国医药科技出版社，2020.

［2］宋慧娜，段慧娟，侯军华．临床护理操作技能培训与考核［M］．北京：军事科学出版社，2023.

［3］李小寒，尚少梅．基础护理学［M］．7 版．北京：人民卫生出版

社，2022.

[4] 中华人民共和国国家卫生健康委员会．静脉血液标本采集指南：WS/T661－2020[S]．北京：中国标准出版社，2020：3.

[5] 王霞，宋葵，吴欣欣，等．护理主导多部门协作管理提升血培养标本质量的效果研究[J]．中国护理管理，2024，24（1）：9－13.

[6] 中国医疗保健国际交流促进会临床微生物与感染分会，中华医学会检验医学分会临床微生物学组，中华医学会微生物学和免疫学分会临床微生物学组．血液培养技术用于血流感染诊断临床实践专家共识[J]．中华检验医学杂志，2022，45（2）：105－121.

[7] 张倩，郑儒君，陶诗琪，等．疑似中心静脉通路装置导管相关血流感染血培养标本采集的最佳证据总结[J]．护士进修杂志，2022，37（5）：446－450.

[8] 张月娇，赵锐祎．经静脉输液导管内采血的护理研究进展[J]．护理学杂志，2022，37（24）：82－85.

[9] 张晓梅，秦毅，陈瑜，等．经中心静脉通路装置采血的最佳证据总结[J]．中华护理杂志，2022，57（9）：1134－1140.

[10] 高雯，陈会慧，孙杨．尿培养在尿路感染临床诊断中的应用[J]．系统医学，2023，8（9）：73－75.

[11] 罗莉，马华兰，陈春燕，等．留置尿管患者尿培养标本不合格原因分析及对策[J]．现代医药卫生，2021，37（13）：2245－2247.

[12] 高燕，甘秀妮，龚思媛．2021版《长期留置导尿管并发症的处理》的解读[J]．护理研究，2023，37（2）：189－193.

[13] 黄利，彭建，邹海桥．痰标本留取方式及送检时间对痰检合格率的影响[J]．现代医药卫生，2022，38（2）：317－319.

[14] 关欣，杨慧，李栩亭，等．成人有创机械通气气道分泌物吸引的现状调查[J]．中华护理杂志，2020，55（6）：922－927.

[15] 韩佳慧，姚浩，宦陟榕，等．中心静脉导管不同留置部位对其相关感染的影响[J]．中国病原生物学杂志，2023，18（5）：579－584.

第六章

运动与康复

第一节　骨科重症护理技术

一、脊髓损伤/颈椎骨折患者翻身护理技术

脊髓损伤是指由于外力或疾病等原因导致脊髓结构和功能的损伤。脊髓损伤可能是由于交通事故、高处坠落、暴力打击、运动损伤等直接的创伤引起，也可能是由于脊髓炎症、肿瘤、血管病变等疾病间接导致。脊髓损伤会影响损伤平面以下的感觉、运动和自主神经功能，导致感觉丧失、肌肉无力或瘫痪、大小便失禁等症状，严重影响患者的生活质量和自理能力。其损伤程度和预后取决于损伤的严重程度、损伤部位以及治疗和康复的及时性和有效性。

颈椎骨折是指颈椎骨结构的连续性和完整性遭到破坏。通常是由于直接或间接的暴力作用，如车祸、高处坠落、重物砸伤等引起。颈椎骨折可能单独发生，也可能合并颈椎脱位、脊髓损伤、神经损伤以及其他相关组织的损伤，严重情况下可能危及生命或导致不同程度的残疾。

【操作目的及意义】

1. 预防压力性损伤：通过定期翻身，改变患者身体与床面的接触部位，减轻局部压力，防止皮肤长时间受压而形成压力性损伤。

2. 促进呼吸：协助患者翻身可调整体位，有助于改善肺部通气，预防坠积性肺炎等呼吸道并发症。

3. 提高患者舒适度：长时间保持一种姿势会让患者感到不适，翻身可以增加患者的舒适感。

【操作步骤】

1. 评估患者的病情、意识状态、生命体征、四肢肌力以及感觉活动

情况。

2. 护士洗手，戴口罩。

3. 准备翻身易，视情况准备颈托。

4. 翻身前，患者应佩戴颈托以固定颈椎，防止移动过程中颈椎受伤。如果使用颅骨牵引，也应确保牵引装置稳定，需评估患者的神经功能和生命体征，确保翻身过程不会加重脊髓损伤，准备翻身易。

5. 两名护士站于患者左右两侧，另一位护士站于患者头颈前方扶住患者头颈部，将患者双手放于胸前。两名护士握住"翻身易"近身端（靠近患者身体的部位），三人同时均匀用力将患者平移至病床一侧，轴向翻至侧卧位。垫好高度适宜的枕头。平卧及侧卧时头颈部应保持一条水平线，颈椎无过屈、过伸、侧屈及旋转。

【操作难点及重点】

1. 做好颈椎保护：颈椎手法牵引固定或佩戴颈托，保证颈部不能过伸、过屈，轴线翻身。

2. 全面评估，选择适宜卧位，掌握正确翻身方法。

3. 对难以确定的情况，要与医生协商，以不加重脊髓损伤为原则。

【注意事项】

1. 翻身前注意评估颈椎损伤程度和生命体征。

2. 随时观察患者的反应，避免加重脊髓损伤。

【操作并发症及处理】

该操作易发生脊髓二次损伤。应严格按照操作规范执行，翻身过程中患者出现不适主诉或生命体征，及时通知医生进行处理。

二、截瘫患者呼吸肌受累肺部排痰护理技术

截瘫是指双下肢瘫痪，多由脊髓损伤引起。常表现为损伤平面以下的运动、感觉、自主神经功能障碍。导致截瘫的原因包括脊髓外伤、脊髓肿瘤、脊髓血管病变、炎症等。截瘫的严重程度和恢复情况取决于脊髓损伤的部位、范围和性质。

【操作目的及意义】

1. 保持呼吸道通畅：截瘫患者由于长期卧床，抵抗力下降，肺部容易感染，导致痰液滞留在气道内难以排出。肺部排痰有助于保持呼吸道通畅，防止肺部感染进一步恶化。

2. 通过排痰训练：可以预防和改善因长期卧床引起的并发症，如病情的恶性循环、深静脉血栓、压力性损伤等。

3. 改善心肺功能：排痰训练有助于改善心肺功能，帮助患者脱机，降低呼吸负担。

4. 净化呼吸道：排痰训练可以去除气道上的分泌物潴留，减轻空气在气道中的流通障碍，减轻细菌繁殖，从而净化呼吸道。

5. 增强呼吸肌功能：通过体位引流、胸部叩击、震颤和咳嗽训练等手法，可以间接刺激呼吸肌，增强其功能，帮助患者更有效地进行呼吸。

【操作步骤】

1. 评估患者的病情和拍背的适应证，听诊肺部呼吸音以确定痰液积聚部位，了解痰液的颜色、性状、量等。

2. 护士洗手，戴口罩。

3. 准备听诊器、振动排痰机。

4. 拍背排痰法：协助患者取适合体位，如坐位或侧卧位；拍背部位：拍背的部位要准确，选取肩胛骨下端以下 3~5cm 的部位；拍背方法：手掌合成杯状，腕关节不动，利用肩肘关节带动手掌，以 40~50 次/分的频率、力度均匀一致，由下至上、由外至内叩击。

5. 振动排痰技术：振动排痰技术包括手叩击法和振动排痰机两种方法。

（1）手叩击法：患者取侧卧位，护士站在患者床的右侧，五指并拢，迅速而有规律地叩击胸背部痰液集聚肺叶，每一肺叶叩击 1~3 分钟，频率约 60 次/分，每次 15~20 分钟，2~3 次/天。

（2）振动排痰机，将床头放平，患者置于侧卧位，保持呼吸道通畅，调节机器，选择频率 20~30Hz，将叩击头置于患者胸廓一侧下部，持续 30 秒左右，提起叩击头向上移动，放在另一部位进行叩击。

6. 体位引流：根据肺部病变部位选择合适的引流姿势，如右肺上叶、左肺上叶、右肺中叶、左肺下叶等。引流步骤：将患者置于正确的引流姿势，尽可能让患者舒适、放松，观察患者脸色和表情，维持引流体位 30 分钟左右，或直至分泌物排出为止。

【操作难点及重点】

1. 持续鼻饲患者治疗前 30 分钟应停止鼻饲，进餐患者治疗时间应安排在餐前 1~2 小时或餐后 2 小时进行，以免治疗过程中出现恶心、呕吐、增加误吸的发生率。

2. 操作前可给予患者雾化治疗，促进痰液松动，以利于排出。

3. 治疗后应对治疗效果进行全面评价，以便根据治疗效果调整治疗策略。

【操作并发症及处理】

1. 窒息

（1）协助患者摆好体位，以利于痰液引出。

（2）床旁备好吸引装置，操作过程中要及时协助患者清理痰液，保持呼吸道畅通。

（3）患者一旦出现窒息，应立即给予吸痰，必要时给予气管插管。

2. 肾损伤

（1）操作过程中力度要适宜；选择合适的频率，以不超过35Hz为宜。

（2）叩击时应避开脏器部位。

（3）患者主诉肾区疼痛时要高度重视，立即报告医生，进行相关检查治疗。

3. 肋骨骨折

（1）操作过程中力度要适宜；选择合适的频率，以不超过35Hz为宜。

（2）怀疑肋骨骨折时，应立即进行相关检查。一旦确诊，应立即处理，防止骨折断端移位刺破胸膜、肋骨血管和肺组织，产生气胸、血胸、皮下气肿或咳血。

4. 吸入性肺炎

（1）持续鼻饲患者治疗前30分钟停止鼻饲。进餐患者治疗时间应安排在餐前1~2小时或餐后2小时。

（2）协助患者取侧卧位。

（3）床旁备好吸引装置，操作过程中要及时清理患者口腔内容物，防止误吸。

（4）已出现肺炎的患者，需要根据病情选择合适的抗生素积极进行抗感染治疗。结合相应的临床表现采取对症处理，高热可用物理降温或小剂量退热药。

（5）呼吸急促、发绀可给予氧气吸入；咳嗽、咳痰可用镇咳祛痰药。

三、骨盆骨折患者翻身护理技术

骨盆骨折是指骨盆骨性结构由于外力因素出现骨质完整性破坏，骨盆挤压变形的病症，属于致死率和伤残率较高的疾病。骨盆是连接脊柱和下肢之间的盆状骨架，由后方的骶、尾骨和左右两髋骨连接而成的完整骨环，当这个结构因外力而受损，就发生了骨盆骨折。常见病因多为暴力因素，如交通事故、地震、塌方、矿难、枪弹、弹片火器伤等，少数为肌肉强力收缩所致肌肉附着点撕脱骨折，如髂前上棘、髂前下棘、坐骨结节撕脱骨折等。骨盆骨折最严重的合并症是失血性休克和盆腔脏器损伤，救治不当将导致死亡。严重骨盆骨折是指合并有休克和脏器损伤的不稳定性骨盆骨折。

【操作目的及意义】

减少患者皮肤压力性损伤的发生，有效减轻患者因长期卧床产生的不适感，增加患者主观舒适度。

【操作步骤】

1. 评估患者的病情、意识状态、生命体征、双下肢感觉活动情况。

2. 护士洗手，戴口罩。

3. 准备一块 0.8m×1.5m 的清洁、柔软、完好无破损的棉布或浴巾作为翻身易。

4. 向患者讲解使用翻身易的目的及优势。

5. 将翻身易平铺于病床中上部，翻身易上缘平患者肩部，下缘平患者臀部。

6. 两名护士位于病床两侧，将患者平移至病床右侧（患者欲采取左侧翻身）。

7. 利用翻身易协助患者向左侧轴向翻身，右下肢膝下垫软枕。

8. 观察患者背部皮肤情况，整理床单位，必要时及时更换。

9. 有下肢骨牵引的患者，翻身时需保证牵引肢体近端与远端在同一轴线上。

10. 翻身频次可根据患者骨折情况决定。

【操作难点及重点】

掌握翻身易的正确使用方法，应在充分评估可翻身后进行轴向翻身，颈胸腰骶及下肢保证在同一水平线上。

【注意事项】

1. 不可盲目给予患者翻身，避免人为造成二次伤害。

2. 给予患者充分解释沟通，取得理解与配合，不可自行翻动。

3. 有骨盆带固定的患者，应在医生允许下才可以解开。骨盆带有稳定骨盆、减少骨折端移位、减小盆腔容量，减少出血、降低后续患者搬动/翻身带来的风险的作用。

【操作并发症及处理】

骨盆骨折患者翻身会增加出血的风险性，应掌握正确的翻身方法，动态监测患者生命体征情况，必要时监测血红蛋白及腿围的变化。

四、多发伤患者皮肤保护护理技术

多发伤指人体在单一机械致伤因素作用下，同时或相继累及两个或两个以上解剖部位的损伤，解剖部位划分采用简明损伤定级的 9 部位法。

压力性损伤是指由压力或压力联合剪切力导致的皮肤和（或）皮下组织的局部损伤，通常位于骨隆突处，但也可能与医疗器械或其他物体有关。

【操作目的及意义】

皮肤护理可以促进皮肤的血液循环，增强皮肤排泄功能，预防皮肤感染和压力性损伤等并发症的发生，同时可满足患者身体舒适清洁的需要。

【操作步骤】

1. 评估患者的病情、意识状态、生命体征、皮肤完整性、体位要求以及所用具体医疗器械。

2. 护士洗手，戴口罩。

3. 准备减压敷料、棉垫、软枕。

4. 无外伤部位给予患者皮肤清洁，必要时可进行全身擦浴。

5. 有条件情况下给予气垫床使用，根据患者体重调节气垫床压力。

6. 对压力性损伤好发部位给予减压敷料与棉垫使用，避免皮肤直接与尿垫接触。

7. 有下肢骨牵引患者给予患肢棉垫使用，并保证足跟与床单位不接触，有空隙。

8. 使用支具的患者，支具内应给予棉垫或减压敷料保护，在保证支具有效性的同时避免支具与皮肤直接接触，并在条件允许情况下，尽早去除支具。

9. 四肢使用石膏托患者，应保证石膏边缘光滑、无棱角及毛刺，使用敷料将石膏与皮肤隔开，在条件允许情况下，尽早去除。

10. 如患者有肋骨骨折，需使用肋骨带固定，肋骨带后背部内放棉垫，将肋骨带与后背部皮肤隔离开，患者胸前部如有电极导联线，需使用棉垫垫于电极线下，棉垫可按需裁剪。

11. 如患者有骨盆骨折，需使用骨盆带固定，骨盆带后部内放棉垫，将骨盆带与后部皮肤隔离开。

12. 有各种引流管患者，应妥善固定好各引流管，尤其是胸腹带中的引流管路，避免引流管与皮肤接触。

【操作难点及重点】

多发创伤患者全身多处损伤，支具、石膏、牵引等医疗用物多，需要逐一部位进行保护，但石膏等物需在医生允许情况下拆开再行保护措施，并保证在位。

【注意事项】

1. 不可盲目给予患者翻身，避免人为造成二次伤害。

2. 各支具、胸腹带等接触皮肤处均应使用减压敷料进行保护。

3. 引流管路固定到位，避免脱出。胸腹带中的引流管注意保护，避免与皮肤直接接触。

【操作并发症及处理】

多发创伤患者皮肤保护不当，会增加压力性损伤发生的风险，因此应在第一时间给予患者皮肤保护，增加患者舒适性，避免造成压力性损伤。

五、石膏护理技术

石膏固定是骨伤科外固定方法之一。医用石膏是天然的硫酸钙石，经过粉碎、加热、脱水而形成的非结晶的粉末。将这种石膏粉末与吸水纱布制成的石膏绷带，在温水中浸泡，缠绕于肢体，干燥后，即变成坚硬的固体，达到塑形、固定的目的。

【操作目的及意义】

1. 维持固定，保持肢体的特殊位置。

2. 减轻或消除患肢的负重，以保护患部。

3. 作为患部牵引的辅助措施。

4. 作为骨折、脱位复位、周围神经、血管、肌腱断裂损伤手术修复后的固定。

5. 预防畸形，矫正治疗。

【操作步骤】

1. 评估患者的病情、意识状态、生命体征，查看骨折部位的皮肤完整性、感觉、运动功能。

2. 护士洗手，戴口罩。

3. 准备石膏、清水、治疗车。

4. 凡使用石膏固定或支具固定的患者进行床旁交接班，评估固定的情况。

5. 观察肢端血液循环及感觉运动情况。及时发现有无肢端皮肤青紫、发冷、肿胀、麻木以及主诉疼痛。

6. 石膏未干时，不覆盖被物。凸突部分注意悬空不受压。抬动时用手掌托起，避免压出手指凹陷。

7. 四肢术后石膏固定者须将患肢抬高。下肢可用软垫垫起，确保足跟悬空。上肢可用枕垫抬高或悬吊法。

8. 重视患者主诉，注意石膏或支具松紧度，观察骨突处皮肤受压情况及皱褶处皮肤情况。

9. 避免支具直接接触皮肤，早期选用适当敷料衬垫及皮肤保护，预防压力性损伤形成。

10. 出现支具使用不适或有皮肤受压，及时联系支具室进行调整。

11. 石膏里面出血时于石膏表面标记边界，并及时通知医生。

【操作难点及重点】

1. 肢体的摆放：由于受伤部位及机制的不同，医生根据影像学检查及患者查体决定肢体摆放。护理人员严格遵医嘱进行，并随时观察，避免患者自行挪动患肢，造成二次损伤。

2. 固定肢体末端观察：因肢体石膏、支具无法观察，仅限于末端可见部分来判断受伤肢体的情况，所以护理人员要及时、准确评估末端的感觉活动、血运循环等情况，包括认真倾听患者的主诉。

【注意事项】

自然条件下，石膏完全干燥：夏天 24~48 小时，冬天 72 小时。

【操作并发症及处理】

1. 医疗器械相关性压力损伤

（1）医生固定好肢体的石膏、支具后，护理人员要进行足跟、肘部的悬空处理，可利用软枕、棉垫进行肢体的垫起，来保证受压部位的减压，要注意的是，支撑物要干净、透气，高度适宜，符合患者受伤部位医嘱要求。每 2 小时检查一次减压的有效性和持续性，必要时可询问是否可以开减压孔（足跟、肘部）。

（2）创伤骨科患者骨折肢体会发生肿胀，石膏、支具会在受伤第一时间进行肢体的固定，石膏的边缘会压迫皮肤，造成医疗器械相关性压力损伤。石膏边缘要给予减压敷料使用，要求护理人员随时观察肢体肿胀情况，必要时进行维度的监测，交接记录。肿胀严重时可重新进行石膏的测量固定。

（3）石膏托固定：在询问医生可拆卸检查后应进行上述皮肤保护措施。

2. 静脉血栓形成：由于创伤患者有时需要卧床休息，避免翻身、移动肢体等特殊医嘱存在，随时间延长静脉血栓形成概率增加，除血栓预防中保证患者入量、给予肢体保暖、根据医嘱抬高患肢外，还应在不影响固定的前提下，鼓励并指导患者进行肢体的活动。例如：下肢石膏固定可指导患者进行踝泵运动、足趾活动，上肢可进行双手活动、握拳活动。在允许翻身情况下，要有专人保护肢体的有效固定体位，避免过度牵拉、扭曲肢体。

六、牵引护理技术

骨牵引是通过骨骼穿入不锈钢或牵引钳，使牵引力直接作用于骨骼，从而牵拉骨折、脱位的肢体，以达到复位、固定与制动的目的。常用于骨折患者的治疗，尤其是不稳定型骨折、开放性骨折、骨盆骨折等，有助于维持骨折端的稳定，促进骨折愈合，减轻疼痛和肌肉痉挛，并为后续的治疗和康复创造条件。

【操作目的及意义】

1. 牵拉关节或骨骼，使脱位的骨折复位，并保持复位后的位置。

2. 牵拉及固定关节，以减轻关节面所承受的压力，缓解压力，使局部休息。

3. 需要矫正和预防因肌肉挛缩导致的畸形。

【操作步骤】

1. 评估患者的病情、意识状态、生命体征，查看牵引部位的皮肤完整性、感觉、运动功能。

2. 护士洗手，戴口罩。

3. 准备碘伏、酒精、无菌敷料、牵引相关物品（如牵引绳、砝码）。

4. 协助患者取正确的牵引体位，如保持肢体功能位，定期为患者翻身，预防压力性损伤。

5. 检查牵引装置是否完好，牵引绳有无受阻、脱出滑轮，确保牵引重量准确，根据病情调整。

6. 用碘伏消毒针道处及周围皮肤，每日 2 ~ 3 次。观察针道有无红肿、渗液，如有异常及时处理。

7. 观察患者末梢血运、皮温、感觉、运动情况。

8. 指导患者进行患者肌肉等长收缩和关节活动。

9. 协助患者解决饮食、饮水、排泄等。

10. 保持床单位清洁、干燥、平整。

11. 与患者沟通，了解患者心理感受，给予鼓励和支持。

12. 告知患者及家属骨牵引的注意事项，如不可自行增减重量。

13. 指导患者进行功能锻炼的方法和重要性。

14. 记录护理过程中患者的病情变化、护理措施及效果。

【操作难点及重点】

1. 牵引患者，应进行床头交接班，每班严密观察患肢血液循环及肢体活动情况。

2. 每日定时检查牵引绳及牵引位置，保持克氏针孔处的皮肤干燥、无渗出。

3. 由于患者活动不便，生活不能完全自理，应主动帮助患者解决日常生活中实际问题。如病情许可，可教会患者在床上借助拉手改变体位，使用坐便器等。

4. 每日指导患者进行肢体肌肉收缩练习，如：股四头肌等长收缩，并帮助患者推动髌骨，预防下肢肌肉萎缩及膝关节粘连。

5. 定期为患者做清洁卫生护理，保持"六洁"。

【注意事项】

1. 牵引重量为患者体重的 1/10～1/7，不可随意增减重量，以免影响骨折复位或肢体畸形的矫正。

2. 经常检查牵引架的位置，如有错位或松动，及时通知医生，并配合医生进行处理。

3. 注意牵引绳是否受阻，牵引重量是否合适；牵引绳应与患肢长骨纵轴方向保持一致。

4. 牵引的重锤应悬空，不可着地或靠于床沿上，滑轮应灵活。

【操作并发症及处理】

1. 牵引针道感染：交接班时注意观察外固定架针道渗血渗液情况，如有应及时通知医生给予换药处理，给予患者做操作时应注意手卫生清洁。

2. 深静脉血栓形成：由于创伤患者有时需要卧床休息，避免翻身、移动肢体等医嘱存在，随时间延长静脉血栓形成概率增加，除血栓预防中保证患者入量、给予肢体保暖、根据医嘱抬高患肢外，还应在不影响固定的前提下，鼓励并指导患者进行肢体的活动。例如：下肢牵引固定可指导患者进行踝泵运动、足趾活动。在允许翻身情况下，要有专人保护肢体的有效体位，避免过度牵拉、扭曲肢体。

3. 医疗器械相关压力性损伤：下肢牵引患者易造成牵引弓处皮肤和足跟部皮肤压力性损伤，因牵引力线放置不合理，导致牵引弓位置靠下，压迫患者小腿正面皮肤，抬高下肢的同时未给予足跟悬空，均会形成皮肤的压迫。应根据受伤牵引部位不同，医生摆放合理的位置，护理人员要严密观察，避免位置改变，可在牵引弓和皮肤之间用棉垫隔开，避免压迫，下肢抬高要足够有效，保证足跟的持续性悬空。

4. 关节僵硬、肌肉萎缩：由于牵引患肢不能正常大幅度活动，可嘱患者进行踝泵运动、活动足趾，也可进行被动运动，每 2 小时护理人员帮助患者进行一次被动运动。

5. 足下垂：可穿戴矫形鞋或者支撑垫垫于患肢足底，使足部呈功能位，防止足下垂。

七、外固定架护理技术

在骨折的远、近心骨段，经皮穿放高强度钢针，再用体外稳定系统与裸露于皮肤处的针端连接起来，达到固定骨折的目的。此固定系统称为骨外固定器或骨外固定架。

【操作目的及意义】

1. 对骨折或脱位进行复位和固定。

2. 辅助治疗骨骼、关节和软组织创伤。

3. 矫正骨骼、关节畸形。

4. 恢复躯干和肢体的功能。

【操作步骤】

1. 评估患者的病情、意识状态、生命体征，查看外固定架部位的皮肤完整性、感觉、运动功能。

2. 护士洗手，戴口罩。

3. 准备碘伏、酒精、无菌敷料、无菌纱布、一次性弯盘。

4. 术前护理：当确定要使用外固定架时，要尽可能地向患者和其他家属解释应用的目的和意义。解释清楚手术的特性。让患者接触已经携带外固定架的患者并进行沟通、探讨可能会遇到的问题。

5. 术后住院期间的护理

（1）外固定架的管理

1）保持外固定架清洁，用无菌敷料包扎固定，直接固定针周围有纤维包裹。在此过程中，有渗出时，及时更换渗湿的敷料直至出血停止。一旦敷料停止渗出，可以不再使用敷料。

2）注意外固定架有无松动，并向患者说明不可随意扭动调整。

（2）患肢护理：遵医嘱应用抗生素，并注意观察针道周围有无感染征象。

（3）功能锻炼：向患者及家属说明功能锻炼的意义和重要性，根据患者的病变部位，在麻醉恢复后即可指导患者进行功能锻炼。

（4）注意调整：术后注意检查外固定架各固定螺丝的松紧，并经常检查其有无松动，随时拧紧，防止骨折移位。

（5）检查局部：注意皮肤与钢针接触部有无张力，如因肿胀等原因钢针处皮肤张力增加，及时通知主管医生，视肿胀程度配合医生给予相应处理。

【操作难点及重点】

教育的一个重要方面是确保患者和照护者都能及时识别针道部位发生感染，其目的是为了使感染能够及时得到治疗，防止扩散成为严重感染。区分感染引起的炎症反应和因针道引起的正常、持续炎症反应也至关重要。医务人员、患者和照护者需要注意的针道部位感染症状如下所述。

1. 针周围的疼痛增加，新的疼痛不同于以前并且比固定针导致的疼痛更剧烈。

2. 针尖周围发红开始加重并扩散。

3. 化脓性分泌物，少量透明、黄色的分泌物是正常的。然而，当出现感染时，分泌物可能增加或呈脓性（浑浊、奶油色或棕色）。没有脓液并不意味着没有感染，并不是所有的病原微生物都会产生脓液。

4. 一些患者可能会主观感觉不适，就像感冒或流行性感冒一样。

5. 立即采集伤口拭子进行培养可能没有结果，因为感染开始时仅能识别平时存在于皮肤的共生细菌，可能会延误治疗。

【注意事项】

1. 每天检查外固定是否牢固以及钢针松紧度，保持钢针张力，保持针道处干燥、清洁，用清洁的白开水擦拭针道处 2 次/天。如有针道周围红肿及异常分泌物，要加强换药，必要时应用抗生素防止针道感染。

2. 防止肌肉关节挛缩，术后加强各关节主动、被动屈伸活动，以促进肌肉组织延长再长。

3. 患者外出或下床活动时，应穿舒适、防滑的鞋，同时有专人陪伴以防止发生跌倒。

【操作并发症及处理】

1. 针道感染

（1）针道部位应尽可能少被触碰，每周清洗和矫正一次足够（利于手术后伤口愈合）。

（2）医护人员应在伤口护理过程中保持严格的无菌技术，并向患者或照护者传授清洁包扎技术。每个针道部位应使用浸泡有消毒剂和酒精溶液的无脱落纱布轻轻清洁。

（3）结痂无须去除，应自行脱落，可通过上述清洁方式预防结痂剥离。

（4）伤口应用无菌、不脱落纤维的敷料包扎针道周围。

（5）敷料应使用绷带、吊带或夹子等装置固定，可以对针道周围皮肤区域施加一定压力以防止针在皮肤内上下移动或导致皮肤"隆起"，防止皮肤下形成死腔，抑制细菌生长。

2. 固定针松动：为患者改变体位时应注意勿用外固定架作为搬动患者的把持物，易造成固定针松动，要专人保护、搬动患肢，保持功能位。发生松动时，立即通知医生，给予协助处理。

3. 软组织损伤：外固定架如有压迫皮肤肌肉等情况，应及时通知医生，协助医生进行外架的调节。

4. 骨筋膜室综合征：观察患者患肢有无疼痛、活动障碍、感觉障碍、皮肤张力和硬度的改变，总结为5P症：疼痛或由疼痛转为无痛、苍白、无脉、麻痹、感觉异常。出现上述症状后，及时通知医生，给予相应处理。

八、佩戴支具护理技术

支具是一种置于身体外部，旨在限制身体的某项运动，从而辅助手术治疗的效果，或直接用于非手术治疗的外固定。同时在外固定的基础上加上压点，就可以成为矫形支具，用于身体畸形的矫正治疗。

（一）颈托佩戴

颈托是通过矫正颈椎内在病理变化所致的不良体位，使颈椎保持制动与稳定状态。

【操作目的及意义】

1. 固定、制动、保护、保持颈椎的稳定性。

2. 减少颈椎活动对血管、神经组织的摩擦刺激，控制急性期无菌性炎症的发展，促进炎症、水肿的消除和吸收。

【操作步骤】

1. 评估患者的病情、意识状态、生命体征、四肢肌力以及感觉活动情况。

2. 护士洗手，戴口罩。

3. 准备颈托、棉垫、减压敷料。

4. 遵医嘱联系支具室，为患者选择合适的颈托。

5. 评估患者并向患者解释佩戴颈托的目的。

6. 两名护士站于病床两侧。

7. 增加一名护士站于床前方，扶住患者头颈部，将患者平移至一侧床旁。

8. 利用翻身易协助患者轴向翻身至侧卧位。

9. 一名护士仍站于床前方，扶住头颈部，另两名护士协助患者轴向翻身为平卧位。

10. 为患者佩戴颈托前片，颈托前片边缘压住后片。

11. 系好尼龙搭扣，检查颈托松紧度，以一指为宜。

12. 摘除颈托

（1）协助患者平卧于床上。

（2）解开颈托尼龙搭扣，取下颈托前片。

（3）协助患者轴向翻身至侧卧位，取下颈托后片。

（4）协助患者轴向翻身至平卧位，整理床单位。

【操作难点及重点】

1. 由于患者佩戴颈托，头部会感到悬空不适，可选用棉垫垫起，缓解不适感，同时要符合患者体位要求，避免造成二次损伤。

2. 轴向翻身避免给患者造成二次损伤。

【注意事项】

1. 由专业支具配制人员进行测量并且选定尺寸。后片上缘应靠近枕骨，下缘应靠近双肩。前片边缘压于后片之上，下颌可以完全放入颈托前片的下凹槽内，下颌宽度可以较合适地贴合前片弧度，左右两侧下颌与前片弧度相差小于1cm。

2. 佩戴及摘除颈托时应保持卧位，翻身时应轴向翻身。

3. 如患者的喉结较大，可在颈托前片喉结处垫一块纱布，以防压迫皮肤。

【操作并发症及处理】

1. 医疗器械相关压力性损伤

（1）由于颈椎损伤患者体位要求，尤其是术前患者，常处于仰卧位，不能长时间侧卧位，导致颈托后片边缘会造成皮肤损伤。护理人员在佩戴时可用减压敷料保护皮肤。

（2）枕部的观察：由于长时间仰卧位及制动，枕部会形成坠积性水肿，加之毛发和不能使用太高度支撑物，易造成枕后的皮肤损伤，这就要求护理人员在为患者翻身时，仔细观察皮肤情况，及早发现、及早干预、及早治疗。

（3）及时更换敷料及内垫物，以防止因患者出汗造成皮肤潮湿，增加医疗器械相关压力性损伤。

2. 二次损伤：密切观察患者四肢感觉活动肌力的变化，如有异常及时通知医生，配合检查处理。

（二）外展（外旋）包佩戴

外展（外旋）包是通过放松冈上肌、三角肌，使肌肉处于松弛状态，从而减少关节活动摩擦对肌肉组织的刺激，有助于炎症水肿的消除和吸收，保持肩关节相对稳定性。

【操作目的及意义】

维持患肢功能位、放松肌肉、促进愈合、保证关节稳定性。

【操作步骤】

1. 评估患者的病情、意识状态、生命体征，查看手术部位的皮肤完整性、手指感觉、运动功能。

2. 护士洗手，戴口罩。

3. 准备外展包、棉垫、减压敷料。

4. 先将外展（外旋）包主包体放置患者腋下，再将患者患肢前臂放置在外展（外旋）包上方，前臂放于附包体上，外展（外旋）的内侧面完全贴附于患者躯体侧面。

5. 放置约束带，将一根长约束带一端利用魔术贴粘在外展（外旋）包主体包体上，另一端穿过颈部粘在外展（外旋）包主包体上。

6. 将另一条长约束带一端利用魔术贴粘在外展（外旋）包主包体上，另一端穿过腰部粘在外展（外旋）包主包体上。

7. 三条小约束带用来固定前臂及上臂。

【操作难点及重点】

1. 约束带识别，要求护理人员熟知各个约束带的位置及用法作用，外展（外旋）包要贴合患者患肢，保证患肢功能位。

2. 患者佩戴时不可患侧卧位，以免造成外展（外旋）包位置的改变。

【注意事项】

1. 佩戴外展（外旋）包时严格掌握松紧度，确定固定妥当，避免皮肤磨损压迫现象。

2. 佩戴外展（外旋）包时应密切注意患者主诉及生命体征。

3. 摘除外展（外旋）包时，由一名护士妥善固定患肢原有（外旋）位置，另一名护士先摘除三条小约束带，再将外展（外旋）包拿出。确保患肢位置不改变，防正关节脱位或再损伤。

【操作并发症及处理】

1. 医疗器械相关压力性损伤：外展（外旋）包长期直接接触皮肤、摩擦致皮肤造成损伤。可在佩戴时用减压敷料进行肘部、颈部、后背、主体包边缘等部位进行保护，交接班时检查患者皮肤情况，避免因出汗造成的潮湿增加医疗器械相关压力性损伤的发生概率。

2. 有假体脱位的危险：外展包佩戴不当，会造成肩关节后伸，故要求护理人员熟知佩戴方法。患者肢体移动，给予翻身体位改变时，要专门有护理人员进行肢体的保护，保持功能位。

3. 呼吸困难：外展（外旋）包佩戴期间约束带过紧，造成患者呼吸困难，要求在佩戴前根据患者个体情况选择适合的型号，在佩戴过程中询问患者的感受，松紧适宜，以可容纳一指为宜。

（三）矫形鞋佩戴

丁字矫正鞋是骨科临床中常用的一种正骨器具，是一种用于足踝矫正的康复辅助用具，属于功能用鞋，也叫丁字鞋、丁字防旋鞋。丁字矫正鞋具有特殊的结构设计，以生物力学手段将矫正力施加于足踝部位，用于预防和矫正足部畸形，改善因足部结构异常引起的疼痛、病灶及关节不稳定，限制异常的足部关节活动，补偿足部丧失的功能，延缓和改善疾病的发生、发展，促进儿童的健康发育，提高患者生活质量。

【操作目的及意义】

保证肢体的功能位，防止髋关节的外旋和内收。

【操作步骤】

1. 评估患者的病情、意识状态、生命体征，查看手术肢体部位的皮肤完整性、感觉、运动功能。

2. 护士洗手，戴口罩。

3. 准备矫形鞋、棉垫、减压敷料。

4. 根据患者下肢及足部大小选择适合的型号。

5. 遵医嘱将患肢摆放外展中立位。

6. 护理人员将矫形鞋固定带全部解开，稍抬高患肢从侧面进行穿戴。

7. 将患者患肢足部紧贴于矫形鞋底部，使足部呈功能位，判断大小合适，将矫形鞋保持平衡的固定横板完全与矫形鞋呈十字形，患肢保持外展中立位。

8. 将矫形鞋三个固定带固定好，松紧以可容纳一指为宜。

9. 为患者整理好床单位，保暖，交代注意事情。

【操作难点及重点】

保持患肢有效、持续的外展中立位，以起到佩戴矫形鞋的作用。

【注意事项】

1. 矫形鞋保持平衡的固定横板完全与矫形鞋呈十字形，患肢保持外展中立位。

2. 为患者做好宣教工作，告知自行改变体位的危险性。

【操作并发症及处理】

1. 医疗器械相关压力性损伤：患肢的足跟、脚掌底部和两侧以及内外踝为重点皮肤保护部位。护理人员应用减压敷料给予使用，足跟悬空，足背可用棉垫保护，以免固定带将足背勒出压痕。

2. 静脉血栓形成：由于患者有时需要卧床休息，避免翻身、移动肢体等医嘱存在，随时间延长静脉血栓形成概率增加。除血栓预防中保证患者入量、给予肢体保暖，还应在不影响固定的前提下，鼓励指导患者进行肢体的活动，例如下肢可指导患者进行踝泵运动、足趾活动。

3. 髋关节脱位：遵嘱严格保持患肢的外展30°中立位。在为患者改变体位时，要有专业护理人员进行肢体的功能位保护。一旦患肢脱位，应立即通知医生，做好后续检查治疗的配合。

（张　丹）

【参考文献】

[1] 倪亚利，林文君，姜悦，等. 截瘫患者3期或4期压力性损伤治愈后再发的风险因素分析[J]. 护理研究，2021，35（21）：3897-3901.

[2] 种静娴，赵杨春，陈景君. 滚动法轴线翻身安置护理在创伤性脊柱骨折患者手术室体位护理中的应用[J]. 医学理论与实践，2022，35（13）：2301-2303.

[3] 蔡立柏，刘延锦，郭玉茹，等. 骨科康复护理质量评价指标的构建[J]. 中华护理杂志，2021，56（4）：508-514.

[4] 卞丽艳，戴莲. 压力性损伤风险无线报警系统在骨折患者术前支具固定中的应用效果研究[J]. 创伤外科杂志，2023，25（12）：939-943.

[5] 何小婷. 外固定支具固定院前急救对四肢骨折患者的效果分析[J]. 中国伤残医学，2024，32（8）：5-7，11.

[6] 李斌，杨志金，雷二强，等. 四肢损伤后石膏托固定后关节僵硬的预防[J]. 创伤外科杂志，2023，25（10）：799-800，封3.

［7］戴巧艳，何翠环，黄小芬，等．创伤骨科患者专科护理质量敏感评价指标监测与分析［J］．全科护理，2021，19（14）：1910－1913.

［8］杜阳红，窦银娜，张珊．骨科急诊石膏固定患者护理需求及护理干预效果研究［J］．疾病监测与控制，2023，17（4）：307－309.

［9］韩莹．牵引架用于 ICU 严重创伤骨折患者压力性损伤预防性护理中的效果探讨［J］．中国伤残医学，2021，29（18）：10－11.

［10］蔡小华，王锐霞，欧阳天鸿，等．维生素 E 敷料在骨外固定架针孔护理中的应用［J］．护理研究，2023，37（16）：3012－3016.

［11］周文，朱晓丹，陆玉，等．骨科外固定支架针位护理的最佳证据总结［J］．护士进修杂志，2024，39（10）：1081－1087.

［12］杨玉凤，张成．四肢骨折外固定架手术的综合护理［J］．实用手外科杂志，2024，38（3）：415－417.

［13］陈洁，顾依璐，赵丽艳，等．人文护理在外固定架技术治疗僵硬型马蹄足患者中的应用效果［J］．护理研究，2022，36（15）：2805－2807.

［14］马圣楠，柯竟悦，董洪铭，等．矫形器在内侧间室膝关节骨性关节炎中的应用［J］．中国康复，2023，38（2）：119－123.

［15］王燕．快速康复外科理念在老年髋部骨折围手术期的应用［J］．中国药物与临床，2021，21（4）：703－704.

［16］余伟民，张磊．早期支具固定联合内外侧联合入路对复杂肘关节脱位的疗效观察［J］．贵州医药，2022，46（8）：1261－1262.

［17］田薇，粟莉．腰部骨科固定支架在腰椎后路减压融合内固定术后的康复应用［J］．骨科，2021，12（6）：555－558.

［18］文婷，许丽琴．自制防压垫在下肢支具固定患儿中的应用［J］．安徽医学，2024，45（1）：封3.

［19］丁佩佩，李伦兰，黄慧，等．脊髓损伤患者呼吸管理的最佳证据总结［J］．护士进修杂志，2024，39（02）：174－180.

［20］陈美云．多频振动排痰机对重症肺炎患者呼吸道管理的疗效分析［J］．中国医疗器械信息，2023，29（24）：71－73.

第二节　重症康复技术

一、ICU 获得性衰弱评估

重症监护室获得性衰弱（intensive care unit acquired weakness，ICU－

AW）：又称 ICU 获得性肌无力，是患者在重症治疗期间发生的、不能用重症疾病外的其他原因解释的、以全身四肢肢体乏力为表现的临床综合征，是危重症患者常见的获得性神经肌肉功能障碍。ICU－AW 的病因和发病机制仍未完全明确，镇静、制动、机械通气、高血糖、脓毒症等因素均可促进 ICU－AW 的发生。

【操作目的及意义】

ICU－AW 是危重症患者常见且严重的并发症，主要累及四肢肌肉和呼吸肌，给患者预后造成严重影响。对于 ICU－AW 的早期评估和识别是防治获得性衰弱的有效方法。

【操作步骤】

1. 评估患者生命体征、意识情况，把握评估指征，开具医嘱。

2. 核对医嘱及患者，洗手，戴口罩。

3. 辨识患者向患者解释评估的目的及过程，并取得患者同意及配合。

4. 患者取合适的卧位。

5. 护士应用英国医学研究理事会（Medical Research Council，MRC）评分进行评估，对双侧腕、肘、肩、踝、膝及髋 6 个关节双侧 12 个肌群进行评估，将肌力分为 6 级，从 0 分（完全没有收缩反应）至 5 分（肌力完全正常），总分为 60 分。

6. 评估询问患者有无不适主诉，观察患者生命体征等变化并记录。

7. 告知患者操作完毕，整理床单位及收拾用物。

8. 洗手并记录数值。

【操作难点及重点】

目前临床 ICU－AW 的评估有周围肌肉肌群的诊断评估、神经电生理学评估、影像学检查以及呼吸肌肌群的诊断评估。目前尚无对 ICU－AW 评估和诊断的"金标准"。临床广泛采用 2014 年美国胸科学会制定的 ICU－AW 诊断标准：MRC 肌力总评分 < 48 分或平均评分 < 4 分，并且持续至少 24 小时；所有检测的肢体均有衰弱；颅神经功能完好。三项均满足则认为该患者发生了 ICU－AW，当 MRC 总分小于 48 分即可诊断为 ICU－AW，总分小于 36 分则为重度 ICU－AW。

MRC 评分表对上肢和下肢双侧 6 个关节 12 个不同肌肉群（如肩外展、屈肘、伸腕、屈髋、伸膝、踝关节背屈）的力量进行分级，每组肌群肌力按 0－5 级进行评估（表 6－2－1），当总分 < 48 分（或平均得分 < 4 分）时，即诊断为 ICU－AW。MRC 评分存在一定的局限性，要求患者意识清楚，能够配合并对最大强度有反应，大多数 ICU 患者无法进行该项试验，

因而不能早期识别 ICU - AW；其结果还受到患者体位和评估肢体可用性的影响，因此建议有足够意识水平来配合和响应命令或正处于康复阶段的危重症患者使用 MRC 进行 ICU - AW 的评估。根据 MRC 量表诊断为 ICU - AW 的患者应接受连续评估，如果评分持续低下，还应进行握力测试法、电生理学检查和（或）肌活检。

表 6 - 2 - 1　MRC 评估中各肌群分级

	描述
0 级	受试肌肉无收缩
1 级	肌肉有收缩，但不能使关节活动
2 级	肌肉收缩能使肢体在去除重力条件下做关节全范围活动
3 级	肌肉收缩能使肢体在抵抗重力条件下做关节全范围活动
4 级	肌肉收缩能使肢体抵抗重力和部分外加阻力
5 级	肌肉收缩能使肢体活动抵抗重力和充分抵抗外加阻力

【注意事项】

1. 应用 MRC 评估 ICU - AW 首先评估患者状态，要求患者意识清楚，能够配合，并对最大强度有反应。

2. 当患者无法配合 MRC 测量时，握力测试法（hand grip dynamometry，HGD）是评估肌力的最佳替代方案。握力测试被用来评估 ICU 患者前臂和手部肌肉的力量，是反映肌肉总体力量的一个很好的指标。一般认为男性握力 <11kg，女性握力 <7kg，则表明有肌无力。目前应用 MRC 和握力测试法双重测试法诊断 ICU - AW 已获得广泛认可。

二、吞咽障碍评估与训练

吞咽障碍（dysphagia swallowing disorders）是指不能安全有效地将食物由口腔输送到胃内取得足够营养和水分，由此产生的进食困难。根据吞咽障碍发生的原因，可分为神经源性、结构性、精神性吞咽障碍；根据其发生的部位可分为口腔期、咽期、食管期吞咽障碍。

吞咽障碍的管理包括筛查、评估和治疗，吞咽障碍的早期筛查十分重要。临床通过患者病史、咽唾液试验（repetitive saliva swallowing test，RSST）及饮水试验可筛查出吞咽功能障碍的高危患者，然后进一步评估其吞咽障碍的严重程度。常用的吞咽障碍评估方法包括容积黏度吞咽测试（V - VST）、临床量表评估和仪器评估，如吞咽造影检查（VFSS）、喉镜吞咽功能评估（FEES）等。VFSS 和 FEES 可以作为确诊吞咽障碍的金标准，它们能够可视化口腔期、咽期和食管期的一系列吞咽过程，对于吞咽障碍的评估治疗至关重要。

【操作目的及意义】

正确的吞咽障碍的康复锻炼至关重要，通过多学科专业人员共同参与为吞咽障碍患者提供精准的、个体化的干预方案，可改善患者吞咽功能，促进吞咽器官血液循环，改善吞咽力量和协调性，防止咽下肌群发生废用性萎缩，改善患者的吞咽功能，减少误吸、吸入性肺炎和营养不良的风险，提高其生活质量。

【操作步骤】

1. ICU 医师或康复医师评估患者，结合患者病史初步判断是否存在吞咽障碍及风险程度，制定个体化的吞咽障碍康复训练方案。

2. 评估患者意识清楚、生命体征稳定，无严重并发症。

3. 核对医嘱及患者，洗手，戴口罩。

4. 辨识患者，向患者及家属解释吞咽障碍训练的目的及过程，并取得患者同意及配合。

5. 患者取合适的坐卧或半坐卧位。

6. 进行吞咽障碍锻炼

（1）间接训练：包括唇部运动练习、面部肌肉鼓腮运动、舌肌及咀嚼肌运动、伸舌运动及抗阻力训练、腹式呼吸、缩唇呼吸以及发音训练。

（2）吞咽训练：包括门德尔松手法和咽部冷刺激。门德尔松手法即喉部可上抬患者，嘱其干吞咽数个，再指导其吞咽时舌抵硬腭，屏住呼吸，将甲状软骨抬起数秒，喉上无力抬起者按摩颈部，轻捏上推咽部固定 5 秒以促进吞咽。咽部冷刺激即用冰水轻轻刺激患者软腭、舌根及咽壁，后嘱其做空吞咽动作，寒冷刺激能有效强化吞咽反射。

（3）直接进食训练：患者坐位或半坐卧位，选择密度均匀又不易出现误吸的胶冻样食物，开始选择小而浅的勺子，3～4ml 开始逐渐增加至 1 汤勺为止。

7. 患者训练完毕，给予患者取合适卧位。

8. 整理用物，洗手并记录。

【操作难点及重点】

吞咽障碍患者的评估流程建议由筛查开始并作为工作常规，应结合全面的病史评估，早期筛查、早期诊断。对所有存在吞咽障碍风险的患者进行早期筛查，通过反复吞咽唾液试验（repetitive saliva swallowing test, RSST）和饮水试验初步判断吞咽功能及吞咽障碍的风险程度。如果有吞咽障碍或怀疑有高风险则做进一步的临床功能评估和（或）仪器检查。吞咽造影检查（VFSS）和喉镜吞咽功能评估（FEES）是确诊吞咽障碍的金标准。

1. 反复唾液吞咽试验：一种安全的筛查患者吞咽功能的方法，用于评定患者反复吞咽的能力，与误吸的相关性较高。患者取坐位或者半坐卧位，通过观察患者在 30 秒内吞咽次数和幅度，计算患者在 30 秒吞咽唾液的次数和喉上抬幅度。在 30 秒内吞咽的次数少于 3 次，或者喉上下移动的距离小于 2 厘米，那么可判定为吞咽功能异常，可能存在吞咽障碍。

2. 饮水试验：由日本人洼田俊夫在 1982 年设计，他提出通过饮用 30ml 水来筛查患者有无吞咽功能障碍及其程度。患者取坐位或者半坐卧位，先让患者分别喝下 2ml、3ml、5ml 水，如没有问题再让患者饮下 30ml 温水，观察和记录口腔含水至咽下结束的时间、有无呛咳、饮水状况等，具体判断标准见表 6-2-2。对于洼田试验结果为 Ⅱ 级及以上的患者，建议进行更全面的吞咽功能评估，以确定吞咽障碍的确切原因和程度，并制定相应的治疗计划。

表 6-2-2　洼田饮水试验判断标准

级别	描述	判断依据
Ⅰ级	正常	一次性将 30ml 温水咽下，无呛咳
Ⅱ级	轻度障碍	两次将 30ml 温水咽下，无呛咳
Ⅲ级	中度障碍	一次将 30ml 温水咽下，但有呛咳
Ⅳ级	重度障碍	两次将 30ml 温水咽下，有呛咳
Ⅴ级	无法饮水	呛咳严重，难以全部喝完

备注：患者正常 Ⅰ 级，5 秒内完成，可疑吞咽功能异常为 Ⅱ 级或 Ⅰ 级，5 秒以上完成；Ⅲ 级、Ⅳ 级及 Ⅴ 级均为吞咽功能异常。

【注意事项】

1. 吞咽障碍患者康复训练需要多学科团队合作，包括临床医师、护士、治疗师和营养师等专业人员。

2. 吞咽障碍训练过程中若有任何不适立即停止训练。

3. 吞咽障碍康复锻炼的基本原则是科学诊断，临床应定期监测评估，制定科学、合理、个性化的康复锻炼计划，实施不同干预策略调整至合适的治疗措施。

4. 吞咽障碍的治疗涉及多个方面，除关注引起吞咽障碍的原发疾病外，还包括营养管理、口咽期的感觉运动功能障碍、食管上括约肌功能障碍的训练和干预、吸入性肺炎的防治、气道管理、口腔护理、呼吸吞咽协调的神经调控等。

5. 吞咽障碍康复训练遵循循序渐进的原则，康复锻炼中的运动范围、时间、频率和强度等要适度，避免过度运动。训练过程中不断地评估患者吞咽功能，适时调整康复训练计划。

6. 对于咽腔反射弱或消失的吞咽障碍患者，间歇经口至食管鼻饲既能保证营养供应，又能促进吞咽功能的恢复，减少吸入性肺炎的发生。

7. 口腔护理可有效改善吞咽障碍患者的吞咽功能，对降低吸入性肺炎的发生率、改善口腔健康状况具有重大影响。

【操作并发症及处理】

1. 误吸：误吸是吞咽障碍患者训练最常见的并发症，训练时可通过调整患者体位或改变食物质地来减少误吸的风险。一旦发生误吸，应立即停止训练，抬高床头，可使用纤维/电子鼻咽喉内镜（FEES）检查直接观察咳嗽和吞咽时声门的开放情况，以及食物或分泌物是否进入气管。

2. 吸入性肺炎：误吸导致的肺部感染是吞咽障碍患者常见的并发症之一。在训练过程中应及时清除口腔和咽部分泌物，遵医嘱使用抗生素以及进行相关呼吸功能训练以提高呼吸系统的反应性。

总之，在进行吞咽障碍康复训练时，应密切监测患者的反应，结合患者病史定期评估，并根据具体情况调整不同的治疗及康复策略，以减少并发症的发生。

三、呼吸功能锻炼

呼吸功能锻炼是指通过各种训练保证呼吸道通畅，包括咳嗽排痰技术、特异性呼吸功能锻炼和非特异性呼吸功能锻炼。咳嗽排痰技术包括：体位引流、有效咳嗽咳痰、气道廓清技术和胸肺物理治疗等。特异性呼吸功能锻炼包括缩唇呼吸、腹式呼吸、呼吸训练器（即借助仪器进行呼吸功能锻炼）；对于昏迷患者或肌肉无力患者，可以进行被动的、无须患者配合的膈肌和（或）膈神经电刺激。非特异性呼吸功能锻炼是通过全身有氧运动实现呼吸功能锻炼，包括上肢训练（哑铃、上肢拉伸等）和下肢训练（步行、踏车训练、功率自行车、运动平板训练等）。本章节只介绍特异性呼吸功能锻炼。

【操作目的及意义】

呼吸功能锻炼是重症患者呼吸功能恢复的重要康复手段，可增强呼吸肌的肌力和耐力；改善呼吸效率从而增加肺泡通气和换气功能；促进排痰和痰液引流减少气道分泌物沉积从而减轻肺部感染；保持或改善胸的活动度；建立有效呼吸方式；提高患者整体功能。

【操作步骤】

1. 评估患者病情，呼吸功能状况、合作程度及心理状态，对疾病的认知程度。

2. 洗手戴口罩，核对医嘱。

3. 准备并检查相关用物。

4. 核对患者信息，向患者解释呼吸功能锻炼的目的及注意要点，取得患者配合。

5. 进行呼吸功能锻炼

（1）缩唇呼吸：患者取半卧或坐位，口唇缩成口哨状，气体经鼻缓慢深吸气，使肺泡充分扩张，增加吸入气体量；通过缩唇（吹口哨样）缓慢呼气，每次呼吸持续4~6秒，同时收缩腹部，吸气与呼气时间比为1:2或1:3。每日1~2次，每次10分钟。

（2）腹式呼吸：患者取半卧或坐位，两手分别放于前胸部和上腹部，同时放松肩部、颈部和两臂，腹肌放松，用鼻缓慢吸气，最大限度向外扩展腹部，胸部保持不动；呼气时用口缓慢呼出，最大限度向内收缩腹部，胸部保持不动。吸气与呼气时间比为1:2或1:3。每日1~2次，每次10分钟。

（3）呼吸训练器：呼吸训练器是一种新型恢复正常呼吸的理疗辅助用品，包括咬嘴、连接管、浮球及外壳，它的使用简单、方便。第一步：将余气呼尽后立即含住咬嘴后进行深长均匀的吸气，使训练器里的浮球升起，并尽量长时间保持；第二步吸满后嘴巴移开咬嘴缓慢做缩唇呼气，进行深吸气使浮球升起，并尽量长时间保持。这三种训练方式可随机组合，交替运用，每天两次，每次15~20分钟。

6. 患者锻炼完毕，给予患者取合适卧位。

7. 整理用物，洗手并记录。

【操作难点及重点】

呼吸功能锻炼可通过增强呼吸肌的力量和耐力，提高肺部功能，是预防呼吸困难、减少肺部感染风险的重要措施。呼吸功能训练不仅为呼吸系统疾病患者康复训练的有效手段，已经广泛应用于临床作为加速康复外科的核心内容之一，随着快速康复理念的渗透也广泛用于患者的围手术期护理。

呼吸功能锻炼禁忌证相对较少，包括任何使患者在康复期间风险显著增加的病症或严重干扰康复过程的任何病症。如：①临床病情不稳定或感染未得到控制。②合并严重的肺动脉高压或充血性心力衰竭、不稳定型心绞痛或心律失常。③呼吸衰竭。④不稳定的骨折。⑤严重的认知障碍。⑥对他人构成危险且无隔离设施的传染病。

【注意事项】

1. 在患者进行呼吸功能锻炼的过程中，医护人员应密切观察患者的生命体征、面色、呼吸和脉搏，若有不适立即停止训练。

2. 根据患者病情轻重程度结合患者呼吸生理和呼吸力学的机制，针对个体差异，制订一套呼吸功能训练计划。

3. 呼吸功能训练时医护人员全程在场，先做示范动作，再给予具体指导和及时纠正。

4. 呼吸功能训练循序渐进，开始训练次数不宜过多，锻炼量以个体感觉稍累而无呼吸困难为宜，随着病情及呼吸功能好转逐渐增加时间和次数。

【操作并发症及处理】

1. 过度训练：如果在呼吸功能锻炼中患者主诉劳累、脉搏急剧加快等不适情况，请立即停止训练并及时通知医生。

2. 呼吸困难：训练过程中出现呼吸急促、胸闷气急等呼吸困难症状立即停止训练，呼叫医生采取相应的措施。

四、肢体功能锻炼

肢体功能锻炼指主动或被动地活动患者肢体，在重症康复中是一个复杂但极其重要的过程。在实施肢体功能锻炼时应多学科合作对患者进行完善的评估，评估内容包括患者的生命体征、意识状态、肌力等级、病情、心功能、血流动力学、营养状况以及医疗资源的可用性等，早期制定和实施个性化渐进式的康复训练计划，确保肢体功能锻炼的安全性。

【操作目的及意义】

肢体功能锻炼可维持患者正常的关节活动度及肌力，提高患者肌力和肢体功能，预防肢体废用性萎缩，有效降低 ICU – AW 的发生，从而提高患者生活质量。

【操作步骤】

1. 康复科医生、重症医学科医生及护士根据患者生命体征、意识状态、血栓以及肌力状态确定患者适宜行被动运动或主动运动，制定肢体活动计划。

2. 洗手，戴口罩，核对医嘱。

3. 核对患者信息，向患者解释肢体功能锻炼的目的和意义，取得患者配合。

4. 检查患者是否有骨折、出血、肢体肿胀、可疑血栓等情况。

5. 评估患者意识状态、肌力情况，选择进行一至四级肢体功能锻炼。

（1）一级为患者处于昏迷或镇静状态，肌力 0～1 级；可使用神经肌肉电刺激或被动活动上肢、下肢；对上肢的腕关节、肘关节、肩关节，下肢的踝关节、膝关节、髋关节序贯地进行被动伸屈、内收、外展活动，≥10 次/关节，每天 1～2 次。

（2）二级为患者的格拉斯昏迷评分量表（GCS，Glasgow Coma Scale）评分 9～15 分或镇静状态下 –1≤躁动 – 镇静 RASS 评分≤1，肌力 2 级；能配合医护人员的指令行被动活动 + 部分辅助。由康复治疗师对患者进行被动关节活动，而后协助患者重复关节运动，同时鼓励患者做不抗阻和抗重力的主动关节运动。若患者能配合完成主动关节活动，则协助其取端坐位，坚持至少 15～20 分钟，每天 1～2 次。

（3）三级为患者意识清醒 GCS 评分 9～15 分或镇静状态下 –1≤RASS 评分≤1，肌力 3 级；选择三级主动活动，即在第二级活动的基础上增加肢体床面水平移动，≥10 次/部，2 次/天，逐渐加量。下肢训练，床上肢体主动运动、床旁站立等，坚持至少 15～20min，每天 1～2 次。

（4）四级为患者 GCS 评分 9～15 分或镇静状态下 –1≤RASS 评分≤1，肌力 4～5 级，但因病情或治疗原因，不能下地站立或行走肌力正常 5 级时，主动进行四肢关节的序贯、内收、外展活动，≥10 次/部，2 次/天，逐渐加量，协助患者逐步练习离床到床旁椅子 – 离床站立 – 行走。

6. 患者锻炼完毕，给予患者取合适卧位。

7. 整理用物，洗手并记录。

【操作难点及重点】

肢体功能活动实施过程中有以下任何不适即停止进行肢体功能锻炼。

（1）心率大于年龄最高心率预计值的 70%；或在静息心率的基础上下降 >20%；或出现新的心律失常。

（2）血压升高/降低超过静息时血压的 30% 或平均动脉压 <65mmHg；或新使用血管活性药或使用血管活性药物剂量增加。

（3）呼吸频率 <5 次/分或 >35 次/分或血氧饱和度 <88%；或氧浓度 ≥60% 或呼气末肺泡正压≥10cmH$_2$O；或出现严重呼吸困难或人机对抗。

（4）患者明显躁动，需要加强镇静剂量，RASS 评分 >2 分。

（5）出现不良事件与并发症：发生导管滑脱、坠床等不良事件；颅压增高、可疑急性心肌梗死、急性冠脉综合征、急性心力衰竭等与疾病相关的急性并发症等。

（6）患者出现不适症状/主诉：有明显的胸痛、气急、眩晕、显著乏力等不适症状；或主动拒绝活动或其他治疗需要等。

（7）有未经处理的不稳定性骨折等。

【注意事项】

1. 在开始肢体功能锻炼前，必须对患者的生命体征等整体状况进行评估，包括血流动力学稳定性、呼吸功能和意识水平，确保锻炼的安全性。

2. 根据患者的肌力水平、关节活动度和意识状态，制定个性化的康复计划。

3. 多学科合作，肢体功能锻炼需要医生、护士、物理治疗师等多学科团队的协作，共同制定和执行康复计划。

4. 锻炼过程中，应密切监测患者的生命体征，如心率、血压和血氧饱和度，以及患者的主诉，如有不适应立即停止锻炼。注意预防和及时处理可能出现的并发症，如深静脉血栓、压力性损伤等。

5. 循序渐进，肢体功能锻炼应从低强度开始，逐渐增加难度和强度，避免过度劳累和受伤。可以采用被动、辅助和主动三个阶段的渐进性活动与运动进阶训练。定期评估患者的康复进度，并根据评估结果调整康复计划，以确保康复效果最大化。

【操作并发症及处理】

1. 不良事件：导管滑脱、坠床等不良事件。

2. 心律失常、颅压增高、可疑急性心肌梗死、急性冠脉综合征、急性心力衰竭等与疾病相关的急性并发症等。

出现上述并发症应立即暂停肢体功能锻炼，密切监测患者生命体征与病情，采取相应的应对措施。

五、电动直立床使用技术

电动直立床是一种能够改变患者体位的治疗床，由床体、直立床扶手挡板、床板支架底座、电动推杆、刹车万向轮、遥控器等基本构件组成。当患者开始康复作业时，即通过遥控器直接控制电动推杆使床板以底座上的支撑轴为转轴翻转，翻转角度为0°～90°从而保持患者从仰卧位到直立位变换。

【操作目的及意义】

电动直立床使用技术是通过调整床的倾斜角度帮助患者从仰卧位到站

立位的过渡，使被固定于其上的患者产生自身重力作用对关节、肌肉挤压从而有效刺激机体本体感受器，有助于患者肢体功能的恢复。电动直立床了除了对下肢功能的直接作用外，还能有效改善相关并发症，如降低直立性低血压概率、改善膀胱功能和心肺功能、延缓骨质疏松进程等。在重症患者早期康复中，电动直立床在患者从卧床到恢复行走的阶段发挥着重要作用。

【操作步骤】

1. 评估患者，把握电动直立床使用指征，开具医嘱。

2. 洗手，戴口罩。

3. 检查电动直立床性能完好。

4. 辨识患者，向患者解释操作目的及过程，并取得同意。

5. 将电动直立床放置在患者床旁然后用脚轮将直立床固定，床体放低与病床相平行，松开直立床上用于固定患者的绷带。

6. 协助患者穿衣服、裤子及鞋子，电动直立床使用期间注意保护患者隐私及保暖。

7. 将患者安全转移于电动直立床上，妥善固定吸氧管、监护导线、输液管路及引流管等，将固定绷带分别置于患者前胸、髋部及双膝关节处，松紧适宜（以直立时膝关节不弯曲为宜），将直立床扶手挡板置于床体中间卡槽并固定。

8. 确认患者固定牢固之后，触动遥控器按钮调节电动床至适宜的倾斜角度，高度会在直立床的角度指示表盘上显示，调节高度遵循循序渐进的原则，调节合适角度后观察患者的生命体征。

9. 患者直立训练结束后，先将床体放平与床平行，解开患者固定绷带，将患者安全转移至病床，取舒适卧位。

10. 整理用物，洗手并记录。

【操作难点及重点】

1. 充分评估患者病情及肌力，掌握使用电动直立床治疗时机。

2. 电动直立床使用适应证：①中枢神经系统疾病导致的瘫痪者，如：偏瘫、截瘫等。②长期卧床患者或下肢支撑力不足等需要辅助站立者。③下肢骨骼肌肉功能障碍或重症脑外伤伴意识障碍等患者防治 ICU – AW。

3. 电动治疗床使用禁忌证：①生命体征不平稳、严重骨折、严重创伤存在不稳定骨折及严重下肢血管疾病等患者。②年龄过大或体质虚弱患者。

4. 电动直立床直立应遵循循序渐进原则，在进入直立状态前需要先倾斜一定角度以使患者适应体位的变化。

【注意事项】

1. 医护配合，下床前评估患者病情，意识、配合程度、生命体征及肢体活动情况；活动过程中医护全程陪同、配合，确保患者及管路安全，防治脱管、摔伤及坠床。

2. 在直立床训练前做好患者心理辅导，消除患者恐惧心理，并简要地说明直立床治疗期间的注意事项，取得患者配合。

3. 患者下床活动前将患者输液管路、引流管路及各种导线调整预留长度；保证活动过程中引流管路及导线不牵拉。

4. 患者在下床活动中选取合适的监护设备及氧供，做好生命体征的监测，在下床活动中要注意保暖，防止受凉。

5. 患者在直立床使用过程中密切观察生命体征变化，若出现波动及不适主诉立即终止。

6. 循序渐进，从低角度逐步增加到起立高度，治疗时间逐级延长。

7. 因电动直立床固定绷带属于消耗品，进行直立床训练前，为保证安全应确保直立床绷带粘性是否充足。

8. 患者下床活动后对使用设备及用物进行终末处理，仪器设备用消毒湿巾擦拭消毒，防治交叉感染。

【操作并发症及处理】

1. 不良事件：导管滑脱、坠床等不良事件。立即停止直立电动治疗床治疗，采取相应措施。

2. 体位性低血压：起立训练时应缓慢进行，并时刻关注患者的生命体征情况，若有不适或其他异常情况发生，立即停止使用，及时与医生联系。

（唐 晟 侯云静）

【参考文献】

[1] 杨富，方芳. ICU 获得性衰弱诊断与评估的研究进展[J]. 中华危重病急救医学，2021，33（12）：1533-1536.

[2] 刘宏亮，周谋望. 重症康复[M]. 北京：人民卫生出版社，2019.

[3] 中国康复医学会吞咽障碍康复专业委员会. 中国吞咽障碍康复管理（2023版）[J]. 中华物理医学与康复杂志，20223，45（12）：1025-1072.

[4] Banda KJ. Chu H. Kang XL etal. Prevalence of dysphagia risk of Pneumonia and mortality in acute stroke patients：a meta-analysis[J]. BMC Geriatr. 2022，22（1）：420.

[5] 刘楠，李卡. 康复护理学[M].5 版. 北京：人民卫生出版社，2022：113-115.

［6］National Institute for Health and Care Excellence. Chronic obstructive pulmonary disease in over 16s: diagnosis and management［EB/OL］（2019 - 07 - 26）［2024 - 02 - 20］. http://www. nice. org. uk/guidance/ng115.

［7］中国医师协会呼吸医师分会，中华医学会呼吸病学分会，中国康复医学会呼吸康复专业委员会，等. 中国慢性呼吸道疾病呼吸康复管理指南（2021 年）［J］. 中华健康管理学杂志，2021，15（6）：521 - 538.

［8］宋为群，张皓. 重症康复指南［M］. 北京：人民卫生出版社，2020.

［9］谢佳佳，沈悦好，刘素彦，等. 重症监护病房获得性肌无力康复干预的研究进展［J/CD］. 中华急危重症医学杂志（电子版）2023，16（2）：154 - 158.

［10］王春英，许兆军，陈瑜等. 实用重症康复技术操作规程与图解［M］. 杭州：浙江大学出版社，2022.

［11］李佳祺，赵彤，杨琨，等. 脑卒中患者恢复期症状负担及其影响因素调查［J］. 护理学杂志，2021，36（14）：1 - 3.

［12］朱萍，刘洋，钟燕彪，等. 脑卒中患者康复医疗过程中的医学伦理问题及对策［J］. 中国康复，2021，36（11）：690 - 694.